中国百年百名中医临床家丛书

韦文贵　韦玉英

韦企平　沙凤桐　编写
高健生　沈德础　审阅

中国中医药出版社
·北京·

图书在版编目（CIP）数据

韦文贵、韦玉英 / 韦企平，沙凤桐编写. --北京：中国中医药出版社，2002. 04（2025.12重印）

（中国百年百名中医临床家丛书）

ISBN 978-7-80156-329-3

Ⅰ.①韦… Ⅱ.①韦… ②沙… Ⅲ.①中医学临床 - 经验 - 中国 - 现代 Ⅳ.①R249.7

中国版本图书馆CIP数据核字（2002）第011903号

中国中医药出版社出版

北京经济技术开发区科创十三街 31 号院二区 8 号楼

邮政编码 100176

传真 010-64405721

廊坊市佳艺印务有限公司印刷

各地新华书店经销

开本 850 × 1168 1/32 印张 14.5 字数 322 千字

2002年4月第1版 2025年12月第4次印刷

书号 ISBN 978-7-80156-329-3

定价 55.00元

网址 www.cptcm.com

服务热线 010-64405510

购书热线 010-89535836

维权打假 010-64405753

微信服务号 zgzyycbs

微商城网址 https://kdt.im/LIdUGr

官方微博 http://e.weibo.com/cptcm

天猫旗舰店网址 https://zgzyycbs.tmall.com

如有印装质量问题请与本社出版部联系（010-64405510）

出版者的话

祖国医学源远流长。昔岐黄、神农，医之源始；汉仲景、华佗，医之圣也。在祖国医学发展的长河中，临床名家辈出，促进了祖国医学的迅猛发展。中国中医药出版社为贯彻卫生部和国家中医药管理局关于继承发扬祖国医药学，继承不泥古、发扬不离宗的精神，在完成了《明清名医全书大成》出版的基础上，又策划了《中国百年百名中医临床家丛书》，以期反映近现代即20世纪，特别是新中国成立50年来中医药发展的历程。我们邀请卫生部张文康部长做本套丛书的主编，卫生部副部长兼国家中医药管理局局长佘靖同志、国家中医药管理局副局长李振吉同志任副主编，他们都欣然同意，并亲自组织几百名中医药专家进行整理。经过几年的艰苦努力，终于在21世纪初正式问世。

顾名思义，《中国百年百名中医临床家丛书》就是要总结在过去的100年历史中，为中医药事业做出过巨大贡献、受到广大群众爱戴的中医临床工作者的丰富经验，把他们的事业发扬光大，让他们优秀的医疗经验代代相传。百年轮回，世纪更替，今天，我们又一次站在世纪之巅，回顾历史，总结经验，为的是更好地发展，更快地创新，使中医药学这座伟大的宝库永远取之不尽、用之不竭，更好地服务于人类，服务于未来。

本套丛书第一批计划出版140种左右，所选医家均系在中医临床方面取得卓越成就，在全国享有崇高威望且具有较高学术造诣的中医临床大家，包括内、外、妇、儿、骨伤、针灸等各科的代表人物。

本套丛书以每位医家独立成册，每册按医家小传、专病论治、诊余漫话、年谱四部分进行编写。其中，医家小传简要介绍医家的生平及成才之路；专病论治意在以病统论、以论统案、以案统话，即将与某病相关的精彩医论、医案、医话加以系统整理，便于临床学习与借鉴；诊余漫话则系读书体会、札记，也可以是习医心得，等等；年谱部分则反映了名医一生中的重大事件或转折点。

本套丛书有两个特点是值得一提的：其一是文前部分，我们尽最大可能收集了医家的照片，包括一些珍贵的生活照、诊疗照，以及医家手迹、名家题字等，这些材料具有极高的文献价值，是历史的真实反映；其二，本套丛书始终强调，必须把笔墨的重点放在医家最擅长治疗的病种上面，而且要大篇幅详细介绍，把医家在用药、用方上的特点予以详尽淋漓地展示，务求写出临床真正有效的内容，也就是说，不是医家擅长的病种大可不写，而且要写出“干货”来，不要让人感觉什么都能治，什么都治不好。

有了以上两大特点，我们相信，《中国百年百名中医临床家丛书》会受到广大中医工作者的青睐，更会对中医事业的发展起到巨大的推动作用。同时，通过对百余位中医临床医家经验的总结，也使近百年中医药学的发展历程清晰地展现在人们面前，因此，本套丛书不仅具有较高的临床参考价值和学术价值，同时还具有前所未有的文献价值，这也是我们组织编写这套丛书的初衷所在。

中国中医药出版社

2000 年 10 月 28 日

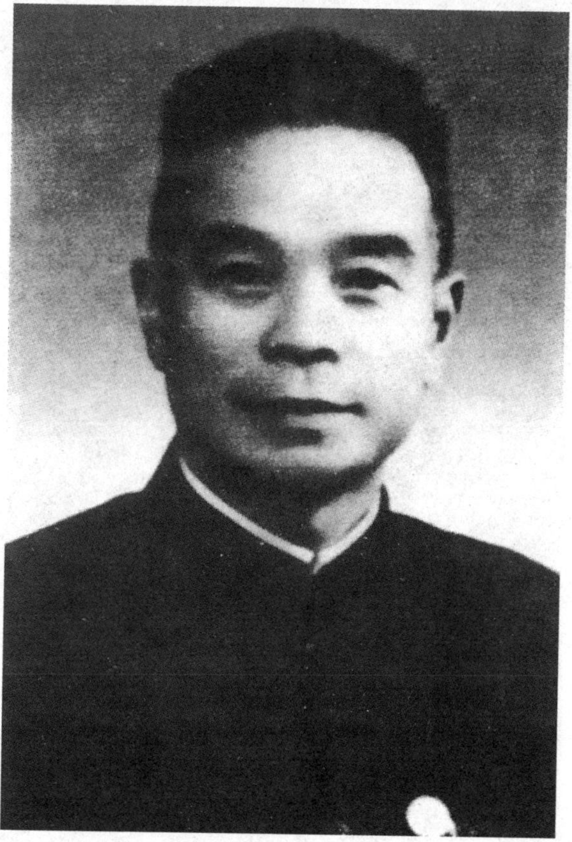

韦文贵先生 1962 年留影

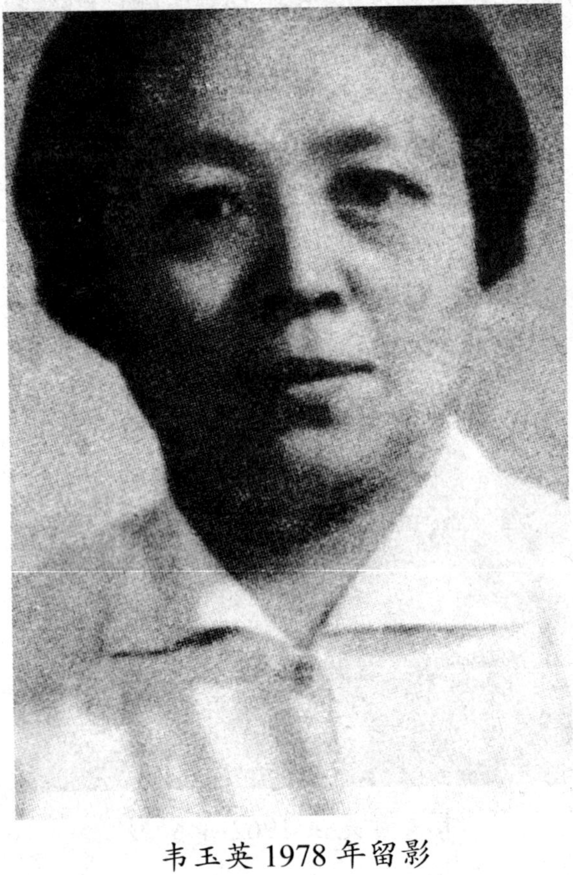

韦玉英 1978 年留影

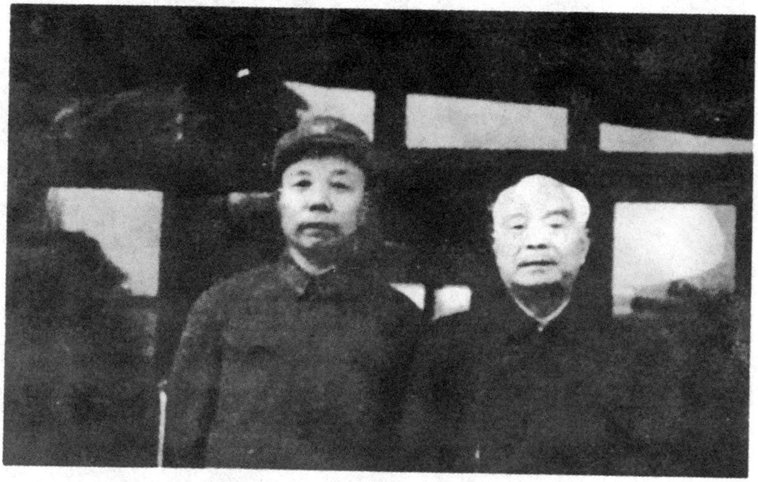

全国政协副主席肖华与韦文贵老中医合影留念

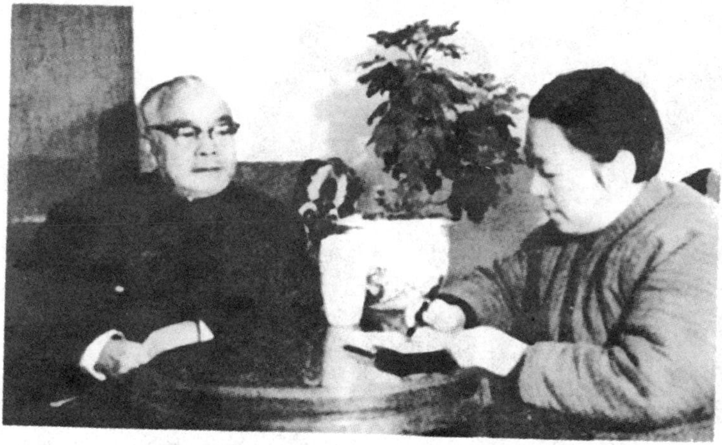

韦文贵向韦玉英讲授临床治疗经验

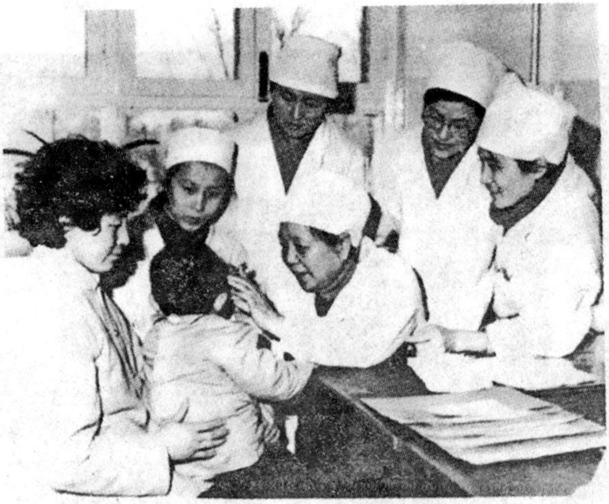

韦玉英为病人做眼病检查

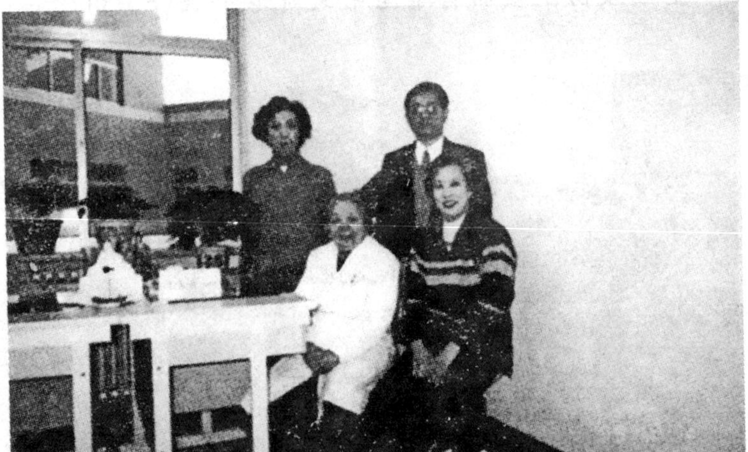

2000 年 12 月韦玉英主任医师在北京中医药大学东方医院和眼科韦企平教授（后排右）、李金田教授（前排右）、俞兴源（后排左）教授合影

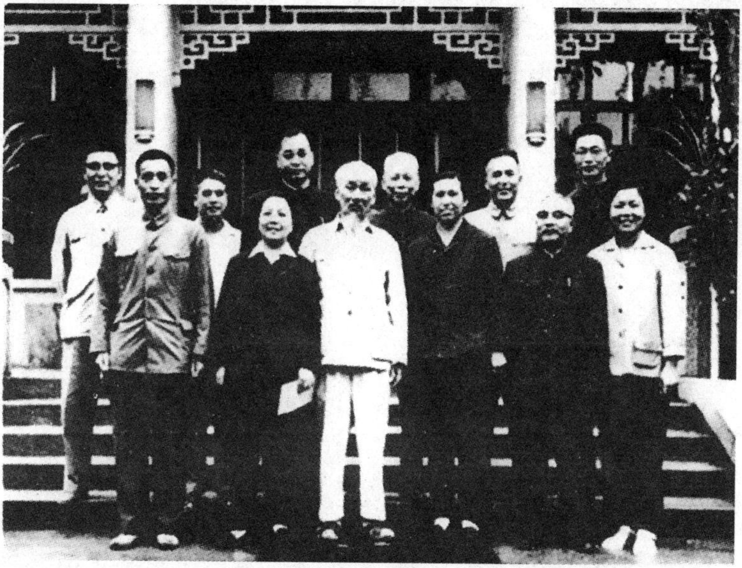

1963年5月，韦文贵、韦玉英父女代表中医界参加卫生部专家治疗组前往广东为越南共产党主席胡志明治疗眼疾。图为卫生部专家医疗组成员与胡志明合影（前排正中为胡志明主席，右2为韦文贵，左2为韦玉英）

内 容 提 要

本书介绍现代著名中医眼科医家韦文贵先生（1902—1980）、韦玉英主任医师（1925—）的临床经验和学术专长。韦氏眼科源远流长，父女两代历经中医临床八十载，各自积累了丰富的临证经验和专病诊疗特长。限于篇幅，两代医家对部分眼病的类同辨证和用药风格，尽量省略其一而避免重复。但对学术价值较高的少数专病或疑难病的独到见解和理论创新，则详尽笔墨，广猎病案，苛求纤悉无遗。书中第二部分“专病论治”后所附内容均为两位医家的研究生或学术继承人对老师长期实践经验与特色诊疗的总结和心得。另附韦氏两代医家经验方和常用方，以方便查阅。作者编著本书内容力图实事求是，不藏拙浮夸，不繁杂漏精，既无雕饰，更避臆裁。但限于作者水平，言不尽意及缺憾之处难免，恳望同道雅正。

目　录

韦文贵

韦玉英

韦文贵

医家小传

韦文贵（1902–1980），字霭堂，浙江东阳人，轩岐世家。其父韦尚林，乳名丁法，曾侍医于清宫贵胄，得真传“金针拨障术”绝技，以“御医韦尚林”名扬江南，其兄长韦文达、韦文轩皆继父业而精眼科，以文贵先生最负盛名。

先生12岁随父到杭州，16岁跟父学医，白天侍诊左右，晚上灯下苦读。从启蒙的《医学三字经》《药性赋》等，直至历代有代表性的医学名著，都必求精读熟记，领会贯通。对眼科专书更精读细琢，重点章节必背诵或抄录，使先生在青年时代就打下坚实的中医理论基础。父亲韦尚林对先生要求很严，凡复诊病人，要求背诵病人姓名、年龄、病情及初诊时辨证用药情况和复诊后用药反应，然后提出自己对复诊用药的看法。在炮制中药、调剂配方、制做成药或点眼外用药时，操作手法都遵循祖训，一丝不苟；尤其是“金针拨白内障”手术，其父亲亲手指导和严格把关，先生反复实际观察，熟悉手术过程，从布制眼球模型、动物眼睛的手法操作，直至为病人干脆利落完成手术，务求精确无误，先生在当时历史条件下用“金针拨障术”使众多因白内障失明者喜获光明，为广大劳动人民的治盲脱盲作出贡献。

抗战事起，杭州沦陷，先生携家眷回东阳樟村倚亲戚租屋行医。抗战胜利后，又举家迁回杭州，自立“复明眼科医院”，设有简易病房。先生从事中医眼科60余年，积有丰富的临床经验，无论诊断、治法、处方用药及“金针拨障术”等均有其独到特点。早年悬壶于杭州西子湖畔，由于精勤医术，疗效显著，故声望日重，远近因目疾就诊者踵趾相接。先生宅心仁厚，耿直正义，怜悯贫穷患者目疾之苦，常施诊赠药。

先生在学术上从不保守，目的是振兴中医眼科，使之后继有人。1954年，在党的中医政策感召下，他在浙江省第一个毫无保留地献出家传经验方，带头公开“金针拨障术”。浙江医学院和杭州各大医院均派代表参观学习，浙江医学院还数次派专职西医眼科医师到先生的医院学习进修。50年代末到80年代初，公开出版的《中医眼科学讲义》及许多中西和西医眼科专著中，论及治疗眼病的方药，凡方名冠以“经验方”的，大多出自先生所献良方。1955年11月，应中央卫生部邀请，先生毅然弃其私业来京，首任中医研究院外科研究所（后改称中国中医研究院广安门医院）眼科主任，专事中医眼科临床研究。1957年起被聘为全国中华眼科学会常务委员，中医研究院学术委员会委员，1959年被评为研究员，同年在全国医药卫生技术革新交流大会上，获得卫生部奖给的“技术革命先锋”的金质奖章和奖状，并光荣的加入中国共产党。

先生一贯尊重西医专家，并注意汲取现代医学知识，充实丰富中医眼科内容。来京后，他先后和中国医学科学院协和医院眼科主任罗宗贤教授、同仁医院张晓楼教授等多位专家切磋医技。他谦虚、诚恳和实事求是的治学作风，取得西医眼科专家的赞许和尊重。

先生一直担负中央领导同志的保健和诊疗任务。曾先后成功地为中国人民的老朋友——越南民主共和国主席胡志明、阿尔巴尼亚部长会议主席穆罕默德·谢胡及国内多位中央首长诊疗眼疾。除繁忙的临床工作外，先生对培养后学训勉备至，常申不学无术、庸医杀人之戒，使后学者受益甚深，至今桃李遍医林，先生培养的研究生、进修生、西学中医师现大多已成为中医眼科界专家、学者，或担任各级卫生行政部门领导。

先生虽禀承家技而不拘于一家之说，其临证，广征博采，收集各家之长，并力排门户之见，主张一徒多师，博采众长，认为学术上故步自封是医家大戒，只有汇集群言，知所选择，才能继承有余，发展有力。他身体力行，大力支持其长女韦玉英医师向著名上海中医眼科前辈姚和清老中医学习，嘱其“要尊敬师长，谦虚谨慎”。对本院中西医后学及来自北京和全国各地的西学中各级医师都一视同仁，强调互相学习。晚年体弱有病，仍兢兢业业，诊余带病为研究生或西医同道讲课录音，直至后来病重住院，在病榻上还给身边的研究生传授经验。为中医眼科的继承发展竭尽全力。

先生一生忙于应诊，诊余空闲或精选医案，或自己口述后由学生笔录整理，为后人留下珍贵中医眼科学术遗产，其主要著作和论文有《韦文贵眼科临床经验选》《前房积脓性角膜溃疡的中医治疗》《中医治疗视神经萎缩证简介》《中医治疗沙眼的经验介绍》《金针拨白内障简介》及《医话医论荟要·韦文贵医话》等。

专病论治

急性卡他性结膜炎

（一）概论

本病为细菌性感染所引起的一种急性流行性结膜炎症。临床表现以结膜明显充血及黏液或黏液脓性分泌物多为其特征。多发于春夏两季，托儿所、小学校等集体单位，每因疏忽预防工作、使感染广为传播。

中医学认为本病属于“天行赤眼”和“暴风客热”等症的范畴。因其发病急剧，传播迅速，流行广泛，故俗称“暴发火眼”。中医文献很早就有本病的记载，如元代危亦林所著《世医得效方·天行赤目》条下说：“目忽赤肿，晨昏痛涩、长幼相似，此天行时疾。”明傅仁宇所著《审视瑶函·天行赤热症》中说：“此症目赤痛，或睥肿头重，怕日羞明，泪涕交流等病，一家之内，一里之中，往往老幼相传……天时流行，热邪感染”“若感染轻而本源清，邪不胜正者，七日自愈”“七日不愈，而有二七者，乃再传也，二七不退者，必其触犯及本虚之故，须防变生他症矣”。清刘耀先所著《眼科金镜·天行赤眼症》中记载：“天行赤眼者，谓天地流行毒气，能传染于人，一人害眼，传染一家，有虚实轻重不同，其病状赤肿热泪，痛涩难睁，虽肿痛不忍，终不伤黑睛瞳人也”。综合以上文献，对本病的症状、病因、病程以及预后等都作了概括的描述。

（二）验案（2例）

【病例一】张某，女，7岁，门诊号：12304。

初诊日期：1958年9月6日

代诉：双眼红痛，眵多黏结，不能睁眼已1天。

病史：2天前开始双眼异物感、灼热感，昨天双眼红痛、羞明、眵多泪少、晨起眵多干结而不能睁眼、大便偏干。3天前和邻居红眼病患儿有接触史。

检查：双眼睑中度红肿，球结膜高度充血，角膜附有黏液脓性分泌物，失去正常光泽，用棉棍擦净后显现清亮。

脉象：弦细而滑数。

舌象：舌质红，舌苔微黄。

诊断：双眼天行赤眼。

辨证：脾肺实热复感时气邪毒，上犯目窍。

治则：泻火解毒，疏风清热。

方药：（1）退红良方加减。生大黄10克　炒栀子6克　白菊花6克　密蒙花10克　连翘10克　草决明10克，水煎服3剂。

（2）犀黄散1瓶，点双眼1日3次，点后闭眼5分钟。

服药3剂，睑球结膜充血消失，自觉症状消退，停止内服药。犀黄散继续点眼，用完为止，巩固疗效。

【病例二】陈某，男，10岁，门诊号：79607。

初诊日期：1964年8月22日。

主诉：双眼红痛、分泌物多、怕光、流泪已10天。

病史：10天来双眼白睛红赤，痛涩难睁，灼热羞明，眵多而黏稠，晨起封住双眼，眼泪不多，大便燥结，有时带血，小便黄少。

检查：视力右1.0，近视力耶格表1；左0.8，近视力耶格表1。双眼睑中度红肿，球结膜高度充血，色鲜红，伴有水肿，角膜因分泌物黏附欠清亮，荧光素染色阴性。

脉象：弦数。

舌象：舌质红，舌苔黄腻。

诊断：双眼天行赤眼。

辨证：脾有实热，肺火炽盛，复感时气邪毒，上攻目窍。

治则：泻火解毒，清热疏风。

方药：大承气汤合退红良方加减。生大黄12克　炒积壳6克　元明粉6克　生地15克　草决明10克　黄芩5克　炒栀子10克　连翘6克　荆芥5克　生甘草3克，水煎服。

二诊：8月29日。服药5剂后，羞明涩痛减轻，眵泪减少，大便畅、小便清。

检查：视力右1.0，近视力耶格表1；左0.9，近视力耶格表1。双眼睑红肿基本已消，球结膜轻度充血，角膜清亮。脉弦细而数。舌质稍红，苔微黄。腑气已行，风热未尽。治以疏风清热为主。

方药：荆芥 5 克　蝉蜕 3 克　防风 5 克　苏叶 3 克　木瓜 3 克　黄芩 6 克　桔梗 6 克　连翘 6 克　草决明 10 克，水煎服。

三诊：9 月 7 日。服药 7 剂，双眼自觉症状已全部消失，晨起有少许眼眵，其他正常。

检查：双眼视力 1.0，近视力耶格表 1。双眼睑、球结膜充血已消。脉细而微数。舌质淡红，苔薄白。病症已愈，为防后患，继清余热。治宜祛风清热。

方药：甘菊花 6 克　黄芩 3 克　荆芥 3 克　炒栀子 10 克　连翘 5 克　草决明 10 克，3 剂。

（三）评析

上述病例，根据韦老的经验，都是脾肺实热，感受时气邪毒，内外合邪，上攻目窍，因其眵多泪少，故为“天行赤眼”。虽然上述病例体质有强弱，邪毒有轻重，病程有长短的不同，但在治疗上根据急则治标的原则，重点是泻火解毒通腑为主，疏风清热为辅。病例一，已 7 岁，虽邪气盛，但正气足，治疗及时，在退红良方加减中，生大黄重达 10 克，服药 3 剂，并点犀黄散眼药而愈。例二年龄 10 岁，邪毒较重，邪胜于正，故迁延已 10 天，用大承气汤合退红良方加减化裁，方中生大黄量达 12 克，复加元明粉 6 克，以助泻火通腑之力，而达釜底抽薪之目的。腑气通畅，热毒大减，改用疏风清热之法，以肃余邪。

对于急性炎症的病人，韦老常用生大黄，这是“上病下治”在眼科临床的运用。

此外，对眼部刺激症状重的病人，经常用三棱针耳后静脉放血 3 ～ 5 滴，这对减轻症状，缩短疗程有一定的作用。

因耳后是足少阳胆经所走的部位，胆经“起于目锐眦，上抵头角，下耳后”。放血目的是通经活络，消炎止痛。

巩 膜 炎

（一）概论

本病多发生在巩膜前部，局部巩膜充血，眼球疼痛和局部压痛明显，伴有紫红色结节隆起，临床特点是反复发作，病程可迁延数月，甚至数年之久。

中医学称本病为“火疳”。明代王肯堂在《证治准绳·火疳症》中说：“火疳症……在气轮为害尤急，盖火之实……初起如椒疮榴子一颗，小而圆或带横长而圆，如小赤豆，次后渐大，痛者多，不痛者少。”对本病之病因、症状作了详细的记载。

（二）验案（2 例）

【病例一】李某，女，54 岁，门诊号：0500。

初诊日期：1956 年 3 月 2 日。

主诉：右眼剧痛，伴有头痛 1 月余。

病史：1 个多月前，右眼红肿剧痛，伴有右偏侧头痛，即去北京某医院治疗，诊为“上巩膜炎”。因头眼剧痛难忍，曾注射吗啡止痛。近 1 个月来，每小时服 1 次止痛片。

检查：右眼视力 0.2，近视力未查。右眼球结膜颞侧深层充血，且有 3mm × 3mm 大紫色扁平圆形巩膜结节隆起，触痛剧烈。角膜无光泽，外侧角膜周边有灰白色浸润，水肿。

脉象：弦数。

舌象：色绛，苔净。

诊断：右眼火疳。

辨证：心肺热毒郁结，久而化火，滞结为疳，从内而发，上攻目窍，兼感风邪外侵。

治则：祛风止痛，清热解毒，滋阴平肝。

方药：（1）银花6克　玄参10克　熟地25克　夏枯草6克　防风　荆芥　蝉衣　木瓜　薄荷各5克　瓜蒌仁12克，7剂，水煎服。

（2）犀黄散1瓶，点患眼1日3次。

二诊：1956年3月16日。药后头眼剧痛已消，充血明显减轻，近日大便干燥。

检查：右眼外侧球结膜轻度充血，巩膜结节已消失，角膜水肿和周边部浸润均消失。脉弦。舌质较红，苔薄少津。证属余热未尽，津液亏损。治宜滋阴平肝，养血活血为主，辅以通腑导热。

方药：（1）熟地25克　白蒺藜　草决明　谷精草各10克　滁菊　桑叶各5克　当归10克　川芎5克　夜明砂12克（包煎）　怀山药10克　生锦纹6克，7剂，水煎服。

（2）犀黄散1瓶，继续点眼，点完为止。

末诊：1956年3月26日。服药7剂，诸症全消，自觉无明显不适。

检查：右眼球结膜充血已消，眼球压痛亦消失，角膜清亮。脉平，舌淡红。

停止治疗。嘱10日内忌食辛辣等刺激性食物，巩固疗效，防止复发。此后未再复发。

【**病例二**】赵某，女，14 岁，门诊号：63317。

初诊日期：1963 年 9 月 26 日。

主诉：右眼红肿、畏光，伴有流泪已 1 周。

病史：右眼 1961 年前开始患巩膜炎，2 年来经常复发，每次间隔时间最长半年，最短 1 ～ 2 个月，犯病时眼红，畏光，头眼疼痛，眉眶亦痛。这次急性发作已一周，症状同前，疼痛比历次发作均重，曾在北京某医院治疗，因对链霉素、阿托品等药过敏而转本院治疗。

检查：右眼视力 0.6^{+4}，近视力耶格表 3；左眼视力 1.5，近视力耶格表 1。右眼睑中度红肿，痉挛，球结膜混合充血，睫状区压痛明显，整个角膜水肿，角膜周边部有灰白色环状浸润，角膜后壁有沉着物，虹膜纹理不清，前房浮游物（++），房水闪光阳性，瞳孔药物性散大。

脉象：细数。

舌象：色较红，苔薄白。

诊断：右眼火疳，右眼瞳神缩小症。

辨证：肝肺郁热，复感风邪。

治则：平肝清热，祛风止痛。

方药：（1）防风 5 克　荆芥 6 克　苏叶 5 克　木瓜 5 克　黄芩 5 克　连翘 9 克　草决明 9 克　焦栀子 9 克　桑白皮 9 克　石决明 15 克（先煎），7 剂，水煎服。

（2）犀黄散 1 瓶，点患眼 1 日 3 次，每次量半粒芝麻大。点后闭眼 5 分钟。

二诊：1963 年 10 月 4 日。症状同前，脉象弦数，舌质稍暗。证属热毒重而瘀滞甚，法拟泻火解毒，活血破瘀，祛风止痒。方用大承气汤合桃红四物汤化裁加减：生锦纹 9 克、元明粉 6 克、生枳壳 5 克、桃仁 2 克、红花 1 克、赤芍

9克、当归尾9克、生甘草2克、白菊花5克、密蒙花5克，5剂，水煎服。

三诊：1963年10月9日。自觉诸症悉减，大便通畅。

检查：右眼视力0.7^{+1}，近视力耶格表1；左眼视力1.5，近视力耶格表1，右眼球结膜混合充血已减轻，角膜水肿已不明显，前房渗出已吸收。虹膜纹理已清晰。脉弦细而数。舌质淡红，苔薄白。证属热毒已减，风热未尽。治宜祛风清热，清肝明目。

方药：（1）桑白皮汤加减：桑白皮9克　桔梗6克　连翘6克　草决明9克　龙胆草6克　白菊花5克　荆芥穗5克　生地12克，7剂，水煎服。

（2）犀黄散1瓶，点眼1日3次。

四诊：1963年10月19日。右侧头眼痛已减轻，仍有畏光，流泪，纳差，溲赤，大便稍干。

检查：右眼视力0.8^{+4}，近视力耶格表2。右眼巩膜12～5点处红肿明显减轻，5～10点深层暗红色充血仍明显。角膜水肿已消。脉细数，舌质正，苔净。证属肺热未尽，瘀滞未解，改用清热泻火，凉血散瘀为主，佐以祛风止痛。

方药：（1）广角粉2克（另包分冲）　白芍9克　生地12克　丹皮6克　荆芥6克　黄芩5克　白菊花6克　苍术6克　六一散9克（包煎），水煎服。2剂后去广角粉，续服7剂。

（2）犀黄散1瓶，点眼1日3次。

五诊：1963年11月2日。眼痛基本消失，腑气通畅，睡眠尚可，纳佳，口干神烦。

检查：右眼混合性充血明显减轻，但巩膜5～10点局限性紫暗色充血未消，有压痛。脉细而稍数，舌微红，少苔而干。证属患病日久，正气已衰，热盛伤阴，虚火上越。治宜祛风清热，养阴生津。

方药：生地20克 连翘6克 草决明10克 黄芩5克 龙胆草6克 荆芥5克 防风5克 木瓜3克，14剂，水煎服。

银耳，每日3克，温水浸泡，文火炖烂，放适量冰糖，连服2周。

六诊：1963年11月16日。右眼痛止，无自觉症状，二便调，纳可，本月3日月经初潮，1天即净，无腹痛。

检查：右眼5～10点局限性紫红色充血已减轻变淡，无压痛。脉细稍数，舌淡赤，苔薄。证属郁火未尽，故白睛暗红未消。治宜清热泻火，平肝祛风。

方药：（1）白菊花6克 荆芥3克 焦栀子10克 桑白皮10克 黄芩5克，10剂，水煎服。

（2）继续按前法服银耳。

末诊：1963年11月30日。右眼自觉正常，纳佳，二便调。

检查：右眼视力1.0^{+2}，近视力耶格表1；左眼视力1.5，近视力耶格表1。右眼充血全部消退，角膜清亮，瞳孔正圆，对光反应灵活。脉象细而稍数，舌质色淡红，苔薄白。方药：原方继服5天，巩固疗效。自后未再复诊。

（三）评析

“火疳”一症，主要是肺、肝、心三经火邪，夹风，瘀滞为患。轻者为心肺火郁而滞结；重者肝肺实火上蒸，络脉瘀滞而成，本病好发于阴虚火旺者。

韦老把本病概括为“热”“火”“瘀”“风”，其中以

"热""火"为主，热与火性质相似，只是程度上的差异。心肺热郁化火，肝肺热邪也可伤阴化火，六淫外邪亦能入里化火。热久必瘀，脉络瘀阻，故可致白睛紫暗，睛珠疼痛。阴虚火旺者易召风邪，同时外风又可引动内热，治以清热泻火（或平肝泻火）、活血化瘀为主，辅以祛风止痛。对热伤阴津者，需适加滋阴生津之品。

选方用药方面，病情较轻者常用"洗心散"(《审视瑶函》方）加减；病情重者，选用"红肿痛方"或"大承气汤"加减；波及黑睛者，用"红肿翳障方"加减。韦老强调，通泻峻剂不可久用，以免损伤正气。孕妇忌用，年老体弱慎用。白睛紫暗、睛珠疼痛，都是络脉瘀阻之象。"不通则痛"，只有活血破瘀，使血流通畅，才能达到止痛目的。常用方剂"桃红四物汤"加减。血瘀生风，热盛也可生风，根据"治风先治血，血行风自灭"的理论，常以祛风止痛、活血破瘀二法结合应用，适加滋阴之品，在临床上取得很好的止痛效果，代表方剂为"偏正头痛方"加减。如小溲色赤，大便干燥，证属心肺郁火，热移下焦，选用泻肺汤合导赤散化裁加减。热病伤阴，阴虚火动，白睛赤痛，则用滋阴清肺或养血清肝之法，方用养阴清肺汤加减。久病本虚，病之后期宜标本兼顾，扶正祛邪。

麻痹性斜视

（一）概论

本病为一条或数条眼肌完全或不完全麻痹所引起的眼位

偏斜，临床表现为眼球运动受限而呈斜视，患者可有复视、眩晕、恶心或步态不稳等症状。

中医学文献描述的“目偏视”“神珠将反”“视一为二”等症与本病近似，如隋·《诸病源候论·目偏视》中说：“目是五脏六腑之精华，人腑脏虚而风邪入于目……睛不正则偏视。”《证治准绳·神珠将反》中说：“谓目珠不正，人虽要转而目不能转，乃风热攻脑，筋络被其牵缩紧急，吊偏珠子，是以不能运转。”《审视瑶函·视一为二症》中则记载：“此症谓目视一物而为二也，乃光华耗衰，偏隔败坏矣。”

根据中医五轮学说，胞睑在脏属脾，脾主肌肉，胞睑与眼肌同属于肌肉组织，胞睑开合及眼球运动与脾气之盛衰有密切关系。气血充足则眼球运动自如，若脾虚气弱，中气不足，脉络空虚，气血不荣，目系弛缓，约束失灵；或因气虚，痰湿风邪乘虚而侵，脉络失调，筋脉挛拘；或为急性热病后惊风、天吊等后遗症。亦有因跌仆外伤，引起经络受损者。故临床上必须审证求因，分辨虚实，方能取得满意效果。

（二）验案（2例）

【病例一】吴某，女，28岁，门诊号：62813。

初诊日期：1963年9月13日。

主诉：左眼复视已1月。

病史：1月多前先有头痛，上月15日因事生气，第二天突然出现复视，伴有头眩耳鸣，3天后发现左眼内斜，不能外展，经当地医院诊治不见效而来北京治疗。

检查：右眼视力0.9，近视力耶格表1；左眼视力1.0，近视力耶格表1。左眼外展，外上、外下运动均受限制，眼球稍往外展即可出现复视。右眼上下左右运动自如。双眼底视神经乳头色泽正常，动静脉比例正常，黄斑中心窝反射可见，周边部未发现异常。血压 90/55mmHg。

脉象：弦数。

舌象：舌质淡红，苔微黄稍腻。

诊断：左目偏视，视一为二症。

辨证：肝郁气滞，脉络受阻，风邪乘虚而侵，故筋脉挛急而致目偏视及视一为二。

治则：平肝清热，息风解痉。

方药：(1) 补肝散加减。车前子 9 克（包煎） 细辛 2 克 茯苓 12 克 防风 5 克 玄参 9 克 黄芩 5 克 羌活 6 克 党参 12 克 石决明 24 克 钩藤 5 克 五味子 9 克 僵蚕 6 克 白附子 2 克，水煎服，每日 1 剂。

(2) 磁朱丸每日 6 克，捣碎，温开水送服。

末诊：1963 年 10 月 28 日

上药已服 27 剂，33cm 以内复视已消失，偶尔往外斜看可出现复视，近日失眠，血压偏低。

检查：右眼视力 1.0，近视力表 1；左眼视力 1.2，近视力表 1。左眼球位置已正常，上下左右转动自如。双眼底正常。脉象沉细，舌质淡，苔白。

药后筋脉挛急已解，故目偏视基本消失。唯病久气虚，脾胃不足，目系弛缓，约束失灵，以致难收全功。拟益气升阳，宁心安神之法固本培元，以善其后。

方药：补中益气汤加减。炙黄芪 15 克 炒白术 10 克 陈皮 6 克 升麻 6 克 柴胡 6 克 党参 10 克 炙甘草 10 克 丹参 10 克 炒枣仁 15 克 夜交藤 24 克 五味子 6 克，14 剂，水煎服。带回原地服药，巩固疗效。

【病例二】赵某，男，11岁，门诊号：0669。

初诊日期：1957年5月13日。

主诉：右眼内斜，伴有复视已两周多。

病史：3周前曾患感冒，发烧，愈后右眼内斜，眼球运动不灵，伴有复视，眩晕，恶心，有时偏头痛，晨起痰多。

检查：右眼内斜，眼球外展受限制，向上、向下、向内运动自如。左眼正常。双眼底正常。

脉象：浮细而数稍滑。

舌象：舌质色稍红，苔微腻。

诊断：右目偏视，视一为二症。

辨证：外感风邪，内有痰湿，风痰阻络，筋脉挛急所致。

治则：祛风化痰，舒经活络。

方药：正容汤加减。防风5克　羌活5克　秦艽5克　白附子3克　白僵蚕10克　半夏6克　木瓜6克　胆南星3克　甘草3克　黄松节6克　钩藤6克　全蝎3克，7剂，水煎服。

二诊：1957年5月20日。

患儿复视减轻，眼球较前灵活，眩晕恶心明显减轻，头痛已消，偶尔有痰。

检查：右眼尚有轻度内斜，往外看超过正中线仍出现复视，眼球外展仍受轻度限制，欠灵活。

仍按前法，原方7剂。

末诊：1957年5月27日。

上述症状均已消失，眼球活动自如，近日懒言少动，精神欠佳。

检查：右眼已正位，无内斜，眼球上下左右活动自如，右眼底正常。

辨证：风痰邪气已消，脾胃虚弱，故懒言少动。

治则：补中益气升阳。

方药：补中益气汤加味。柴胡 5 克　升麻 1 克　当归身 6 克　白术 6 克　炙甘草 3 克　炙黄芪 6 克　党参 10 克　陈皮 2 克，7 剂，水煎服。

药后一切正常，停止治疗。

（三）评析

本病的病因病机除前所述，韦老认为和肝郁气滞有关。肝气不舒，络脉受阻，气血不荣，风邪易袭，以致目斜不正。

根据同病异治原则，上两例麻痹性斜视，因年龄和病因不同而治疗各异。例一发病于暴怒后，用平肝清热息风之法，辅以益气祛风解痉，服药 27 剂后，眼位已正，运动自如，复视基本消失。唯血压偏低，病久正虚，中气不足，故改为益气升阳之法，方用补中益气汤加味，因患者失眠，故加炒枣仁、夜交藤宁心安神，服药 14 剂而告愈。例二发于感冒发烧后，儿童筋脉脆嫩，易被风邪所侵。内有痰湿，外感风邪，风痰阻络，筋脉挛急而为“目偏视”和“视一为二”。方用正容汤祛风化痰，舒经活络，另加钩藤、全蝎以助平肝息风解痉之力。服药 14 剂而明显好转，因病后正衰，复以补中益气汤 7 剂以扶其正。韦老认为磁朱丸不但有镇肝明目之功，而且能治复视，但磁石为质重难化之品，例二为儿童，脏腑娇嫩而未用。所以在治疗上因人制宜很重要。

真菌性角膜溃疡并前房积脓

（一）概论

由真菌感染引起的角膜溃疡叫真菌性角膜溃疡。其临床表现与中医学“凝脂翳”相似。因溃疡未能及时控制并发前房积液者，中医又称“黄膜上冲”。明代徐春甫《古今医统·黄膜上冲》说：“此证初患赤涩泪出，渐而白睛下边黄膜，冲上乌睛，遮蔽瞳人，皆因肝风胃热所致。”明代王肯堂《证治准绳·黄膜上冲》亦说：“在风轮下际坎位间神膏之内，有翳生而色黄，如年少人指甲内际白岩相似，与凝脂翳同一气脉，但凝脂翳在轮外生，点药可去者，此则在膏内热蒸起，点药所不能除，若漫及瞳神，其珠必损，不可误认为涌波可缓者之证，此是经络阻塞极甚，三焦关格火土邪之盛实者，故大便秘、小便涩，而热蒸从膏内作脓溃起之祸也，失治者，目有糜凸之患。”日本人俊笃士雅所著的《眼科锦囊·膜障》说：“盖翳与膜者，其因同而其证异也，其所以异者，翳者有形无体，壁如烟雾，其表可见而不可捉也。膜者有形有体，犹绵絮之可见又可捉也……从下攀上，其色带黄色者，为黄膜上充。”上述中外医家对此症认识，从病因、证候、治则等方面阐述甚详。

（二）验案（1例）

【病例】杜某，男，5岁，门诊号：242735。

初诊日期：1974年6月25日。

父代诉：左眼角膜外伤后羞明，疼痛已1月。

病史：患儿左眼黑睛1月前被钉子划伤，曾在本市某医院治疗，经细菌培养，确诊为真菌性角膜炎。对症治疗一直到现在，因病情未能控制，故来本院就治。现刺激症状重，睁不开眼。大便干结、尿黄少。

检查：左眼睑痉挛，刺激症状明显，睫状充血显著，角膜水肿，角膜正中有溃疡，瞳孔区偏下方有圆形淡黄色深层脓肿，前房积脓，积脓液面约占前房1/4，整个前房混浊不清，瞳孔和晶体看不清。

脉象：弦数。

舌象：舌质红，舌苔微黄。

诊断：左眼凝脂翳，左眼黄膜上冲。

辨证：黑睛破损，毒邪乘隙而侵，肝胆实热化火，内外合邪，上灼风轮，黄膜上冲。

治则：祛风清热，滋阴活血，退翳明目。

方药：红肿翳障方（成人剂量的1/2）7剂。

二诊：1974年7月2日。服药后症状显著减轻，大便正常，脉细稍数，舌质微红，苔薄白。

检查：角膜水肿减轻，眼能睁开，角膜后壁有棕灰色渗出，前房较前清亮，瞳孔已能看到，呈药物性散大。角膜溃疡范围已缩小，脓肿部位局限，未再扩展，仍守前法。原方加银花10克，以助清热解毒之力。7剂。

三诊：1974年7月16日。角膜溃疡已愈合，荧光素类色阴性，原方加川楝子3克、木贼草6克、秦皮3克。水煎服，3剂。

末诊：1974年7月20日。视力明显进步，左眼视力0.3，左眼球结膜混合充血已消，角膜脓肿已消失，2/3瞳孔被浓厚白斑遮盖，角膜外下象限有陈旧灰白色混浊。荧光素染色阴性，改用退翳明目法治疗。

方药：生地 6 克　白菊花 5 克　木贼草 6 克　谷精草 10 克　蝉衣 3 克　白蒺藜 10 克　青葙子 10 克　白薇 3 克　决明子 10 克，14 剂。

（三）评析

“凝脂翳”并发“黄膜上冲”，病情严重。对于本病的治疗，韦老认为：风火热毒盛者当急用釜底抽薪之法，“泻火解毒汤”或“眼球灌脓方”可据证选用。因为“风为百病之长”“火为热毒之源”，风火热盛用清热解毒之法如扬汤止沸，所谓舆薪既燃，非杯水所能熄，唯有釜底抽薪，才能火灭风熄。对风火热毒较轻者，以“红肿翳障方”为主，即可收到满意的效果。本例患儿因其风火热势不重，故用红肿翳障方，祛风清热，退翳明目，收效迅速。

此外在随症选药方面，如眵多泪少者，宜选加银花、连翘、蒲公英、紫花地丁、大青叶、野菊花等以清热解毒；泪多眵少者，可选加防风、荆芥、细辛、羌活、薄荷、藁本、蔓荆子、蝉衣、菊花等祛风止泪；便秘火盛者，重用大黄，配以元明粉以泻火解毒；眼部疼痛者加蔓荆子祛风散热而止痛。

匐行性角膜溃疡

（一）概论

本病是一种常见的急性化脓性角膜溃疡，又因前房每有积脓现象，故又名前房积脓性角膜溃疡。临床表现初起即感前额剧痛，目痛羞明，沙涩难睁，强行睁眼则泪出如汤，眵多黏稠，有异物感、刺痛感或烧灼感，球结膜混合性充血，甚至伴有水肿。角膜先出现灰白色或黄白色浓密浸润点，如未能及时控制，则逐渐形成黄白色溃疡，并常向中央方向匐行进展，故名“匐行性角膜溃疡”。

在中医学里，本病属于“银星独见”或“凝脂翳”的范畴。并发前房积脓者称“黄液上冲”，溃疡穿孔虹膜脱出者称“蟹睛”。《证治准绳·凝脂翳》对本病有详细的记载：“此证为病最急，起非一端，盲瞽者十有七八，在风轮上有点，初起如星，色白中有鱀，如针刺伤，后渐长大变为黄色，鱀亦渐大为窟者，有初起如星，色白无鱀，后渐大而变，色黄始变出鱀者；有初起便带鹅黄色，或有鱀或无鱀，后渐渐变大者，或初起便成一片如障，大而厚，色白而嫩，或色淡黄，或有鱀或无鱀而变者，或有障又于障内变出一块如黄脂者；或先有痕鱀，后变出凝脂一片者，所变不一，祸则一端……。但见起时肥浮脆嫩，能大而色黄，善变而速长者即此症也。初起时微小，次后渐大，甚则为窟为漏，为蟹睛”。详细描述了本病的变化过程，本病多由风热毒邪上攻于目而引起，治宜疏风清热，泻火解毒。

（二）验案（2例）

【病例一】华某，男，51岁，门诊号：625332。

初诊日期：1958年2月21日后

主诉：右眼充血、磨痛、畏光、流泪已57天。

病史：右眼57天来红痛、畏光、流泪并有长期失眠，曾在河南医学院及北京某医院门诊治疗，诊断为“进行性匍行性角膜溃疡”，因溃疡未能控制，转中医治疗。

检查：右眼视力0.2，近视力耶格表5。球结膜混合充血，角膜鼻侧溃疡，且有脂状附着物。

脉象：弦数。

舌象：色红，苔微黄。

诊断：右眼凝脂翳。

辨证：肝肺积热，复感风热毒邪，上乘目窍，而致黑睛凝脂一片。

治则：祛风清热为主，平肝退翳为辅。

方药：（1）红肿翳障方加减。石决明20克　焦白术6克　生地10克　赤石脂10克　生甘草1克　赤芍6克　蒙花10克　白芷6克　夏枯草6克　川芎6克　黄芩6克　连翘6克　六一散10克（包煎），水煎服，7剂

（2）犀黄散1瓶点眼，1日3次。

二诊：1958年2月28日，服上方和点眼药后，眼已能睁开，头眼已不痛，唯汗出多梦，失眠如前。证属风热已解，汗热尚盛，久郁化火，上灼心阴，扰及神明。治宜平肝泻火，养心安神，退翳明目。

方药：（1）炒枣仁25克　珍珠母25克　浮小麦30克　柏子仁15克　夜交藤15克　夏枯草10克　蒙花10克　白

菊花6克　蝉衣3克　白芷6克　甘草3克　黄芩5克　水煎服7剂。

（2）知柏地黄丸90克　每日10克。

三诊：1958年3月4日，自述右眼症状基本消失，右偏侧头部有轻微疼痛。

检查：右眼视力0.3，近视力耶格表1。脉象弦细而数，舌象色红，苔薄白。治以平肝祛风，退翳明目为主，辅以滋阴益气。

方药：（1）生地25克　石决明25克　蒙花10克　川芎6克　党参10克　连翘10克　白芷6克　知母10克　防风5克　白菊花10克　蔓荆子10克　羌活6克，水煎服，17剂。

（2）知柏地黄丸每日10克。

末诊：1958年3月23日，睡眠好转，一切正常，明日回河南工作。

检查：右眼视力0.3，近视力耶格表1，右眼角膜鼻侧遗有浓厚小白斑。以原方去党参、白芷、知母、防风、白菊花、蔓荆子，加柏子仁、炙远志、夜交藤、青葙子、炒栀子各6克，7剂，水煎服，隔日1剂，服完为止。给犀黄散三瓶点眼。患者有屈光不正，因急于回去，未给矫正。

1967年5月，患者因公出差来京复查，右眼视力0.5，矫正视力1.5，近视力耶格表1。一直工作，未再复发。

【病例二】时某，女，47岁，门诊号：2049。

初诊日期：1957年12月31日。

主诉：右眼红痛、流泪、异物感已4天。

病史：4天前打扫卫生，垃圾掉入眼内，用手揉擦后即发红，次日黑珠长白点，现右侧偏头痛、畏光、流泪、磨痛、大便干结、口干喜饮。

检查：右眼视力 0.1。右眼睫状高度充血。角膜近瞳孔区 12 点处有约 5mm × 7mm 大的圆形溃疡，色黄白，表面污秽，边高中凹。

脉象：浮数。

舌象：舌质红、苔薄白。

诊断：右眼凝脂翳。

辨证：异物入睛，黑睛破损，毒邪乘隙而侵，肝肺积热，风邪热毒相搏，上攻目窍。

治则：先宜泻火通腑，继则祛风清热，退翳明目。

方药：（1）泻火解毒方。生大黄 12 克　生枳壳 6 克　元明粉 10 克　水煎服 1 剂。

（2）防风 5 克　羌活 6 克　连翘 10 克　黄芩 5 克　菊花 5 克　蒙花 10 克　龙胆草 6 克　蝉衣 3 克，水煎服，2 剂。

（3）犀黄散 1 瓶，点患眼 1 日 3 次。

二诊：1958 年 1 月 13 日，服药后，自觉症状已消，因事未及时复诊。

检查：右眼视力 0.3，右眼睫状充血已消，角膜溃疡已平坦愈合，留下 3mm × 5mm 之斑翳。脉象弦细，舌象稍红。风热已消，黑睛留有翳障，改用退翳明目为主，疏风平肝为辅。

方药：白蒺藜 10 克　青葙子　蔓荆子各 10 克　谷精草 15 克　夜明砂 15 克（包煎）　石决明 25 克　山药 10 克　川芎 5 克　白菊花 6 克　蝉衣 10 克，水煎服，7 剂。

末诊：1958 年 1 月 27 日。自觉视力进步，睡眠饮食尚可，二便正常。

检查：右眼视力 0.4，角膜近瞳孔区 12 点处留有斑翳，患者因服药不便，要求点药退翳。

方药：犀黄散 2 瓶，点眼，1 日 3 次，以求退翳明目，提高视力。

（三）评析

以上二例均系“凝脂翳”验案，通过这两例的诊治过程，基本反映了韦老对于本病的治疗特点，现归纳如下：

1. 发病急速，病程短，病势急的病例，多属“实证”，根据“实者泻之”的原则，常用“泻火解毒”之法，使热毒邪气下泄，方以“泻火解毒汤”为主。若热毒内攻化火，上灼风轮，神水混浊，化而成脓，并发“黄膜上冲”者，急用“眼珠灌浓方”。因本方药性峻猛，只能中病即止，不可久服，以免损伤脾气，年老体弱及孕妇更宜慎用或禁用。

2. 发病已久，病程较长，病情严重的病例，多为虚实夹杂，应根据患者的具体情况，祛邪扶正，攻补兼施，以祛邪不伤正，扶正不留邪，方以“红肿翳障方”为主，适当加减。

3. 关于赤石脂和石决明的临床运用：韦老治疗“凝脂翳”，常在方中加石决明、赤石脂。他认为赤石脂能促进角膜溃疡的愈合，石决明能消除翳障，二药合用既能使角膜溃疡愈合加快，又能减少角膜瘢痕，从而达到治愈溃疡又减少视力障碍的目的。据文献记载：赤石脂性味甘涩温，《名医别录》云：“主养心气明目益精”；《本草汇言》：“渗停水，去湿气、敛疮口。”石决明性味咸寒，《名医别录》：“主目障翳痛、青盲”；《本草经疏》：“咸寒入血除热，所以能主诸目疾也。”韦老将收敛明目的赤石脂与退翳明目的石决明相伍配用治疗重症凝脂翳，收到满意疗效。其用量是石决明 25 克、赤石脂 10 克。石决明质重难化，应包煎或煎后过滤去渣，以防止粉末入胃引起脾虚便溏。脾弱患者，常加神曲、白术以防止便溏之弊。

4. 局部用药，早期以犀黄散点眼，以清热镇痛，退赤消肿，退翳明目。后期用荸荠退翳散或朱砂拨云散以退翳明目。将上述眼药粉（半粒芝麻大）加适量眼膏调匀，点内眦部，闭眼 5 ～ 10 分钟即可。

此外，在本病治疗过程中，韦老常嘱咐病人要注意节制房事，因房劳过度，精血两亏，邪气方盛，正气已衰，有黑睛破溃，穿孔之危。同时要避免急躁和暴怒，急和怒都能伤肝动火，目为肝窍，肝火上逆，犹如火上浇油，能加重病情，对病机转化不利。

树枝状角膜溃疡

（一）概论

本病为单纯疱疹病毒引起的角膜溃疡。常发生于上呼吸道感染、麻疹、肺炎等全身热病后，故又名热病性角膜疱疹。少数病例并可先有角膜外伤史。病程缓慢，时轻时重，时愈时发，可拖延数月，有的甚至持续数年。

本病属于中医学“聚星障”“花翳白陷”等范畴。临床眼部症状是羞明多泪，磨擦和疼痛感，黑睛白翳如秤星、碎米、鱼鳞，渐渐浮阔，状如花瓣树枝。常伴有头痛鼻塞等证。明代徐春甫所著《古今医统 · 目门》说：“花翳白陷，此症初患头痛，肿涩，泪出难开，眼中白翳如碎米，或如鱼鳞陷凹。”明代傅仁宇《审视瑶函·花翳白陷》中说：“初小后大，其细条如翳或细颗如星，四散而生，后终长大，牵连混合而害目。”同书对“聚星障”的描述是：“此症黑睛上有细颗，或白或微黄色，但微黄者急而变重，或连缀，或围聚，或散漫，或齐起，或先后逐渐相生，初起者易治，生定者退迟。”上述文献，对本病的临床症状和角膜的病变过程以及预后，均有较详细的记载。

（二）验案（4 例）

【病例一】鲍某，女，11 岁，门诊号：126626。

初诊日期：1966 年 1 月 26 日

主诉：右眼白睛红赤、涩痛、畏光、流泪已 30 天。

病史：右眼 30 天前开始充血、涩痛、畏光、流泪，经某医院诊断为“右眼树枝状角膜溃疡”，给予对症治疗和散瞳。患者 5 年前右眼曾患同样病变，用碘酒烧灼后角膜遗有瘢痕。

检查：右眼视力 0.1^{+1}，近视力耶格表 2^{-3}。右眼角膜近瞳孔 7 ～ 8 点处有一灰白色深层树枝状浸润，直径约 2mm，荧光素染色阳性，上方有陈旧薄翳。

脉象：细。

舌象：舌质红，舌苔薄白。

诊断：右眼花翳白陷，右眼冰瑕翳。

辨证：肝肺火盛，外感邪毒，内外合邪，上犯目窍。

治则：祛风清热，活血滋阴，退翳明目。

方药：（1）红肿翳障方。生地 12 克　赤芍 10 克　蒙花 6 克　白芷 10 克　石决明 15 克（先煎）　赤石脂 10 克

（包煎） 炒川芎 3 克 夏枯草 6 克 炙甘草 5 克，水煎服，5 剂。

（2）犀黄散 1 瓶点患眼，1 日 3 次。

二诊：1966 年 1 月 31 日。服药后症状明显减轻，溃疡已趋平坦，白睛仍有红赤。脉细数，苔薄白，仍守原方加减：

炒川芎 3 克 生地 12 克 赤芍 10 克 蒙花 6 克 白芷 10 克 桑皮 15 克 木通 5 克 炙甘草 6 克 地骨皮 10 克，水煎服，5 剂。

继续以犀黄散点眼。

末诊：1966 年 2 月 5 日。眼痛消失，稍有畏光流泪。脉细数，舌苔薄白，舌质淡红。改用祛风清肝，退翳明目之法：龙胆草 6 克、连翘 10 克、夏枯草 6 克、草决明 10 克、蒙花 10 克、荆芥 5 克、白菊花 6 克，水煎服，12 剂。

继续以犀黄散点眼。服药后上述症状消失，角膜溃疡愈合。

【病例二】霍某，男，8 岁，门诊号：76138。

初诊日期：1964 年 7 月 10 日。

代诉：左眼睑红肿、流泪、畏光已一个半月。

病史：患儿长期以来左眼有羞明、眼干等症状，一个半月前发现眼皮肿，白睛红，黑珠有白翳，流泪、畏光，经某医院诊断为“左眼树枝状角膜炎”，因治疗效果不明显而转本院治疗。现流泪、畏光、视物模糊。

检查：左眼睑水肿痉挛，球结膜混合充血，刺激症状明显，眼不能睁。角膜鼻侧偏下方近瞳孔处有约 1mm 宽的纵形溃疡，旁有分枝，如树枝状，凹陷较深，周围有较广泛的浸润，荧光素染色阳性。左眼视力 0.4^{-1}，近视力耶格表 3。

脉象：弦数有力。

舌象：舌质较红，舌苔薄黄。

诊断：左眼花翳白陷。

辨证：肝阴不足，复感风热，内外合邪，上乘目窍。

治则：清热泻火祛风为主，滋阴退翳明目为辅。

方药：红肿痛方加味。生大黄 10 克　黄芩 10 克　枳壳 6 克　夏枯草 10 克　柴胡 6 克　薄荷 6 克　生地 10 克　赤芍 10 克　木贼草 6 克　川芎 6 克　白芷 6 克　青葙子 6 克，水煎服，5 剂。

二诊：1964 年 7 月 15 日。服药后上述症状明显减轻，可以睁眼，饮食正常，大便微溏，每日 1 次至 2 次。

检查：左眼睑红肿及球结膜混合充血均已减轻，角膜溃疡已趋平坦。脉细，舌质稍红，苔少。改用祛风清热，退翳明目法治疗。

方药：红肿翳障方加减。生地 12 克　蒙花 6 克　赤芍 6 克　夏枯草 6 克　白芷 5 克　黄芩 5 克　炒白术 5 克　赤石脂 6 克　细辛 2 克　木贼草 6 克　生甘草 3 克，水煎服，5 剂。

末诊：1964年8月3日。上症全消，饮食大便均已正常，睡眠亦佳。检查：左眼角膜遗有翳障，脉平、舌象正常。以退翳明目为主，用新老翳障方 7 剂，带回原地服用。

【**病例三**】邢某，男，5 岁，门诊号：67928。

初诊日期：1964 年 1 月 25 日。

代诉：右眼红肿，磨痛、畏光、流泪已半月。

病史：半月以来，患儿右眼红肿，头痛、畏光、流泪，在某医院诊断为“右眼树枝状角膜溃疡”。因病情发展未能控制而来本院求诊。

检查：右眼上睑痉挛，红肿、畏光，泪多难睁，视力无法检查，睑结膜显著充血，球结膜中度混合充血，角膜下方5～7点处有剥脱凹陷之弥漫浸润，其中央上至11点处覆盖于2/3瞳孔，呈树枝状浸润，荧光素染色阳性，角膜外侧有片状陈旧混浊，未着色，角膜轻度水肿。

脉象：细数。

舌象：舌质红、苔薄白。

诊断：右眼花翳白陷；右角膜云翳。

辨证：肝经郁热，外感风邪，风热壅盛，上攻目窍。

治则：祛风清热为主，滋阴活血，退翳明目为辅。

方药：（1）红肿翳障方去川芎加蝉蜕，以助祛风退翳之力，5剂。

（2）犀黄散1瓶，点患眼每日3次。

（3）忌食葱、蒜、韭菜等刺激性食物，以及鱼蟹等海味发物。

二诊：1964年2月1日。自觉症状减轻。

检查：右眼荧光素染色阳性范围缩小，下方已成一条线状染色，脉舌如前。原方加黄连6克以助清热解毒之力，加草决明10克以清肝退翳明目。水煎服，14剂。

末诊：1964年2月15日。眼已睁开，刺激症状消失，饮食转佳。

检查：右眼角膜溃疡已平坦愈合，荧光素染色阴性。视力右0.5，左0.6。病已全愈，停止服药。

【**病例四**】潘某，女，1.5岁，门诊号：70250。

初诊日期：1964年3月20日

代诉：左眼红肿，畏光、流泪已10天。

病史：患儿20天前患麻疹，伴高热，闭眼5天5夜。

10天前发现左眼白睛红、黑睛有白翳，点抗菌素眼药水无效，经某医院诊断为“左眼树枝状角膜炎合并角膜实质炎”。病情发展，转本院治疗。现大便干如羊屎，口干喜饮，尿黄。

检查：左眼睑红肿，睑缘充血糜烂，球结膜混合充血显著，整个角膜呈磨玻璃样混浊和哈气样水肿，有树枝样浸润，前房较浅，虹膜纹理不猜，且有水肿，瞳孔药物性散大。

脉象：细数。指纹色紫，透现气关。

舌象：舌质红，少津，苔黄。

诊断：左眼花翳白陷，左眼混睛障。

辨证：热病伤津，热毒内盛，上扰目窍而损风轮。

治则：清热解毒，退翳明目。

方药：（1）紫雪丹5克，日服1次，每次1克，温水调服，连服5天。

（2）红肿翳障方加减。生地12克　赤芍3克　蒙花3克　白芷2克　蝉衣3克　石决明10克　僵蚕6克　车前子3克　生甘草2克　防风6克　钩藤3克　焦栀子6克，水煎服，10剂。

（3）犀黄散1瓶用乳汁调匀点眼，1日3次。

二诊：1964年3月30日。服药后左眼红肿减退，眼能睁开，大便正常。

检查：左眼睑红肿基本消退，睑缘糜烂已愈，球结膜混合充血已减，角膜实质混浊同前。脉象细数，舌红苔薄白。仍用前方加减。

方药：生地10克　赤芍5克　白芷3克　石决明15克　赤石脂6克　炒白术3克　夏枯草3克　黄芩3克　细辛2

克　甘菊花3克　蝉蜕2克　蒙花5克　甘草3克，水煎服，14剂。

犀黄散继续点眼，1日3次。

三诊：1964年4月13日，患儿畏光症状消失，晨起有眵不多，二便正常。

检查：球结膜轻度混合充血，角膜实质浸润已明显减轻，角膜可见弥漫灰白色温浊。属肝肺瘀热未尽，改用祛风清热、活血退翳之法。

方药：蝉衣3克　苍术5克　赤白芍各6克　当归6克　羌活5克　防风5克　苡仁10克　石决明15克　甘草1克　黄芩3克　焦栀子10克，水煎服，5剂。

末诊：1964年4月28日。自觉较前好些，脉舌同前。改用清热解毒、退翳明目法治疗。

方药；夏枯草5克　草决明6克　银花3克　甘草3克　白菊花3克　蝉衣5克，水煎服。

上方共服31剂后，角膜实质混浊明显减轻，颞侧角膜开始透明。因患儿不合作，未作荧光素染色和裂隙灯检查。给明目蒺藜丸，每日半袋，分2次，用开水浸泡捣烂调匀内服，以求提高视力，退翳明目。

（三）评析

上述4例患者，均属中医“花翳白陷”的范畴。韦老认为本病属于肝肺热盛，外感风邪，内外合邪，上攻目窍而成：或阴虚肝旺，风邪外侵，风热交炽，上乘目窍；若麻疹、肺炎等热性病后，阴伤津耗，热毒内炽，感受风邪，均可导致本病。治疗原则均以祛风清热，滋阴活血，退翳明目为主。常用红肿躺障方或该方加减；对于热毒重、病势急的病例，先用泻火解毒汤；若肝阴不足，肝阳偏亢，感受风邪，病情重者，常用红肿痛经验方加味；白睛红赤，久而不退者以退红良方加减。

在随症选药方面，风盛泪多选加防风、羌活、细辛、菊花等；热重红肿，眵多泪少选加龙胆草、连翘、银花、生大黄等；退翳明目选加蝉蜕、木贼草、青葙子等。眼部配合点用犀黄散眼药。根据上述之辨证用药，疗效显著。

病例一，病程1个月，先服红肿翳障方10剂，眼部刺激症状显著减轻，后用原方合导赤散化裁加减，加龙胆草、夏枯草服药12剂，角膜溃疡愈合而告愈。

病例二，初诊时肝阴不足，肝阳偏亢，以致长期眼干、羞明，韦老治以清热泻火祛风，用红肿痛方加白芷、青葙子。本例年龄仅8岁，而方中生大黄用10克，药后症减而能睁眼，溃疡亦趋平坦。继用红肿翳障方，先后共服10剂而溃疡愈合。因黑睛遗有翳障，后用退翳明目为主，给新老翳障方7剂停治。

病例三，病程虽短，但病情重，角膜炎范围大，2/3瞳孔被树枝状溃疡所覆盖，边高中凹，同时过去留有陈旧斑翳。用红肿翳障方19剂而愈。

病例四，年龄1岁半，病发在麻疹后，既有“花翳白陷”，又有“混睛障”（角膜实质炎），因热毒炽盛，故初起用紫雪丹泻火解毒，继用红肿翳障方加减24剂，后用清热解毒，退翳明目为主之治则，共服31剂而显效。末诊时患者带回明目疾藜丸以退翳明目，提高视力。

通过4例治验，说明红肿翳障方合用犀黄散点眼，内服外用，收效迅速。

在本病的治疗过程中，韦老常用煎药之热腾蒸气，上熏患眼，1 日 2 次，每次 5 ～ 10 分钟，熏后将药再煎，滤汁内服。这种外熏内服法，有助于祛风清热、退赤消肿，亦是一药两用的办法。本法须注意用药温度，以免过热烫伤角膜。

护理得宜，摄生得法，有利于病情的恢复。韦老很重视本病的忌口，因为酒、辣椒、葱、蒜等刺激性食物能生热化火，肥肉能生痰化热，鸡、鸭、螃蟹生风，皆影响疗效。

角 膜 翳

（一）概论

本病是角膜炎、角膜溃疡后所遗留的角膜瘢痕，临床上根据厚薄不同大致分为三种：最薄呈云雾状，用斜照法始能查见为薄翳；较厚半透明而界限较清楚，自然光线下即可查见的称为斑翳；厚实瓷样不透明者称白斑。

中医学对角膜翳的认识是翳薄明亮光滑如冰瑕者，称冰瑕翳；翳厚薄不等如云如雾者称云翳；年久难退厚而光滑如瓷者称宿翳。病因多由黑睛翳障未能彻底根治而起；或因翳障病重，虽治仍留有瘢痕而成。明代傅仁宇《审视瑶函·冰瑕翳》中指出："此症薄薄隐隐，或片或点，生于风轮之上。其色光白而甚薄，如冰上之翳，若在瞳神傍侧，或掩及瞳神指，人虽不觉，目自昏眊，大凡风轮有痕黡的，点服不久，不曾补得水清膏足，及凝脂聚星等症，初发点服，不曾去得尽绝，并点片脑过多，障迹不去得尽，而金气水液凝结者。皆为此症。"清代黄耐庵《秘传眼科纂要·论退翳难易）中说："凡翳暴生者易退，渐积而生者难退：实者易退，虚者难退：外感六淫者易退，内伤七情者难退，厚而不滑者易退、薄而光滑如蝉翼如梅花者难退。"对本病论述颇详。

（二）验案（7 例）

【病例一】胡某，女，47 岁，门诊号：12006。

初诊日期：1966 年 2 月 12 日

主诉：双眼视力模糊近半年。

病史：半年前双眼曾患角膜炎，愈后视力模糊。在本市某医院检查诊断"双眼角膜薄翳"，治疗无效。现鼻眼发干，大便燥结，眼眵多。

检查：右眼视力 0.4^{-2}，近视力耶格表 4^{+3}；左眼视力 0.1，近视力耶格表 3。双眼角膜正中偏下有极薄的灰白色混浊，荧光素染色阴性。

脉象：弦细而数。

舌象：舌质红，舌苔薄白。

诊断：双眼冰瑕翳。

辨证：肝肺积热，阴伤津耗，风轮冰翳。

治则：清热滋阴，祛风消翳，养血活血。

方药：（1）四物退翳汤加减。生地 10 克　当归 10 克　赤芍 10 克　红花 3 克　蒙花 10 克　羌活 5 克　白蒺藜 10 克　蝉衣 5 克　木贼草 6 克　黄芩 6 克　大黄 5 克，水煎服，7 剂。

（2）犀黄散 1 瓶，点双眼 1 日 3 次。

二诊：1966 年 2 月 19 日。自觉视力增进，视物清楚，大便已畅，余症如前，前方去大黄加龙胆草 10 克。7 剂。

外用犀黄散点双眼，1 日 3 次。

末诊：1966 年 2 月 26 日。视力增进，检查右眼视力 0.5^{-2}，近视力耶格表 2^{-2}；左眼视力 0.2，近视力耶格表 2^{-2}。脉细有力，舌质稍红。以明目蒺藜丸 15 袋，日服 3 次，每次 6 克温开水送服。

外用犀黄散继续点眼，未再复诊。

【病例二】赵某，男，32 岁，门诊号：110710。

初诊日期：1957 年 6 月 24 日。

主诉：左眼视力障碍 13 年。

病史：13 年前左眼曾患眼病，愈后留有翳障，以后在 10 年前、7 年前、5 年前 3 次反复发生眼病。现看书 1 小时后即感左眼疲劳和视力模糊。

检查：左眼视力 0.3，近视力未查。左眼角膜正瞳孔处有深层灰白色陈旧性混浊，旁有新生血管伸入，角膜 3 ～ 5 点处有灰白色弥漫混浊，荧光素染色均为阴性。

脉象：细而有力。

舌象：舌质红，舌苔薄白。

诊断：左眼云翳遮睛。

辨证：肝肾阴虚，风轮云翳。

治则：滋补肝肾，退翳明目。

方药：（1）杞菊地黄丸 150 克，日服 2 次，每次 10 克。

（2）朱砂拨云散 1 瓶，点左眼，1 日 3 次。

二诊：1957 年 7 月 15 日。近日胃脘疼痛，但视力有进步，视疲劳明显减轻。检查：左眼视力 0.6，改用益气健脾和胃之法。方药：香砂六君子丸 90 克，日服 2 次，每次 10 克。

朱砂拨云散继续点眼。

末诊：1957 年 7 月 29 日。胃痛已止，改用明目地黄丸，日服2次，每次5克。外用朱砂拨云散点眼，1个月以后视力进步至0.9^{-1}，服药停止，眼药点完为止。

【病例三】陈某，男，32岁，门诊号：155938

初诊日期：1963年3月29日。

主诉：左眼20年来视物不清。

病史：20年前左眼曾红肿疼痛，畏光流泪，愈后黑珠上留有白翳。现耳鸣，视物昏花。

检查：左眼视力0.7^{+2}，左眼角膜瞳孔中央偏下方有圆形薄翳，角膜5～6点近边缘处有片状薄翳。

脉象：细。

舌象：舌质淡红，舌苔薄白。

诊断：左眼冰瑕翳。

辨证：中气虚弱，肝肾不足，风轮冰翳。

治则：益气升阳，退翳明目，补益肝肾。

方药：益气聪明汤加蝉衣3克　杞子10克　菟丝子10克　白蒺藜15克　水煎服，7剂。

朱砂拨云散点左眼，1日3次。

末诊：1963年4月5日。自觉视物较前清楚，药后便溏，1日3～4次，稍有腹痛。脉舌如前。前方去黄柏加菊花5克、生地15克，水煎服，服28剂后，左眼视力达1.2^{-1}，停止服药。

【病例四】梁某，男，31岁，门诊号：1110。

初诊日期：1957年3月5日。

主诉：左眼视力障碍8年。

病史：8年前曾先后发烧3次，每次发烧则左眼充血、畏光、磨痛，黑睛长白疱，愈后遗有瘢痕。

检查：左眼视力0.3，矫正视力0.7，近视力耶格表1。

左眼角膜瞳孔处有陈旧点状薄翳，上方有血管伸入。

脉象：细数。

舌象：舌质稍红，舌苔薄白。

诊断：左眼冰瑕翳。

辨证：肝肾阴虚，风轮冰翳。

治则：滋补肝肾，退翳明目。

方药：（1）杞菊地黄丸，1 日 2 次，每次 6 克。

（2）犀黄散 2 瓶，点左眼，1 日 3 次。

末诊：1957 年 4 月 20 日。胃部不适，但视力进步。检查：左眼视力 0.7，矫正视力 0.9，余症同前，改用杞菊地黄汤加香附 10 克、木香 6 克、石决明 15 克、青葙子 10 克，服药 3 个月，左眼视力进步至 0.9，矫正视力恢复达 1.0。

【病例五】戴某，女，25 岁，门诊号：0338。

初诊日期：1957 年 8 月 19 日。

主诉：右眼视力障碍已 10 多年。

病史：10 年前右眼曾患角膜病，愈后留有白翳，曾在某医院治疗无效。现视力差，失眠。

检查：右眼视力 0.1。右眼角膜有厚薄不等之陈旧斑翳。

脉象：细数。

舌象：舌质红，舌苔薄白。

诊断：右眼黑睛云翳。

辨证：心血不足，肝肾阴亏，风轮云翳。

治则：养血安神，滋补肝肾，退翳明目。

方药：（1）杞菊地黄汤加当归 10 克　茯苓 10 克　蝉衣 3 克　蒙花 10 克　柏子仁 20 克　水煎服，14 剂。

（2）朱砂拨云散 1 瓶，点患眼，1 日 3 次。

二诊：1957年9月9日。睡眠仍差，头晕神烦，眼眶痛。检查；右眼云翳稍有减轻。以疏肝解郁，祛风止痛，养血安神法治疗。方药：逍遥散加制首乌25克、明天麻3克、炒枣仁25克、珍珠母25克、细辛3克、蔓荆子10克、瓜蒌仁15克，水煎服，3剂。

三诊：1957年9月12日。头目眩晕已减，眼眶痛已消、仍有失眠，饮食欠佳。改用益气升阳，温中理气之法。方药：补中益气汤加香附10克、良姜3克、防风5克、天麻3克、水煎服，7剂。

末诊：1957年9月21目。视力进步，失眠纳差仍未减、检查右眼视力0.4^{-1}，角膜斑翳较前稍薄。用平肝祛风、养心安神、退翳明目为治则。标本兼顾。方药：平肝息风降压方加合欢皮20克、酸枣仁25克，水煎服，7剂。

【病例六】沈某，男，24岁，门诊号：2808。

初诊日期：1958年3月4日。

主诉：右眼视力障碍已2年多。

病史：两年前开始经常白睛红赤，黑睛生翳，曾在其他医院治疗无效。现有头痛。

检查：有眼视力0.3。右角膜有浓厚混浊，光滑如瓷。

脉象：弦细稍数。

舌象：舌质红，舌苔薄白。

诊断：右眼黑睛宿翳。

辨证：肝郁血瘀，风轮宿翳。

治则：活血疏肝，退翳明目。

方药：（1）新老翳障方加蛇蜕2克，隔日1剂。

（2）荸荠退翳散点眼，1日3次。

末诊：1958年8月25日。服药5个月后，右眼视力为

0.5^{-2}，全身正常。给明目地黄丸 120 克，荸荠退翳散 2 瓶点眼，以求巩固疗效，继续提高视力，自后未再复诊。

【**病例七**】胡某，男，31 岁，门诊号：0531。

初诊日期：1957 年 6 月 22 日。

主诉：双眼视力障碍 8 个月。

病史：8 个月以前双眼充血，角膜发炎，当地医院诊断为“双眼树枝状角膜炎”，治愈以后，双眼角膜遗有白翳，现视力差，睡眠有时欠佳。

检查：视力右眼 0.3，左眼 0.7。双眼角膜瞳孔正中均有厚薄不等灰白色陈旧混浊遮盖，右眼严重，左眼稍轻。

脉象：弦细。

舌象：舌质淡红，舌苔薄白。

诊断：双眼黑睛云翳。

辨证：肝肾阴虚，风轮云翳。

治则：滋补肝肾，退翳明目。

方药：（1）杞菊地黄丸，日服 2 次，每次 6 克。

（2）朱砂拨云散点眼，1 日 3 次。

二诊：1957 年 7 月 18 日。自觉视力进步，失眠如前，检查：视力右眼 0.6，左眼 0.9，双眼角膜斑翳范围较前缩小、变薄。以前方加补心丹，每晚 10 克。

三诊：1957 年 7 月 27 日。睡眠已佳，改用退翳明目为主，以六味地黄汤加党参 12 克、蝉衣 3 克、石决明 25 克、白蒺藜 10 克、桑叶 10 克，水煎服。隔日或 3 日 1 剂。

继续用朱砂拨云散点眼。

末诊：1958 年 1 月 16 日。服药 5 个月后视物更为清楚。检查：视力右眼 0.7、左眼 0.8^{+3}，黑睛云翳变薄。改用明目地黄丸 120 克，每日 2 次，每次 10 克内服。荸荠退翳散 2

瓶点眼，1 日 3 次，以巩固疗效。

（三）评析

角膜翳一病，目前中西医眼科多无满意治法。韦老治疗本病的经验十分丰富，多数角膜翳患者经治疗后，可增进视力。以上 7 例角膜翳患者经过治疗，视力进步情况如表 1 所示：

表 1　7 例角膜翳患者治疗前后视力及治疗时间简表

病例	姓名	治疗前视力		治疗后视力		治疗时间
		右眼	左眼	右眼	左眼	
一	胡某	0.4^{-2}	0.1	0.5^{-2}	0.2	14 天
二	赵某	0.3		0.9^{-1}		35 天
三	陈某		0.7		1.2^{-1}	33 天
四	梁某		0.3，矫正 0.7		0.7，矫正 0.9	4.5 月
五	戴某	0.1			0.4^{-1}	32 天
六	沈某	0.3		0.5^{-2}		5.5 月
七	胡某	0.3	0.7	0.7	0.8^{+3}	5 月

从以上 7 例角膜翳的治验情况，可以反映出韦老对于本病的治疗经验，现归纳如下。

黑睛凝脂初愈，余邪未净，用祛风清热，退翳明目的治法，适加平肝、清肝、疏肝活血药。因翳自热生，病在风轮，清肝平肝疏肝的药物有助退翳明目之力。常用方剂新老翳障方。如上方服后无效，患者有肝肾阴虚的证候，可改用滋补肝肾，退翳明目之法。适当加活血祛风之品。常用杞菊地黄汤或明目地黄汤加减；如风热已尽，黑睛白翳经久不退，则用活血退翳之法，方用四物退翳汤加减。成药常用明目蒺藜丸、拨云退翳丸、杞菊地黄丸或明目地黄丸等。此外，韦老有自制之眼药犀黄散，本药不仅有清热、镇痛、退赤之功，而且有退翳明目之效。凝脂或花翳白陷已愈，白睛无红赤肿痛，亦无畏光流泪等证。黑睛留有翳障而不退者，可选用朱砂拨云散或荸荠退翳散点眼。

根据韦老经验，结合我们的学习体会，将平时常用退翳药整理如下：

常用退翳明目药：蒙花、菊花、谷精草、木贼草、石决明、珍珠母、蝉蜕、蛇蜕、防风、桑叶、夜明砂、川楝子、决明子、青葙子、柴胡。

常用活血退翳药：丹皮、川芎、茺蔚子、红花、赤芍、当归尾、丹参。

常用平肝退翳药：石决明、白蒺藜、菊花、珍珠母。

常用清肝退翳药：青葙子、决明子、夏枯草、黄芩、地骨皮。

常用疏肝退翳药：柴胡、青皮、川楝子。

青　光　眼

（一）概论

青光眼临床特点为眼内压增高，由于持续高眼压，可使视神经发生病理改变，视功能造成不同程度的损害。典型表现是视神经乳头萎缩，出现病理凹陷和视野相应缩小，如不及时治疗，视野可全部丧失以致失明。故青光眼为致盲的常见眼病之一。

中医文献中有近似青光眼的记载，如五风内障（青风内障、绿风内障、黄风内障、乌风内障、黑风内障）、大小雷头风、偏头风、瞳神散大、目晕等。慢性单纯性青光眼，即开角型青光眼包括在“青风内障”的范畴，病程缓慢，早期视力无变化、可有轻度头痛眼胀，视力疲劳，瞳神内有气色昏蒙。《审视瑶函·青风障症》云：“此症专言视瞳神内有气色昏朦，如青山笼淡烟也，然自视尚见，但比平时光华则昏朦日进。”急性充血性青光眼即急性闭角型青光眼，包括在“绿风内障”的范畴，如葆光道人编《秘传眼科龙木论·绿风内障》云：“此眼初患之时，头旋额角偏痛，连眼睑骨及鼻颊骨痛，眼内痛涩见花，或因呕吐恶心，或因呕逆后，便令一眼先患，然后相牵俱损，目前生花，或红或黑，为肝肺受劳，致令然也。”其他如并发性白内障、继发性青光眼、继发性视神经萎缩等，与“黄风内障”“乌风内障”“黑风内障”的症状近似。在自觉症状方面，如偏侧头痛，中医称“偏头风”；额板痛、眉棱骨痛，中医称“阴邪风症”；夜视灯光周围有虹视者，中医称“目晕症”；眼压持续增高，瞳孔逐渐散大时，中医称“瞳神散大症”；眼压急剧增高，眼胀欲脱，按之如石，头如斧劈，目若锥刺，大便秘结者，中医称“大雷头风”；如疼痛由小到大，大便先润后燥，小便先清后涩、则为“小雷头风”。大者害速，小者稍迟，虽有大小之分、危害则一，治则相同，都应分秒必争，及时抢救。

（二）验案（5例）

【病例一】张某，男，21岁，门诊号：68633。

初诊日期：1964 年 2 月 12 日。

主诉：左眼因外伤后眼压增高已 2 年。

病史：1962 年 2 月不慎被铅屑穿透左眼，先于本地医院治疗 1 个多月，后到北京某医院住院取出异物，术后眼压升高，又 2 次入院做抗青光眼手术，眼压仍不能控制，去年 6 月又来京做白内障手术，术后眼压仍高，先后做 2 次抗青光眼手术，眼压始终在 30 ～ 40mmHg。现在头痛、眼胀、视物不清，故来本院就医。

检查：右眼视力 0.4^{-2}（矫正视力 1.0），近视力耶格表 1；左眼视力 0.09，近视力耶格表 7 不能矫正。左眼上方及颞侧均有手术后之瘢痕及滤过泡，角膜偏鼻侧有白斑，上有新生血管伸入，前房较浅，虹膜组织不清，且有萎缩斑，虹膜后粘连，瞳孔对光反射消失（无晶体），玻璃体有条絮状混浊。右眼压 5.5/5=17.30mmHg，左眼压 7.5/2.5=38.80mmHg。右眼底正常；左眼底视乳头呈椭圆形，色较淡，边界不清，生理凹陷较大，动静脉较细，中心窝反射存在，未见渗出及出血。

诊断：左眼绿风内障。

辨证：风邪外侵，血络受损，脉道瘀阻。

治则：祛风止痛，破瘀润燥，滋阴补肾。

方药：明目地黄丸，日服 3 次，每服 1 丸。

二诊：1964 年 5 月 9 日。服药后左眼视力进步，眼压较前降低，但有时稍有波动，低时到 13mmHg，头胀、眼痛均消。

检查：左眼视力 0.2，近视力耶格表 4，左眼眼压 5.5/3=24.38mmHg。

仍服明目地黄丸 1 个月。

【病例二】袁某，女，25岁，门诊号：69118。

初诊日期：1964年2月26日。

主诉：右眼胀痛二年半。

病史：右眼二年半前因眼胀痛，经检查为青光眼，曾做抗青光眼手术，术后眼压尚稳定。近半年来眼压又波动，伴虹视、头痛、眼胀、恶心，疲劳后加重，视野亦有改变。左眼亦有类似症状，虹视明显，经某医院检查，确诊为慢性单纯性青光眼，目前用1%匹罗卡品眼药水点右眼，1日6次，左眼1日2次。晚上均用2%匹罗卡品眼膏涂眼。近来时有偏头痛，性情急躁，平时大便干结，4～5日一行，月经量多，约40天1次。

检查：右眼视力0.3（矫正0.8^{-2}），近视力耶格表1；左眼1.0（矫正1.2），近视力耶格表1。右眼无滤泡，虹膜于11～21点根部缺损，双眼瞳孔药物性缩小。右眼压7.5/3=35.76mmHg，左眼压7.5/5=25.81mmHg。右眼视乳头有病理性凹陷扩大，其他正常，左眼底大致正常。右眼鼻侧视野缩小25～30度，颞侧在60度。

脉象：弦细。

舌象：色稍红，苔薄带黄。

诊断：双眼青风内障。

辨证：阴虚肝旺，外风夹内风上犯空窍。

治则：滋阴平肝，祛风止痛。

方药：（1）青光眼3方，14剂，水煎服。

（2）石斛夜光丸，每日1丸。

二诊：1964年3月23日。药后眼胀头痛减轻，虹视已基本消失，昨夜看电影后又出现虹视，2天来食欲不佳，夜寐不安。脉细弦，舌苔薄。

检查：右眼压 5.5/3.5=22.38mmHg，左眼 5.5/4.5=18.86mmHg。

原方加炒谷芽 25 克、车前子 10 克（包煎）。石斛夜光丸，每日 1 丸。右眼每日点匹罗卡品眼药水 4 次，左眼每日点 2 次；晚上不再涂匹罗卡品眼膏。

三诊：1964 年 6 月 5 日。上药又服 30 剂后，自感眼胀已少，虹视偶而出现，有时头沉，胃纳进步，脉弦细，质略红，证属风邪未尽，肝阴不足，治宜祛风止痛，滋阴平肝。

方药：青光眼三方加减。生地 22 克、白术 6 克、白芷 6 克、防风 6 克、白蒺藜 10 克、蝉衣 3 克、蒙花 10 克、羌独活各 5 克、决明子 12 克、生石决明 25 克（先煎）、细辛 3 克、黄芩 6 克、车前子 12 克（包煎）、杜仲 10 克、丹皮 12 克，隔日 1 剂。

明目地黄丸早晚各 1 丸，与汤药交替服。

四诊：1964 年 7 月 17 日。上药 20 剂后，视力增进，眼压亦降，头痛眼胀已消，虹视亦消失，匹罗卡品眼药水左眼已停用，右眼每日 2 次。纳可，二便畅调，脉细，舌稍红苔薄。

检查：右眼矫正视力 1.0，近视力耶格表 1；左眼矫正视力 1.2，近视力耶格表 1。双眼眼压 5.5/5=17.30mmHg。眼压已正常，停药观察。

【病例三】程某，女，36 岁，门诊号：69389。

初诊日期：1964 年 4 月 8 日。

主诉：双眼发胀，头痛，虹视，伴有眼前黑花飞舞。右眼发病半年，左眼 2 个月。

病史：半年前开始左眼发胀，眼眶酸痛，近来偏头痛，看书后加重，劳累或熬夜后更甚，伴有虹视及眼前黑花飞舞，午夜头部灼热感，月经来潮时症状加重，经某医院诊断为青光眼，现每日点1%匹罗卡品2次，平时易激动，大便较干。

检查：右眼视力0.8^{-2}，矫正视力1.2；左眼视力0.8^{+2}，矫正视力1.2；双近视力耶格表1。双眼压30mmHg。

脉象：弦细。

舌象：舌正苔微黄。

诊断：青风内障。

辨证：阴虚火旺，外风引动内风，上扰清窍。

治则：滋阴平肝，祛风止痛。

方药：青光眼3方加黄芩5克　柴胡6克　五味子6克，30剂，隔日1剂。

二诊：1964年6月29日。药后视力进步，视物较前清楚，夜间仍有虹视，眼胀头痛已减，时有恶心。每日仍滴1%匹罗卡品眼药水2次。

检查：右眼矫正视力1.2，左眼矫正视力1.0，双近视力耶格表1。眼压5.5/5=17.30mmHg（双眼）。脉弦细，苔薄腻。仍按前法稍加和胃之品。

方药：原方加厚朴5克　砂仁3克（后下）　30剂，每日1剂。

三诊：1964年9月12日。近来经常恶心，虹视头痛已减，胸腹胀满。每日仍滴1%匹罗卡品眼药水2次。脉弦细而滑，舌质稍淡，苔薄腻。证属肝胃不和，痰湿中阻，治宜化痰除湿，清肝和胃。

方药：胆星3克　姜半夏10克　黄芩5克　厚朴5克　淡豆豉15克　砂仁3克　（打碎后下）防风6克　羌活6克

川芎6克　细辛3克　杭菊10克　黑芝麻15克　冬桑叶10克　决明子15克　生甘草5克，14剂，水煎服。

四诊：1964年10月9日。药后恶心已减，其他症状同前，有时偏头痛，月经量多，脉细，舌质稍淡。前房角镜检查双眼均为开角。证属营血不足，血不养肝，治宜养血祛风，清肝和胃。

方药：当归10克　白芍10克　川芎6克　防风6克　羌活6克　细辛3克　生蔓荆子10克　荆芥5克　黄芩6克　姜半夏10克　熟地20克　甘草3克，30剂，隔日1剂。

五诊：1964年12月13日。偏头痛及虹视已消，有时头晕泛恶。匹罗卡品眼药水已停点。

检查：右眼压5.5/4.5=18.86mmHg，左眼压7.5/7=18.52mmHg。脉弦细，苔腻舌质稍红。证属肝胃不和，湿热内蕴，治宜清肝明目，和胃化湿。

方药：加味和胃止呕方。黄芩6克　柴胡6克　厚朴5克　淡豆豉12克　姜半夏10克　砂仁5克（后下）炙远志6克　决明子15克　川芎6克。

末诊：1965年1月23日。头痛绵绵，兼有头顶痛，神烦。

检查：双眼矫正视力1.2，近视力耶格表1，双眼眼压5.5/4.5=18.86mmHg，7.5/7=18.52mmHg。脉弦细，舌苔薄腻。证属肝肾阴亏，风邪上扰，治宜补益肝肾，清热泻火，祛风止痛。

方药：熟地30克　玄参12克　炒栀子10克　桑寄生15克　决明子15克　白芷6克　藁本10克。

眼压稳定，停药观察。

【病例四】缪某，男，34 岁，门诊号：33137。

初诊日期：1973 年 12 月 24 日。

主诉：左眼外伤性青光眼，眼压高，视力减退已 1 月余。

病史：1973 年 11 月 7 日被弹片及玻璃片刺伤左眼，52 小时后即在某医院住院急诊抢救，当时眼睑青紫，眉弓有不规则的裂口（已手术缝合），球结膜水肿，结膜下出血，前房大量积血，下方虹膜根部离断，瞳孔散大，视力 1m 手动，眼底看不见，眼压 10/2=59.10mmHg，前房角劈裂，经各种方法治疗无效，于 1973 年 12 月 20 日请韦老会诊。当时头痛眼胀，服醋氮酰胺每日 2 次，每次 2 片。

检查：左眼视力 1m 手动，眼压 10/3=50.62mmHg。角膜哈气样水肿。前房浅，充满浮游小体，房水闪光强阳性，下方有积血。虹膜纹理不清，晶状体轻度混浊。眼底看不见。

脉象：弦数。

舌象：舌质红，苔薄。

诊断：左眼物伤真睛，左眼瘀血灌睛。

辨证：真睛外伤，血络受损，郁久化火生风。

治则：清肝泻热，祛风止痛，活血止血。

方药：龙胆草 10 克　夏枯草 10 克　决明子 15 克　车前子 15 克（包煎）　木通 10 克　川芎 6 克　珍珠母 15 克　丹参 10 克　藁本 10 克　旱莲草 15 克，每日 1 剂，水煎服。

二诊：1973 年 12 月 31 日会诊。服药 7 剂，胃纳欠佳，眼压降低为 35mmHg。脉弦细稍数，舌质较红，苔薄。醋氮酰胺每日 2 次，每次 2 片。治宜清肝泻热兼以和胃。

方药：龙胆草10克　夏枯草15克　车前子15克　木通10克　决明子15克　寒水石15克　炒知柏各15克　藁本15克　石决明15克　炒枳壳10克　焦三仙各10克，每日1剂。

三诊：1973年1月19日。左眼眼压仍高，眼胀眶疼。

检查：左眼高度混合充血，角膜水肿，前房充满浮游小体，房水闪光阳性，虹膜纹理不清，玻璃体高度混浊，眼底未能窥见。脉弦，舌红舌尖有芒刺。证属阴虚火旺，肝经湿热上蒸于目。治宜清肝利湿，滋阴降火。

方药：生地30克　生石膏30克　夏枯草15克　车前子15克　通草10克　猪茯苓各10克　淡竹叶10克　焦山栀10克　黄连6克　炒知柏各10克　草决明15克　川连6克，每日1剂。

四诊：1974年2月14日。本月5日曾作前房穿刺，迄今眼压仍高，头痛眼胀，因角膜水肿，视力一直未查。左眼压7.5/2=42.12mmHg。脉弦，舌尖稍红。证属肝经郁热未清，瘀滞未解，风邪未除。治宜清肝利湿，祛风止痛，开窍明目。

方药：生地25克　夏枯草10克　决明子15克　通草10克　车前子15克（包煎）　蔓荆子10克　石决明25克（先煎）　白蒺藜10克　蝉衣6克　淡竹叶10克　杞子10克　石菖蒲10克。

五诊：1974年2月25日会诊。服药10剂后，视力进步，眼压亦降，眼痛基本消失。

检查：左眼视力0.4^{-1}。左眼压5.5/3=24.38mmHg。左眼前房内浮游小体仍有，房水闪光阳性，玻璃体大片絮状混浊，眼底隐约可见，但不清。脉弦，舌尖红、苔薄。仍按原方加生石膏 25 克（先煎），每日 1 剂。

末诊：1974 年 4 月 23 日会诊。左眼视力已经正常，眼压已正常。

检查：左眼视力 1.0^{+1} 近视力耶格表 1。左眼玻璃体有条絮状混浊，模糊可见视网膜有大片条索状灰白色机化物。眼压 5.5/4=20.55mmHg。久病肝肾阴亏，易于阳亢，治宜滋阴补肾平肝。

方药：生地 30 克　夏枯草 15 克　决明子 15 克　车前子 15 克　通草 10 克　石决明 25 克　白蒺藜 15 克　杞子 15 克　石菖蒲 10 克　桑叶 10 克。

1974 年 5 月 10 日从某医院出院检查，左眼视力 1.5^{-3} 近视力耶格表 1，眼压 7.5/5=25.81mmHg。自后在门诊复查时左眼眼压一直在 20mmHg 正常范围。视力 1.5，近视力耶格表 1。眼底玻璃体有条索状混浊，鼻侧及下方有灰白色机化物，其他正常。

【**病例五**】顾某，女，31 岁，门诊号：240624。

初诊日期：1974 年 1 月 5 日。

主诉：右眼胀痛，眉棱骨酸痛已 1 年多。

病史：近 1 年来右眼胀痛，眉棱骨酸痛，无虹视，曾到某医院检查确诊为慢性单纯性青光眼。平时大便干结，二三日一行，有时到 6 ～ 7 天一解。

检查：右眼视力 0.9^{+1}，近视力耶格表 1；左眼视力 0.6^{+1}，近视力耶格表 1。右眼压 7.5/2=42.12mmHg，左眼压 5.5/5=17.30mmHg。前房角镜右眼窄Ⅱ；左眼上方颞侧窄Ⅱ，鼻侧及下方窄Ⅰ。右眼视神经乳头生理凹陷较大，左眼底正常。

脉象：弦数。

舌象：舌质稍红，苔薄黄。

诊断：右眼青风内障。

辨证：肝胆实热，上攻于目。

治则：泻肝通腑，清肝利湿。

方药：龙胆泻肝汤加减。龙胆草 15 克　泽泻 15 克　车前子 15 克（包煎）　木通 10 克　黄芩 10 克　夏枯草 10 克　石决明 15 克　川军 6 克　炒枳实 10 克　川芎 6 克　炒栀子 10 克　炙甘草 3 克，5 剂，水煎服。

二诊：1974 年 1 月 9 日。药后时有泛恶，大便溏薄，1 日 2 次，脉细舌淡稍胖。证属肝热稍解，湿浊中阻。治宜清热化湿。原方去川军、山栀、黄芩，加炒白术 10 克、姜半夏 10 克、制香附 10 克、炒枳壳 6 克，7 剂。

三诊：1974 年 1 月 16 日。药后泛恶已减，大便正常，经电眼压描记，右眼压畅比为 400，左眼压畅比为 214，脉细，舌质稍淡，边有齿痕。证属肝胃不和，浊阴上逆。治宜平肝和胃，祛风利湿。

方药：生地 15 克　白蒺藜 15 克　决明子 15 克　白术 10 克　姜半夏 10 克　茯苓 10 克　车前子 10 克（包煎）　通草 10 克　炒枣仁 15 克。

四诊：1974 年 1 月 29 日。眼胀已消，纳食欠佳。

检查：右眼压 5.5/4=20.55mmHg；左眼压 5.5/4.5=18.86mmHg。脉弦细舌质稍淡，边有齿痕。仍按原法加健脾开胃之品，原方去半夏、车前子，加稻谷芽各 10 克、陈皮 6 克。

五诊：1974 年 2 月 5 日。服上药 7 剂，近来双眼发胀已少，唯下午四时多开始偏头疼、纳差、失眠、脉细，舌体胖边有齿痕。证属风邪未尽，脾胃湿阻。治宜祛风化湿，健脾开胃。

方药：炒白术10克　炒枳壳10克　炒稻谷芽各10克　茯苓10克　防风10克　羌活6克　通草6克　白芷6克　生地12克　炒枣仁15克　柏子仁15克。

六诊：1974年5月3日。上药共服28剂，有时偏头痛，口干神烦。检查右眼压5.5/6=14.57mmHg，左眼压5.5/6.5=13.35mmHg。脉细稍数，舌稍红，苔薄。证属肝肾阴虚。治宜滋益肝肾，辅以清肝明目。

方药：杞菊地黄汤加减。杞子10克　菊花6克　生熟地各10克　山药10克　丹皮10克　茯苓10克　泽泻10克　五味子6克　决明子10克　木瓜6克　细辛3克。

七诊：1974年5月14日。服药10剂，自觉双眼舒适，胃纳欠佳，右眼眼压5.5/6.5=13.25mmHg；左眼眼压5.5/6=14.57mmHg，脉细，舌略胖边有齿痕。宜清肝明目，健脾开胃。

方药：杞子10克　菊花6克　山药10克　茯苓10克　党参10克　炒白术10克　陈皮11克　炒枳壳6克　焦三仙各10克　决明子15克。

自后患者病情平稳，眼压一直正常。

（三）评析

韦老认为青光眼发病，与邪和正两方面因素有关。外邪以风、火、痰、湿为主，正气不足以肝肾阴虚或脾虚气弱为主。阴虚者多火，气虚者多痰。其发病机理为：

1. 暴怒伤肝，肝胆风火上扰；或肝经有热，风邪外侵，风热相助，上扰清窍，阻遏清阳，脉络受阻，瞳神失养，房水瘀滞，眼压增高，瞳神散大，目晕。

2. 神劳过度，真阴耗损，阴虚火旺，虚火上越，阻遏清阳，房水瘀滞，眼压增高，瞳神散大。

3. 脾虚气弱，运化失健，湿热内阻，升降失序，上泛清窍；或脾胃虚寒，痰湿内阻，气机不畅，升降失序，浊阴上逆，而致脉络受阻，瞳神失养，房水瘀滞，眼压增高，瞳神散大。

韦老认为，本病的治疗首先要分缓急、明虚实。发病急速，病情严重多属实证；发病迟缓，病情较轻多为虚证。无论虚、实、缓、急，若眼压明显增高，应该在用西药局部滴眼或加全身应用的基础上，依据以下证型用中药调理。

实证，一为肝经风热而发，症以偏头痛或全头痛为主，眼压偏高，脉弦数，舌苔薄白，治宜祛风止痛，以“偏正头痛方”为主。如热邪偏盛者，可选用“风热头痛方”。二为肝经郁火上冲而起，起病急剧，头如斧劈，目若锥钻，或眼胀欲脱，按之如石，心烦善怒，口苦舌干，夜卧不安，瞳神散大，气色淡绿，虹视，视力急剧下降，甚至近于失明，眼压甚高，脉洪大或弦数有力，舌苔黄腻。治宜清肝利湿，滋阴降火，方用龙胆泻肝汤（或丸）。大便干结加大黄、芒硝，恶心呕吐者加半夏、淡豆豉、厚朴、竹茹；大便干结、小便赤热又偏正头痛者，治宜疏风清热，泻火利湿为主，方用防风通圣散（或丸）。

虚证多由肝肾不足，阴虚火旺所致，症见偏头痛或眉棱骨痛，眼胀，瞳神散大，目晕，视物稍模糊，口干神烦，头晕耳鸣，时轻时重，时发时止，脉细数或弦细，舌红苔微黄或白腻。治宜平肝清肝，滋阴明目，祛风止痛，方用“青光眼三方”，肝肾阴虚者用杞菊地黄汤加味。服汤药不便者可服犀角地黄丸或芎菊上清丸。

脾虚气弱者，症见头晕眼胀，虹视，视力疲劳，消化不良，时有泛恶，晨起尤甚，腹胀，脉细，舌质色淡。治宜调中益气化湿，方用调中益气汤，兼有偏头痛者加细辛 3 克；如痰湿内阻，时有泛恶、甚至呕吐涎沫，脘满肢冷，脉沉细，舌淡，治宜温中散寒，方用吴茱萸汤。

韦老使用的“偏正头痛方”，对急性充血性青光眼和慢性单纯性青光眼之偏正头痛者，均有较好的止痛作用；“青光眼三方”，对慢性单纯性青光眼，时发时止，眼压在 25 ～ 35mmHg 的患者疗效较好，用本方可缓解症状；杞菊地黄汤可辅助缓降眼压，提高视力；“和胃止呕方”，对肝胃不和，痰湿内阻，泛恶呕吐患者疗效明显。

老年性白内障

（一）概论

老年性白内障是后天性白内障中最常见的一种进行性慢性眼病。但在发展过程中可有迟早的差别。发病率南方比北方略高，年龄在 45 岁上下发病。临床症状是，眼前有点条状阴影或云雾样暗影，视力逐渐下降，尤如雾里看花，最后终至失明。

中医早在唐朝前后对本病就有记载。如巢元方《诸病源候论 · 目青盲有翳候》中说：“……风热乘之，气不外泄，蕴积于睛间而生翳，似蝇翅者，覆瞳子上。”王焘所著《外台秘要 · 出眼疾候》中描述：“不痛不痒，渐渐不明，久历年岁，遂致失明，令观容状，眼形不异，唯正当眼中央小珠子里，乃有其障，作青白色，虽不辨物，犹知明暗三光，知昼知夜，如此之者，名作脑流青盲眼。未患时，忽觉眼前时见飞蝇黑子，逐眼上下来去，此宜用金篦决，一针之后，豁若开云而见白日。”其后葆光道人《龙木论·圆翳内障》中描述更为详细“凡眼初患之时，眼前多见蝇飞、花发、垂蟢，薄烟轻雾，渐渐加重，不痛不痒，渐渐失明；眼与不患眼相似，且不辨人物，唯睹三光，患者不觉，先从一眼先患，向后相牵俱损此是脑脂流下，肝风上冲，玉翳青白。瞳神端正，阳看则小，阴看则大。”上述文献，对本病的自觉症状，发病过程，直致失明，选择手术适应症等均作了详细的描述。

（二）验案（2 例）

【病例一】卜某，男，45 岁，门诊号：16844。

初诊日期：1958 年 10 月 24 日。

主诉：双眼视力逐渐减退已半年多。

病史：双眼半年多以来，视物模糊，不痛不痒，眼前似有薄纱遮睛，左重于右，常有点条状黑影，双眼疲困，头晕眼花。

检查：右眼视力 0.4^{+2}，左眼视力 0.4，双眼近视力均为耶格表 3。双眼晶状体皮质呈楔状混浊，波及瞳孔区（左 > 右）。双眼屈光间质模糊不清，双眼底大致正常。

脉象：沉细尺微。

舌象：色淡而胖嫩，苔薄白。

诊断：双眼枣花翳内障。

辨证：肾阳不足。

治则：温补肾阳。

方药：附桂八味丸加味。熟附片6克（先煎） 肉桂3克 熟地24克 山药18克 丹皮10克 茯苓10克 泽泻10克 山萸肉10克 石决明24克（先煎） 五味子3克 制首乌18克 白菊6克

二诊：1958年11月6日。服药12剂，视力较前清楚，黑影黑点仍有，近日口干，脉细稍数，舌质稍红苔薄白。属肝肾阴亏，治以滋补肝肾，退翳明目。

方药：杞菊地黄汤加味。杞子12克 菊花6克 熟地24克 山萸肉10克 山药10克 丹皮10克 茯苓10克 泽泻10克 石决明24克（先煎） 五味子3克 川芎3克

末诊：1958年11月13日。上药服7剂后，远近视力均较清楚。

检查：右眼视力0.9^{-2}，近视力耶格表2^{+4}；左眼视力0.9^{-3}，近视力耶格表2^{+3}；双眼晶状体检查同前，眼底同前。

原方照服，以后未再复诊。

【病例二】程某，女，67岁，门诊号：69390。

初诊日期：1964年3月4日。

主诉：右眼前有黑影已2年，左眼前有黑影已1年。

病史：2年前右眼出现黑影，左眼1年前也出现黑影，并较右眼为重，曾于某医院诊断为老年性白内障，治疗无效。平时夜寐欠安，耳鸣，大便干结。

检查：双眼视力0.5，近视力耶格表4。双眼晶体皮质呈楔状混浊。双眼屈光间质欠清，可见视乳头色泽及血管、黄斑大致正常。

脉象：弦细。

舌象：舌质淡红。

诊断：双眼枣花翳内障。

辨证：肝肾阴虚。

治则：滋补肝肾。

方药：杞菊地黄汤加桑叶 16 克　黑芝麻 15 克（每日或隔日 1 剂），30 剂。

二诊：1964 年 4 月 22 日。药后双眼视物较前清晰，黑影减少，大便通畅，近日食欲不振。

检查：双眼视力 0.9，近视力耶格表右眼 4、左眼 3。双眼晶状体混浊大致同前。

眼底所见正常。脉细，苔薄腻，仍守前方加焦三仙各 10 克，每日或隔日 1 剂，30 剂。

末诊：1964 年 6 月 3 日。双眼视力自觉清晰。

检查：双眼视力 1.0，近视力耶格表 3。晶状体和眼底同前。

（三）评析

韦老强调对老年性白内障病人早期给予药物治疗十分重要，部分病人既可制止病情发展，延缓失明时间，又可提高视力。本病多数属于肝肾不足，精血不能上荣；或年老体弱，肾精日衰，气血两亏，目失濡养所致。治疗时多以滋肝补肾、益气养血为主，辅以退翳明目。

在具体治疗时，对肝肾不足者，常用杞菊地黄汤（丸）、明目地黄汤（丸）；伴有心悸健忘、神烦失眠或年老体弱兼夜卧多梦者，治以补肾宁神为主，方用补水宁神汤加味；畏寒、肢冷、便溏者，治宜温阳益肾，方用附桂八味汤加味；对年老体弱肾精日衰，气血两亏者，治以益气补血为主，常用四物五子汤、人参养荣汤、八珍汤加味；双眼疲困，眼睫无力者，治以益气升阳为主，方用补中益气汤或益气聪明汤。

本病在治疗过程中，经常配服蕤仁内障丸、石斛夜光丸、明目还睛丸、磁珠丸等；脾胃虚弱者，汤药和丸药交替服，特别是磁珠丸，属质重难化之品，脾虚胃弱者不宜服用。如脾胃功能正常，服磁珠丸的方法有三种，第一种方法是加入汤药内同煎，剂量一般是 15 ～ 25 克；第二种方法是捣烂开水冲服其上清液，质重下沉之渣对脾胃有损，剂量是 10 ～ 15 克，每日 1 次；第三种方法是整粒淡盐汤吞服，日服 2 ～ 3 次，每次 3 克，饭后服。此外，早期白内障病人，眼前有点条状黑影或云雾样暗影时，韦老常加桑麻丸（即桑叶、黑芝麻）、菟丝子、五味子、制首乌、凤凰衣、石决明、蕤仁、沙苑蒺藜等，以助滋补肝肾，平肝退翳之力。

关于手术治疗，近年来手术方法虽有很大的发展，疗效亦较满意，但任何手术都会或多或少给病人带来精神上或肉体上的痛苦，同时白内障手术后由于无晶体，必须配戴高屈光度凸透镜矫正视力，手术眼失去原有的调节能力，因此，在工作上和生活上都不太方便。所以韦老强调早期用药治疗。（编者按：20 世纪 90 年代后，国内白内障超声乳化摘除加人工晶体植入术已在大、中城市相继开展，使许多白内障无须等到失明，只要视力低下明显即可手术。但白内障的发病原因，早期白内障的各种药物治疗仍是当前研究的热点，故韦老的用药经验对非手术治疗白内障的研究仍有参考价值。）

视网膜静脉周围炎

（一）概论

视网膜静脉周围炎多发于20～40岁之间的青壮年，男性多于女性，双眼多于单眼。临床以视网膜和玻璃体反复出血为其特征，故又名青年性复发性视网膜和玻璃体出血。本病预后可因出血次数、出血量、吸收情况以及结缔组织部位等的不同而有所差异。

中医学对本病的症状早有类似的记载，《张氏医通·七窍门》在“珠中气动”条下写：“视瞳神深处，有气一道，隐隐袅袅而动，状若明镜远照一缕青烟也……动而定后光冥者，内证成矣。”这是对眼底出血时的生动描述。《审视瑶函·云雾移睛》中说：“此症谓人自见目外有如绳蛇旗旆蛱蝶绦环等状之物，色或青黑、粉白、微黄，看在于眼外空中，飞扬缭乱，仰视则止，俯视则下也。”有的称为“蝇翅黑花”“飞蝇散乱”等，都是描写玻璃体混浊包括出血在内的视觉所见。《证治准绳·暴盲症》中记载：“平日素无他病，外不伤轮廓，内不损瞳神，然盲而不见也。”描述了包括眼底大量出血所致的视力骤然下降。如因反复出血，视力逐渐减退而致失明者则属“青盲”症的范畴。

（二）验案（5例）

【病例一】王某，男，28岁，门诊号：0110。

初诊日期：1957年1月4日。

主诉：右眼视力下降已8个月，失明两个月。

病史：右眼于1956年5月开始视力下降，视物模糊，经某医院诊断为视网膜静脉周围炎，玻璃体出血。两个月前视力急剧下降而失明。经北京某医院治疗不见效来本院治疗。现感偏侧头痛，眉棱骨痛，眼胀不适，精神烦躁。

检查：视力：右眼前手动；左眼1.5，近视力耶格表1。眼底检查，右眼呈红光反射，眼底不能窥见，左眼底正常。

脉象：弦数。

舌象：舌质红。

诊断：右眼暴盲。

辨证：肝有郁热，久而化火，迫血上逆。

治则：清肝泻火，凉血止血，辅以活血化瘀。

方药：瘀血灌睛方加味。生地20克　炒荆芥6克　归尾10克　龙胆草6克　白芷6克　焦栀子6克　黄芩5克　槐花10克　赤芍10克　川连3克　茺蔚子10克　决明子15克，水煎服，14剂。

二诊：1957年3月14日。自觉视力进步，眉棱骨已不痛，其他症状同前。患眼瘀血内积已久，瘀血不去，则新血不生。治以活血化瘀，凉血止血。给桃红四物汤加减：桃仁3克、红花3克、生地20克、赤芍10克、当归10克、茺蔚子12克、白菊花10克、丹皮10克、血竭6克（包煎）、炒荆芥10克、炒蒲黄10克（包煎）、三七粉2克（另包分吞）、牡蛎15克（先煎），水煎服，14剂。

三诊：1957年4月30日。服药后视力进步，昨晚看文艺节目深夜方睡，自觉很累，今感视力模糊。

检查：视力右眼0.04；左眼同前。右眼底仍不能窥见。

治宜滋阴益气，活血行瘀，平肝明目。给眼底出血三方加减：黄芩6克、羌活6克、细辛3克、玄参15克、茺蔚子12克、党参10克、茯苓10克、防风5克、生石膏12克（先煎）、淡竹叶5克、车前子10克（包煎），水煎服，14剂。

四诊：1957年5月11日。视力进步，偏头痛已消。右眼视力0.1，近视力耶格表7。仍守前法，原方去黄芩、羌活、细辛，加青葙子12克、黄柏10克，以助滋阴清肝明目之力。

五诊：1957年5月20日。视力进步，眼前有细小黑影飞舞，有时神烦。

检查：视力右0.6，近视力耶格表4；左1.5，近视力耶格表1。右眼玻璃体絮状混浊，视乳头色正，动静脉比例大致正常，周边部静脉末梢除少数血管有白鞘外，其他正常。脉细有力，舌质红，苔薄白。肝气不舒，故时有神烦；眼前细小飞蚊，证属肝肾阴虚。治宜舒肝解郁，滋补肝肾。给丹栀逍遥散和六味地黄汤隔日1剂，交替服用。1个月后，右眼视力恢复为1.2，近视力耶格表1。右眼底玻璃体轻度混浊，其他正常。再服1个月，以求巩固疗效。

1957年11月16日感冒后，右眼底又出血，视力下降至0.08，经服眼底出血三方14剂，出血全部吸收，视力恢复为1.2。1958年8月18日因连续加班至深夜，兼有感冒，第二次复发（眼底出血），视力下降至0.2，仍以眼底出血三方内服1个月后，眼底出血全部吸收，视力恢复为1.2，给服六味地黄汤（熟地易生地）加柴胡、黄柏、白菊、五味子、青葙子以助舒肝解郁，滋阴降火，清肝明目之效，自后随诊几次未再复发。

【病例二】董某，女，23岁，门诊号：0280。

初诊日期：1957年6月13日。

主诉：左眼眼底出血反复发作已3年，失明1个月。

病史：左眼于1954年6月第1次眼底出血，视力下降，经某医院诊断为视网膜静脉周围炎，自后反复出血多次，一直在某医院治疗，出血未能控制，1个月来，左眼又因眼底出血而视力失明，现左眼胀痛。

检查：右眼视力1.5，近视力耶格表1；左眼视力光感。右眼底正常；左眼底呈红光反射，眼底不能窥见。

脉象：细数。

舌象：舌红少苔。

诊断：左眼暴盲。

辨证：肝肾阴虚，虚火上越，迫血妄行，故反复出血。

治则：滋阴益肾，凉血止血，辅以活血散瘀。

方药：六味地黄汤加味。鲜生地20克　怀山药12克　山萸肉12克　丹皮10克　茯苓10克　泽泻10克　茺蔚子10克　五味子6克　侧柏炭10克（包煎）　牛膝10克　三七粉3克（另包冲服），水煎服，20剂。

二诊：1957年7月15日。视力明显进步，右眼视力1.5，左眼已达0.7。其他症状同前。脉细数，舌红少苔。改用滋肝益肾明目之法。方用杞菊地黄汤加味：鲜生地20克、怀山药12克、枸杞子10克、白菊花10克、石决明25克（先煎）、覆盆子10克、青葙子15克，水煎服，14剂。

三诊：1957年10月28日。自觉视力正常，无明显不适感。

检查：视力右眼1.5，左眼1.0。近视力耶格表1（双眼）。右眼底正常。左眼底出血已基本吸收，周边部有两个暗红色陈旧出血斑，其他大致正常。仍守前法，原方去覆盆子，加茺蔚子10克，每日或隔日1剂，连服30剂，并服犀角地黄丸，每次6克，日服2次。

12年后复发，1969年3月11日再诊。12年来一直工作，眼病未复发，因近来过度劳累，左眼底又出血，眼前有黑影飞舞，视物有云雾遮睛，眼胀不适，口咽干燥。

检查：右眼视力1.2；左眼视力0.8。近视力耶格表1（双眼）。右眼底正常；左眼底视乳头色正常，静脉充盈纡曲，末梢静脉多数有白鞘，颞侧有白色渗出物，伴有大片深层出血，直至后极部，黄斑区部分被覆盖，脉弦细而数，舌红少苔。

辨证：神劳过度，心阴亏损，阴虚火旺，血热妄行，邪害空窍。

治则：滋阴降火，凉血止血为主，适当加活血行瘀之品。

方药：滋阴降火汤化裁。生地15克　赤芍10克　全当归10克　川芎10克　炒知柏各10克　玄参15克，加槐花10克　淡竹叶6克　丹参10克　木通10克　黄芩10克，水煎服。

1969年4月25日。服药30剂后，自觉症状已消失，视力亦恢复，眼前黑影及云雾样物已不明显。

检查：左眼玻璃体轻度混浊，视乳头色正，除视网膜静脉分枝末梢有白鞘伴行，渗出及出血已全部吸收，黄斑中心凹反射可见。脉细稍数，舌红苔腻。

辨证：阴虚血亏。

治则：滋阴养血。

方药：生地15克　川芎6克　白芍10克　当归10克

车前子 15 克（包煎） 玄参 10 克　五味子 3 克，14 剂，水煎服，至今未再复发。

【病例三】邵某，男，26 岁，门诊号：20434。

初诊日期：1958 年 11 月 26 日。

主诉：左眼视力减退 9 个月，失明 2 个月。

病史：左眼于 1959 年 2 月 21 日视力突然下降，曾在济南某医院住院治疗。住院期间先后反复出血 4 次，服中药后视力好转，但炎症一直未能控制。同年 8 月份比较劳累紧张，9 月 13 日第 6 次眼底出血后失明。现左眼胀痛，右眼前有蚊蝇样黑影，头痛，大便干燥。

检查：右眼视力 1.5，近视力耶格表 1；左眼视力眼前手动。右眼玻璃体轻度混浊，视乳头色正，筛板可见，边缘清楚，鼻侧周边静脉末梢有白鞘伴行，黄斑中心窝反射弱，周边部未见异常。左眼呈红光反射，眼底看不见。

脉象：弦数。

舌象：舌质红。

诊断：右眼飞蝇幻视，左眼暴盲。

辨证：思虑太过，心阴亏损，阴虚火旺而血热妄行，邪害空窍，故暴盲。瘀血灌睛，“不通则痛”，故头痛眼胀。

治则：滋阴平肝，活血破瘀，益气明目。

方药：坠血明目饮，7 剂。

二诊：1959 年 1 月 12 日。近来有事，未能及时复诊，上方共服 28 剂。右眼视物云雾遮睛，左眼前有黑影，有时双眼冒金星。脉细而有力。舌质红，苔微黄较腻。证属肾阴不足，虚火上越，故眼前黑影飞舞，萤星满目。治宜滋阴降火，平补肝肾为主，辅以清肝明目。

方药：知柏地黄汤加味。炒知母 6 克　炒黄柏 6 克　生地20克　山萸肉10克　丹皮10克　泽泻10克　茯苓10克　怀山药10克　五味子3克　青葙子12克　桑叶10克　珍珠母30克（先煎），水煎服。

三诊：1959年3月5日。上方共服21剂，近日着急生气，自觉胸闷、神烦、夜卧不安。

检查：视力右眼1.5，近视力耶格表1；左眼0.6^{+1}，近视力耶格表2^{-3}。右眼玻璃体混浊不明显，鼻侧周边部静脉末梢白鞘已消，黄斑中心窝反射可见。左眼玻璃体絮点状混浊，视乳头色稍红，静脉稍充盈，迂曲，颞上鼻下静脉末梢有白鞘，沿静脉经路有点片状出血尚未吸收，黄斑中心窝反射不明显。脉弦细数，舌质红，苔微黄。证属怒则气上，肝阳偏亢。治宜舒肝解郁，平肝明目为主，辅以养血安神。

方药：逍遥散加味。柴胡5克　当归10克　白术10克　炒白芍10克　茯苓10克　薄荷3克　生熟枣仁各12克　益智仁6克　生牡蛎25克（先煎）　珍珠母25克（先煎）　白蒺藜10克，7剂，水煎服。

四诊：1959年3月14日。近日颜面灼热感，伴有口干、心跳、寐欠佳、神烦。脉细数，舌质色红少苔。证属阴虚肝旺，心阴不足，心肾不交。治宜养血安神，平肝明目。

方药：阿胶四物汤加味。阿胶珠15克　生地20克　白芍10克　当归10克　川芎6克　生石决明25克（先煎）　五味子5克　白蒺藜15克　生熟枣仁各12克　朱茯神12克，14剂，水煎服。每晚服补心丹10克。

末诊：1959年3月28日。视力进步，要求回原地服药。近日腰痛，左眼前有蚊蝇样黑影。

检查：右眼视力1.5，近视力耶格表1；左眼视0.9，近视力耶格表2^{+3}。右眼屈光间质欠清晰，鼻侧末梢静脉白鞘已消，其他正常。左眼玻璃体轻度混浊，末梢静脉白鞘已消，出血全部吸收，其他正常。证属久病必虚，肝肾两亏。治宜养血安神，平肝明目，滋阴益肾。

方药：（1）原方加杜仲 10 克，30 剂，每日 1 剂。

（2）磁朱丸日服 3 次，每服 3 克。连续服 1 个月。

【病例四】邢某，男，38 岁，门诊号：57455。

初诊日期：1963 年 5 月 6 日。

主诉：双眼前蝇蝶状黑影飘浮已 2 年多，伴有左眼视力下降。

病史：1960 年 3 月双眼出现很多黑影，如蝇如蝶，仰视则下，俯视则上，即去北京某医院求治，诊断为双眼视网膜静脉周围炎，双眼玻璃体出血，治疗后好转。1961 年又反复出血 3 次，今年 4 月第 5 次出血，左眼视力很差，因经常出血未能控制，请中医治疗。

检查：右眼视力 1.2，近视力耶格表 1；左眼视力 0.07，近视力耶格表 7。右眼玻璃体轻度混浊，视乳头色正，边缘清楚，颞侧静脉迂曲，粗细不匀呈串珠状，自后极部至赤道部上下均有大片灰白色机化物，静脉分支有白鞘伴随，黄斑中心窝反射未见。左眼玻璃体呈大片云絮状混浊，屈光间质模糊不清，呈红色反光，隐约可见静脉怒张、迂曲，且有白鞘伴随，颞侧有大片出血，伴有大片灰白色机化物，其他看不清。

脉象：细稍迟。

舌象：质淡胖而边有齿痕。

诊断：双眼云雾移睛。

辨证：病程 2 年多，反复出血 5 次，气阴两虚，肝肾不足，气虚血瘀。

治则：滋阴益气，活血行瘀，平肝明目。

方药：眼底出血三方加黑芝麻 12 克　桑叶 10 克　槐花 10 克，14 剂。

二诊：1963 年 6 月 3 日。药后视力进步，黑影减少，近日尿黄。

检查：右眼视力 1.5，近视力耶格表 1；左眼视力 0.6^{+3}，近视力耶格表 3^{-1}。脉弦细而数，舌苔厚腻。证属湿热内蕴。治疗仍守前法，选加清热利湿之品。方药：原方加六一散 3 克（包煎），7 剂。

末诊：1963 年 8 月 2 日。服上方 3 剂后小便已清。7 剂后眼前黑影减少，视力进步。

检查：右眼视力 1.5，近视力耶格表 1；左眼视力 0.8，近视力耶格表 3。右眼玻璃体轻度混浊，视乳头色正，颞侧静脉稍充盈，静脉分枝白鞘已消失，黄斑中心窝反射已可见。左眼玻璃体絮状混浊，静脉稍充盈，出血已全部吸收，颞侧有大片机化物，黄斑部可见大片灰白色机化物和黄白色硬性渗出，中心窝反射隐约可见。脉细稍数，舌质淡赤，苔薄腻。

病情稳定，出血已消，再服原方 7 剂，巩固疗效。自后未再复诊。

【病例五】芦某，女，23 岁，门诊号：75289。

初诊日期：1964 年 6 月 18 日。

主诉：右眼视力减退已 3 年。左眼视力突然下降 3 天。

病史：右眼于 1961 年初视力突然下降，眼前有很多黑影，经北京某医院检查，诊断为眼底出血，住院及门诊治疗后，出血吸收，视力无进步。本月初因事生气，15 日左眼视力突然下降，眼前有黑色云雾样物体，经某医院检查，诊断为左眼玻璃体出血，双眼视网膜静脉周围炎，转我院治疗。现感胃脘胀满。

检查：右眼视力 0.08，近视力耶格表 6^{-1}；左眼视力 0.2^{+1}，近视力耶格表 3。双眼散瞳检查，右眼玻璃体絮状混浊，屈光间质模糊，可见部分视乳头色正，部分被机化物遮盖，视网膜静脉怒张，多数静脉周围有白鞘，鼻上至颞下有一斜形条状灰白色机化索条覆盖于部分视乳头和黄斑区，黄斑部及后极部有大片黄白色硬性渗出和灰白色机化物，中心窝反射未见。左眼底呈红光反射，隐约可见视乳头色红，静脉怒张纡曲，静脉周围均有白鞘，末梢部静脉成白线状，沿静脉经路可见大片出血，鼻下方近周边部有大片灰白色机化物，黄斑部未能窥清。

脉象：弦细数。

舌象：质红边有紫斑，苔微黄。

诊断：双眼云雾移睛。

辨证：暴怒伤肝，肝气郁结，久郁化火，血热妄行，邪害空窍；气机不畅而胃脘胀满。

治则：清热降火，凉血止血为主，辅以活血行瘀，理气解郁。

方药：丹栀四物汤加减。生地炭 15 克　赤白芍各 10 克　当归 10 克　茯苓 10 克　焦白术 6 克　香附炭 10 克　丹皮 10 克　焦栀子 10 克　丹参 12 克　炙甘草 3 克　白及 15 克，每日或隔日 1 剂，连续 30 剂。

二诊：1964 年 8 月 19 日。药后双眼视力均有进步，眼前黑影仍有，但已变小和变浅，脉苔同前。检查视力右眼 0.1，近视力耶格表 3^{-2}；左眼 0.1，近视力耶格表 1。仍守前法，原方 14 剂。

三诊：1964 年 9 月 27 日。眼前黑影仍有，近来口干舌燥，腰酸。脉细数，舌质红，苔净少津。证属肝肾阴虚，虚火上炎，故口干舌燥。治宜滋阴降火，平补肝肾。

方药：知柏地黄汤加减。炒知柏各 6 克　生熟地各 15 克　山萸肉 6 克　怀山药 10 克　丹皮 10 克　泽泻 10 克　五味子 10 克　杞子 10 克　茯苓 10 克　黄芩 6 克　白芍 10 克，30 剂，每日 1 剂。

末诊：1965 年 1 月 12 日。上药服后左眼视力已恢复正常。右眼近视力较前进步，因事不能及时复诊。

检查：右眼视力 0.1，近视力耶格表 3；左眼视力 1.2，近视力耶格表 1。右眼玻璃体混浊减轻，视乳头色正，边界清楚，视网膜静脉稍充盈，部分静脉末梢尚有白线伴行，黄斑部大片硬性渗出和机化组织同前，中心窝反射未见。左眼玻璃体轻度混浊，视乳头色正，静脉稍充盈，末梢静脉呈白线状，鼻下及黄斑附近均有大片灰白色机化组织，中心窝反射可见，出血全部吸收。原方 30 剂，隔日 1 剂，巩固疗效，防止复发。自后未见复诊。

（三）评析

1. 韦老对视网膜静脉周围炎主要按中医学的血证论治。根据资料，结合临床辨证和治法，可将本病分为五种类型，现分述如下：

（1）肝经郁热，久而化火，迫血上逆，邪害空窍，治以清肝泻火、凉血止血为主，活血化瘀为辅，用瘀血灌睛方。肝郁气滞，肝火上逆，血热妄行，治宜疏肝解郁、清热凉血，方用丹栀逍遥散；或凉血止血、清热降火为主，辅以活血行气，方用阿胶蒲黄散。

（2）思虑太过，心阴亏损，阴虚火动，热迫血溢，治宜凉血养血、滋阴降火，方用滋阴降火四物汤；阴虚可生火热，火热复伤阴津，循环往来，反复出血，治宜滋阴益气、活血行瘀、平肝明目，方用眼底出血三方或坠血明目饮。

（3）肾阴亏损，肝失滋养，阴虚肝旺而血热妄行，邪害空窍，治宜滋阴降火、平补肝肾，辅以凉血止血、清肝明目，方用知柏地黄汤；如肾阴不足，虚火上越，萤星满目，治宜滋阴补肾，方用六味地黄汤加味。

（4）脾虚气弱，运化失健，血失统摄，血不循经而溢络外，治宜健脾益气、养血止血，方用柴胡参术汤或归脾汤加减；气阴两虚，反复出血，治宜滋阴益气、活血行瘀、平肝明目，用眼底出血三方。

（5）瘀血灌睛，积久不化，治宜活血化瘀为主，养血滋阴为辅，适当加理气、清肝、明目之品，方用血府逐瘀汤或桃红四物汤加减；如瘀血不化，反复出血，治以滋阴平肝、活血破瘀为主，辅以益气活血，方用坠血明目饮、眼底出血二方或眼底出血三方。

2. 韦老治疗本病，积极主张中西医结合，即辨证和辨病相结合，根据眼底出血情况，病程长短，主要证候，不同阶段，分别不同治疗。临床主要分为三期。

（1）早期：时间短，眼底出血较多色泽鲜红，症见头痛，目胀神烦，口干舌燥，脉弦数，舌苔微黄，证属肝热上冲、血热妄行，治宜清肝泻火、凉血止血为主，活血化瘀为辅，适当加清肝理气之品，方用瘀血灌睛方或阿胶蒲黄散；如肝火上逆、迫血妄行，则宜舒肝解郁、清热凉血，方用丹栀逍遥散。

如大量出血，阿胶蒲黄散中之生地改用鲜生地，藕节改为藕节炭，重用白茅根剂量25克至30克。此外选加槐花、白及、旱莲草、仙鹤草、丹皮、茜草、侧柏叶、地榆等凉血止血；肝阳亢盛，头晕目胀，烦躁易怒，选加石决明、珍珠母、白蒺藜、磁石等平肝潜阳、清热明目；口咽干燥，重用生地，选加玄参、石斛、知母、天花粉、玉竹等滋阴生津、清热降火；口干喜冷饮者重用生石膏。

（2）中期：眼底积血未消，继续出血，血色稍暗，头痛目胀，神烦，大便偏干，脉细数有力，舌红少苔，证属阴虚火旺，迫血妄行，或热迫血溢，治宜凉血养血、滋阴降火，方用滋阴降火四物汤或滋阴降火汤；萤星满目，虚火上越，治宜滋阴降火、平补肝肾为主，辅以凉血止血、清肝明目。方用知柏地黄汤；眼底出血色泽偏暗，反复出血未能控制，治宜活血破瘀、凉血止血为主，辅以滋阴益气，方用眼底出血三方、坠血明目饮或眼底出血二方。选加三七、生蒲黄、丹参、丹皮、归尾、赤芍、桃仁、红花、牛膝、大黄、苏木、血竭、茺蔚子、大小蓟、血余炭、茜草炭、花蕊石等活血散瘀、止血消痛；久病必虚，邪气方盛，正气已衰或虚实互见时，选加党参、白术、黄芪益气摄血；滋阴养血加阿胶、当归、白芍。

（3）稳定期：眼内瘀血经久不化，色暗，出血已停止，症见头痛目胀，脉细有力，舌暗红，治宜活血破瘀、养血滋阴、理气明目，方用血府逐瘀汤或桃红四物汤加减；心慌气短、眼胀神烦，脉细数，舌红少苔，证属气阴两虚，方用柴胡参术汤、坠血明目饮、眼底出血三方或眼底出血四方，选加三棱、莪术破血行气、消积止痛，但三棱、莪术均属峻药，久服能伤正气，宜和党参、白术同用，攻补兼施，标本兼顾；视网膜渗出未吸收，或有增殖改变，选加海藻、昆布、牡蛎、夏枯草等软坚散结；“气为血帅”“气行则血行”，故在治疗过程中，宜加理气之品，在行气药中常加木香、厚朴、砂仁、豆蔻、佛手；理气解郁常用柴胡、郁金、青皮、香附、炒枳实（或枳壳）、玫瑰花；降气药常加沉香、陈皮；久病必虚，久药伤脾，选加党参、白术、怀山药，健脾益气而扶其正。

3. 韦老治疗眼病血证用药经验，对于早期大量出血的病人，临床证候不明显，眼底出血色泽鲜红，不主张单纯凉血止血，因“血得温则行，遇寒则凝”，服凉药太过有留瘀之蔽，一般采用凉血止血、滋阴清热为主，适当加活血行瘀理气之品，或清肝泻火、凉血止血为主，活血化瘀为辅。但是活血之药不宜过多，活血太过可以促进出血。在凉血止血药中，常用槐花清热凉血止血，本药适合毛细血管脆性增强或高血压性动脉硬化所致眼底出血，以及视网膜静脉周围炎的眼底出血。白及能补肺止血，适合青年人眼底出血，并认为白及煎汁内服不如研末吞服吸收好、收效快，所以无论寒热，经常用白及。滋阴清热凉血止血常用生地、玄参，因本病多数由于“血热妄行”或“热迫血溢”所致；血热妄行、瘀血灌睛者，经常选用三七，因三七有活血散瘀，止血定痛之功，同时三七止血而无留瘀之弊，对大量出血和反复出血的病人，均为适宜，可研粉每日吞服或冲服2次，3克以上最好装胶囊内吞服。

韦老认为止血药中各种炭类，适合早期大量出血的病人或反复出血不能控制的病人，但药味不宜过多，亦不宜久服，因炭药性燥，久服大量炭药易生燥伤阴化火，引起反复出血，同时强调“善理血者调其气”，本病气滞与血瘀每多同时存在，治疗上除活血破瘀外，同时要行气化滞，故应适当加理气之品，气理则郁解，气行则血行。眼底出血二方和眼底出血三方均有炒火麻仁，本药润肠通便，对于邪气方盛、正气已衰、肠燥津枯之患者较为适宜。

眼底出血原因很多，概括地说，是“血逆气上”，如腑气不畅，能加重出血，火麻仁能使腑气通畅，又无滑泄之弊。腑气通畅，则百脉和顺，有助于凉血止血之力，火麻仁泻下之功逊于硝黄，但润肠之效又非硝黄所能及，故脾虚便溏者忌用，这是上病下治在眼科的灵活运用。

本病以年青人多发，患者往往思想顾虑较重，“思则气结”；“怒则气上”，故宜细心护理，注意调养，防止复发。

中心性浆液性视网膜脉络膜病变

（一）概论

本病是一种常见眼底病，多发生于青壮年，男性多于女性，单眼发病较多，亦有双眼受累者。本病预后较好，但易于复发，如复发次数较多，可有不同程度的视力障碍。

因为本病从内而蔽，外不见症，因此中医学将本病归属于“内障”的范畴。但病人自觉症状有视物模糊，视力减退，眼前有暗影，视物变形，视物变色等，所以中医文献上的有关记载，与本病颇为相似。如《证治准绳·视直如曲证》中说：“视直物如曲弓弦界尺之类，视之皆如钩。”清黄庭镜所著《目经大成·视惑论》中有：“此目人看无病，但自视物颠倒紊乱，失却本来面目，如视正为斜……赤为白，大为小。”《证治准绳·视瞻昏渺证》中说：“目内外别无证候，但自视昏渺蒙昧不清也。”以上文献生动地描述了本病视物变形，视物变色，视力模糊等症状。

（二）验案（6例）

【病例一】李某，男，42岁，门诊号：121492。

初诊日期：1965年12月23日。

主诉：左眼视物不清已2个月。

病史：今年10月开始左眼视物不清，变色，有暗影，经某医院治疗无效而来本院求治。

检查：左眼视力0.6，近视力耶格表4。左眼视神经乳头色正，筛板可见，边缘清楚，动静脉比例大致正常，黄斑部水肿，伴有黄白色渗出点，中心窝光反射消失。左眼中心视野圆形暗点约10度。

脉象：弦细。

舌象：舌质淡红，苔薄白。

诊断：左眼视瞻昏渺，左眼视瞻有色

辨证：肝肾阴虚。

治则：滋阴补肾，平肝明目。

方药：六味地黄汤加炒黄芩10克　煅石决明24克（先煎）　青葙子12克　桑叶10克　五味子6克，7剂。

二诊：1965年12月30日。病情大致同前，上方缺丹皮，用白薇代，再加黄芪15克，每日1剂。

末诊：1965年1月29日。上药共服28剂，药后视力日趋进步，自觉视力已恢复正常，眼前暗影已不明显。

检查：左眼视力1.0，近视力耶格表1^{-2}。视神经乳头血管正常，黄斑部水肿已消退，遗有色素紊乱和少许陈旧性渗出，中心窝反射已可见。左眼中心视野暗点消失。

仍守原方，再服 14 剂，巩固疗效。

【病例二】张某，男，40 岁，门诊号：22534。

初诊日期：1974 年 6 月 27 日。

主诉：右眼视力减退已 1 个半月。

病史：1 个半月前右眼视力减退，视物变形，一直在某医院治疗到现在。现头晕目眩，口干，神烦。

检查：右眼视力 0.8，近视力耶格表 3。右眼视神经乳头色正，动静脉比例大致正常，黄斑区水肿，组织混浊，伴有黄白色渗出点，中心凹反射未见。

脉象：弦。

舌象：舌质稍红。

诊断：右眼视惑。

辨证：肝肾阴虚，相火偏亢。

治则：滋阴降火，辅以和营明目。

方药：知柏地黄汤加车前子 10 克（包煎） 全当归 10 克 五味子 6 克 红花 10 克 北沙参 5 克，14 剂。

二诊：1974 年 7 月 21 日。自觉视力进步，视物变形已基本消失，口干、神烦已消，唯失眠多梦。

检查：黄斑部水肿已明显减退，尚有细小黄白色渗出点，中心窝光反射未见。脉弦细，舌质稍红。证属肾水不足，心肾不交。治宜滋阴补肾，养心宁神，活血明目。

方药：生熟地各 10 克 山药 12 克 丹皮 10 克 茯苓 10 克 泽泻 10 克 五味子 6 克 柏子仁 15 克 青葙子 15 克 杞子 10 克 茺蔚子 10 克，14 剂。

三诊：1974 年 8 月 24 日。视物变形已消失，睡眠仍欠佳，心烦。

检查：右眼黄斑部水肿已全部消失，黄白点状渗出已基本吸收，中心窝反射已可见。脉弦细，舌尖红。证属阴虚内热。治宜滋阴清热，活血安神，清肝明目。

方药：炒知柏各9克　车前子9克（包煎）　茺蔚子9克　决明子15克　青葙子9克　茯苓9克　五味子6克　炒枣仁15克　柏子仁15克　丹参15克　夜交藤30克　杞子9克，7剂。

末诊：1974年9月4日。药后诸症消失，视力已经正常。

检查：右眼视力1.5，近视力耶格表1。右眼视神经乳头血管正常，黄斑部渗出全部吸收，中心窝反射可见。

【病例三】某某，男，25岁，某医院住院号：119907。

会诊日期：1974年4月18日。

主诉：左眼视力下降已4个多月。

病史：4个多月来视力减退，视物变色，曾在当地某医院治疗无效而转北京治疗。近来视力模糊，失眠健忘，食欲不振，口唇干燥。

检查：左眼视力0.3（不能矫正），近视力耶格表4；右眼视力1.2，近视力耶格表1。右眼底大致正常。左眼视乳头、血管正常，黄斑部水肿，伴有黄白色渗出，中心窝光反射弥散。

脉象：脉细尺微。

舌象：舌淡红。

诊断：视瞻有色，视瞻昏渺。

辨证：肝肾阴虚。

治则：滋补肝肾，养血安神。

方药：生熟地各15克　茯神15克　丹皮10克　泽泻10克　山萸肉10克　丹参10克　茺蔚子10克　杞子15

克　全当归 10 克　青葙子 10 克　炒枣仁 15 克　炒谷麦芽各 10 克。

二诊：1974 年 5 月 3 日。服上药 14 剂后，视物感到清楚，唯头顶及眉棱骨痛，原方加藁本 6 克、白芷 6 克。

三诊：1974 年 5 月 16 日会诊。药后视物变色已消，感到双眼干涩，视物模糊，脉弦细，苔薄，证属肝肾阴虚，以杞菊地黄汤加柴胡 5 克，当归、五味子、茺蔚子、北沙参各 10 克，每日 1 剂。

四诊：1974 年 6 月 13 日会诊。服药后视物较前清楚，唯看电影或书报后眼球隐痛，夜寐不安，脉弦细，苔薄，证属阴血不足，法当滋阴益肾、养血安神明目。

方药：生地 15 克　杞子 15 克　女贞子 10 克　山萸肉 10 克　炒枣仁 15 克　白术芍各 10 克　蔓荆子 10 克　葛根 10 克。

末诊：1974 年 7 月 26 日。上方服 14 剂后，视力上升，矫正视力为 0.6，近视力耶格表 1。眼痛已消，睡眠时好时坏，故原方去茺蔚子加柏子仁 15 克，同时交替用石斛夜光丸和朱砂安神丸，隔日 2 次，每次 1 丸。2 周后出院检查为左眼矫正视力 1.0，近视力耶格表 1。左眼底视神经乳头、血管正常，黄斑部渗出已全部吸收，中心窝光反射可见但较弥散。改服明目地黄丸和朱砂安神丸每晚各 1 丸，以善其后。

【病例四】张某，男，36 岁，门诊号：0716

初诊日期：1957 年 12 月 23 日。

主诉：左眼视力反复减退已 1 年多。

病史：去年 11 月发现左眼视力减退，眼前有黑影，经当地医院检查诊断为中心性视网膜脉络膜病变，1 个月后复查，发现黄斑部出血，经对症治疗稍有好转。今年4月又出血，来北京某医院住院治疗先后2次达7个月，因黄斑部出血未能控制而来本院求治。现视物变形，视力模糊，眼前有暗影，性急善怒，胸胁胀满。

检查：左眼视力0.1（矫正视力0.9），近视力耶格氏表1。左眼底黄斑部有大片出血，水肿，伴有陈旧性脉络膜病灶，中心窝反射消失。左眼中心视野有10度比较暗点（戴镜检查）。

脉象：弦细。

舌象：色红。

诊断：左眼视惑症，左眼视瞻昏渺症，左眼视瞻有色症。

辨证：肝郁气滞，化火伤络。

治则：舒肝解郁，凉血止血。

方药：丹栀逍遥散加白及15克　仙鹤草10克　制首乌20克，14剂，水煎服。

二诊：1958年1月9日。服药14剂后自觉症状减轻，视力进步，仍有视物变形，近日纳差。

检查：左眼视力0.2，矫正视力1.0，近视力耶格表1。视野未查。眼底左眼黄斑部出血已部分吸收，其他同前。脉弦细，苔薄白。证属肝胃不和，仍守原法，辅以和胃之品，方用丹栀逍遥散加石决明15克　桑叶10克　炒谷麦芽各10克，每日1剂。

末诊：1958年3月27日。上方共服25剂，视物变形已消，视力恢复正常，视物清楚，虽然近来工作紧张，但未复发。近来胃纳欠佳，夜卧不安。

检查：左眼视力0.3，矫正视力1.2^{-4}，近视力耶格表1。

眼底黄斑部中心凹光反射可见，未见出血，有陈旧性脉络膜病灶。

久病正虚，脾虚气弱，治宜调脾健胃、清肝明目。方药：香砂六君子汤加五味子 6 克、青葙子 10 克、决明子 15 克、白菊花 6 克、夜交藤 30 克，14 剂。巩固疗效，自后未再复诊。

【病例五】郭某，男，19 岁，门诊号：2689。

初诊日期：1958 年 2 月 27 日。

主诉：右眼视力模糊已 4 个月。

病史：半年前因工作紧张，经常熬夜，有时通宵达旦。2 个月后视力疲劳，去年 11 月发觉右眼视力模糊，眼前黑影。今年 2 月经某医院诊断为中心性视网膜脉络膜病变。近来眼前有黑影，眼睫无力，视物变形，头晕目眩，疲乏无力，胃纳欠佳。

检查：右眼视力 0.5。右眼视神经乳头、血管正常，黄斑部水肿，伴有黄白点状渗出，中心凹反射未见。右眼中心视野有相对暗点 5 度、绝对暗点 2 度。

诊断：视惑，视瞻有色，视瞻昏渺。

辨证：脾虚气弱，清阳不升，浊阴凝聚。

治则：益气健脾，升清降浊。

方药：补中益气汤加白豆蔻 6 克　山楂 9 克　炒麦芽 15 克　生姜 1 片，10 剂。

二诊：1958 年 3 月 8 日。药后右眼视力恢复到 1.2^{-2}，胃纳已佳，眼睫有力，头眩、黑花均消。近日因精神受刺激而神烦，腹胀，脉弦，舌质红，苔薄。肝郁气滞、肝脾失和，拟舒肝解郁、调和肝脾，辅以滋阴平肝。

方药：逍遥散加熟地 15 克　杞子 10 克　白菊 10 克

青葙子 10 克　石决明 25 克。

三诊：1958 年 3 月 29 日。上药服 20 剂后，视力已恢复正常，有时双眼干涩，腰酸，脉细弦，苔薄。证属肝肾阴亏，拟滋益肝肾。方药：杞菊地黄汤加白蒺藜、黄芩、青葙子，14 剂。

其后随访时视力上升到 1.5，眼底黄斑水肿消失，渗出吸收，中心窝光反射可见，中心视野绝对暗点已消，留有半度左右相对暗点。

【病例六】计某，男，22 岁，门诊号：1028。

初诊日期：1956 年 12 月 5 日。

主诉：左眼视力下降 3 月余。

病史：3 个多月前，左眼视力减退，经北京某医院治疗效果不显。目前左眼视力模糊，眼前有暗影，视物变小。

检查：左眼视力 0.1（斜看），右眼视力 1.2，近视力耶格表右 1 左 3。左眼视神经乳头、血管正常，黄斑部水肿，伴有黄白渗出，中心窝光反射未见。

脉象：弦细。

舌象：舌质稍红，苔薄。

诊断：视惑，视瞻有色，视瞻昏渺。

辨证：肝肾不足。

治则：滋补肝肾，平肝明目。

方药：杞菊地黄汤，14 剂。隔日 1 剂。

明目羊肝丸 30 丸，隔日 2 次，每次 1 丸，早晚分服，和汤药交替服。

末诊：1957 年 1 月 2 日。上药服后视物变小已消，暗影亦无，视力已经正常。

检查：左眼视力 1.5，近视力耶格表 1。左眼黄斑部中心窝反射可见，渗出已吸收，水肿已消退。

（三）评析

本病主要侵犯黄斑区，多数病人有视力疲劳，发病初期伴有同侧偏头痛。特点是容易复发，所以应及早治疗，控制复发，减少后遗症。

1. 根据韦老的经验，结合临床资料，将本病的辨证、治疗、用药等整理如下：

（1）肝肾阴虚型：目之所以能视万物，审黑白，神光充沛，有赖于肝血的供养和肾精的上乘。肝和肾是血和精的关系，房劳伤精，神劳伤血，肝肾“乙癸同源”，故二者均可相互累及，导致肝肾两脏俱虚。古人有“肝肾之气充则目精采光明，肝肾之气乏则目昏蒙眩晕”的说法。

本型临床上除视觉症状外，全身兼见头晕目眩，耳鸣，失眠多梦，健忘，腰酸盗汗等，脉弦细或细数，舌红少苔。常用杞菊地黄汤或明目地黄汤加减滋肝补肾。兼口干神烦者，为阴虚火旺，可选用知柏地黄汤或加焦栀子、生石膏滋阴降火清热。可同时服犀角地黄丸。

（2）心脾两虚型：心神过劳，心阴亏损，心血不足则血脉空虚。血不养脾则脾失运化，生化之源乏绝，血更亏损，以致心脾两虚，除眼部视觉症状外，全身多见失眠多梦，心悸健忘，眼睫无力，食欲不振，大便溏薄，脉细舌淡。治宜补益心脾，方用人参归脾汤加减。

（3）脾虚气弱型：脾运不健，水湿不化，进而清阳下陷，浊阴乘虚凝聚（渗出）；或水湿上泛于目（水肿）。久病必虚，如视力迟迟不能恢复，兼纳少便溏，头痛绵绵，神疲气短，脉沉细，舌质淡胖、舌边有齿痕者，多为此型。治宜益气升阳为主，辅以调脾健胃，常以补中益气汤或益气聪明汤为基础，适加调脾健胃之品。

（4）肝气郁结型：暴怒伤肝，肝气不舒，目为肝窍，则视物昏蒙。本型除眼部视觉症状外，常伴有头晕，眼胀，神烦易怒，胸胁胀满，食欲不振等症状，脉弦细或弦，舌红苔微黄。治宜舒肝解郁为主，常以丹栀逍遥散为基础，适加平肝、清热明目之品。

（5）血瘀气滞型：病情较久，视力恢复较慢，视力疲劳或眼胀，眼底有陈旧出血未消。常用活血破瘀，软坚散结法治之。方用血府逐瘀汤或桃红四物汤加减。若余邪未尽，正气未复，宜加党参、太子参、黄芪等益气扶正，对防止复发有一定作用。

2. 韦老对本病的辨治，强调辨证与辨病相结合，有的病例除眼部症状外，全身无任何症状，脉平舌正，在治疗上均按“肝肾不足”型治疗，常以六味地黄汤为基础，结合眼底改变，不同阶段给予不同治疗。

（1）早期：眼底黄斑部水肿明显，伴有渗出，中心窝反射消失。

治则：滋阴降火，利水消肿，补益肝肾。

方药：知柏地黄汤加利水消肿药。

（2）中期：眼底水肿减轻，渗出减少，中心窝反射仍未见者。

治则：滋补肝肾为主，辅以益气活血。

方药：杞菊地黄汤或明目地黄丸加清肝明目，益气活血药。

（3）后期：黄斑部水肿已消，或仍有轻度水肿，渗出迟迟不能吸收，或陈旧积血尚未吸收，黄斑部色素紊乱，中心窝反射不明显，视力尚未恢复。

治则：益气升阳为主，配软坚散结、破血消积药。

方药：渗出不吸收，视力尚未恢复者，用补中益气汤或益气聪明汤加海藻、昆布软坚散结。如积血尚未吸收，视力迟迟不恢复者，用桃红四物汤或血府逐瘀汤加三棱、莪术破血消积，适加益气扶正之药。

总之，上述辨证分型和眼底分期，不是执一不变，而是根据自觉症状和全身情况，结合眼底改变，灵活加减，随证选药。

3. 韦老在治疗本病时，习惯选药如下：

眼底水肿明显选加车前子、茯苓、赤小豆、木通、泽泻、通草、地肤子等利水消肿；气虚水肿者，选加党参、黄芪益气利水退肿；脾虚湿困，水湿不化，选加苡仁、芡实、苍白术健脾燥湿；虚火上炎，口鼻干燥，选加生地、天花粉、北沙参、石斛、麦冬、五味子、玉竹养阴生津；肺胃有热者，证见口干喜饮，神烦，选加生石膏、生地、玄参、知母、黄柏、栀子、淡竹叶清热降火；如肝热偏重，头痛眼胀、性急善怒加石决明、珍珠母、白蒺藜、菊花平肝明目；头晕眼花则用决明子、青葙子、黄芩、夏枯草、桑叶等清肝明目；积血难吸收者，常加丹参、三棱、莪术、破血消积，用桃仁、红花、归尾、赤芍、茺蔚子、鸡血藤等活血破瘀；渗出难吸收者，选加海藻、昆布、夏枯草软坚散结。恢复期眼前黑花飞舞，或飞蝇幻视、云雾移睛（玻璃体混浊）选加桑叶、黑芝麻、杞子、菟丝子、女贞子、五味子、制首乌滋肝补肾明目。（编者按：由于20世纪50年代我国尚无眼底荧光血管造影检查，对黄斑部疾病的病因病机缺乏深入了解。例四有黄斑出血，应诊为中心性渗出性脉络膜视网膜炎更为确切。中医辨证论治，异病同治，同样可以有效。）

外层渗出性视网膜病变

（一）概论

本病亦称寇茨（Coats）病，是临床较少见又难治的眼底病，多发于青年或儿童，男性较多。通常侵犯单眼，本病是一种不明原因的先天性视网膜毛细血管发育异常性疾病。病程发展缓慢，早期自觉症状不明显，待病变发展，视力严重障碍时才被发觉。根据临床症状，本病与中医的“视瞻昏渺”“视瞻有色”“视正反斜”以及“视惑”等症近似。

（二）验案（2例）

【病例一】杨某，男，53岁，门诊号：74232

初诊日期：1964年5月30日

主诉：右眼视力明显下降已两周。

病史：两周前患者发觉右眼看字是半个，视物变小，眼前有黑影，头目眩晕，耳鸣，两眼干涩，口苦舌燥咽干，尿黄，神烦。

检查：右眼视力 0.3^{+1}，近视力耶格表1；左眼视力1.5，近视力耶格表1。右眼散瞳检查，视神经乳头颞侧稍淡，筛板可见，边缘清楚，动静脉充盈，颞侧偏下区域视网膜水肿，伴有大片隆起的黄白色渗出斑，位于视网膜血管后，部分周边视网膜毛细血管不规则扩张，有粟粒状血管瘤。黄斑部有黄白色点状渗出，黄斑下方有硬性渗出，色素较紊乱，中心凹反射不明显。左眼底正常。

脉象：弦细而数。

舌象：色红少津。

诊断：右眼视瞻昏渺，视瞻有色，视大反小症。

辨证：阴虚火旺。

治则：滋阴降火，平肝明目。

方药：加味知柏地黄汤。炒知母6克　炒黄柏6克　生地20克　山药10克　丹皮10克　茯苓10克　淡竹叶10克　泽泻10克　五味子5克　黄芩10克　生石决明30克（打碎包煎）　木通6克　车前子10克（布包煎）。

二诊：1964年6月6日。服药7剂，右眼视力明显进步，但较模糊，眼前有黑影，视物仍小，近日右眼有分泌物，纳可，尿黄。

检查：右眼视力1.0，近视力耶格表1（较模糊）。脉弦细，舌质稍红，苔薄黄而腻，仍守原方，7剂。

末诊：1964年6月13日。右眼已无暗影，视力清楚，视物已不变小，其他症状全部消失，惟小便时清时黄。

检查：右眼视力1.0，近视力耶格表1（清楚）。右眼散瞳检查眼底，视神经乳头颞侧稍浅，动脉充盈，视网膜反光较强，颞侧偏下有部分渗出尚未吸收，黄斑下方硬性渗出如前，中心凹反射可见。脉弦细，舌尖稍红。内热未清，余热未尽。仍宗前法，原方14剂，（隔日1剂），未见复诊。

【病例二】张某，男，22岁，门诊号：62521。

初诊日期：1963年9月5日。

主诉：右眼视力减退已近11个月，近4个月来逐渐加重。

病史：去年10月开始右眼视力减退，今年5月因感冒发烧，病情加重，曾在本市某医院住院治疗，确诊为渗出性视网膜炎，住院期间除对症治疗外，曾作巩膜透热术，因疗效不明显于 8 月 26 日出院。

现右眼视物变形，视力差，眼痛，右侧偏头痛，大便溏薄 1 日 2 ～ 3 次，睡眠欠佳，口淡乏味，头晕欲倒。

检查：右眼视力 0.1^{+1}，近视力耶格表 3；左眼视力 1.5，近视力耶格表 1。右眼散瞳检查眼底，视神经乳头色红，颞侧边缘模糊，动静脉均扩张，迂曲，黄斑中心窝反射未见，从乳头至颞侧整个视网膜可见多处有大片黄白色隆起渗出斑，均位于视网膜血管后，周边部视网膜毛细血管增生和扩张，整个颞侧网膜水肿，呈弥漫放射状反光，下方有 2 处出血斑。左眼底大致正常。

血沉、华氏反应、胸透、大小便检查均阴性。

脉象：弦细。

舌象：色淡、苔薄腻。

诊断：视惑。

辨证：脾阳不振，血虚受风。

治则：温脾益气，祛风养血。

方药：附子 3 克　炙黄芪 6 克　党参 10 克　丹参 10 克　白芍 10 克　生熟地各 10 克　防风 6 克　羌活 6 克　白芷 6 克　茯苓 10 克　夜交藤 25 克，6 剂。

二诊：1963 年 9 月 11 日。服药后视力稍好，其他症状同前，仍守原方加干姜 2 片、炒麦芽 15 克，7 剂。

三诊：1963 年 9 月 18 日。上方服后，眩晕已减，唯近来胃脘疼痛，喜温恶寒，泛酸，食欲不振，大便溏薄，日行 2、3 次。脉沉细，舌质淡，苔薄白。证属脾阳不振，血虚气滞，治宜温中散寒止痛，健脾益气养血。

方药：党参10克　炙黄芪10克　附子片3克　炒白芍10克　丹参10克　茯苓10克　熟地20克　干姜3克　香附10克　焦三仙各10克，14剂。

四诊：1963年11月2日。上方共服30剂，药后视力进步，辨色已正常，视物稍有变形，外下方尚有暗影，腑气正常，食欲已佳，唯口干神疲。脉弦细，舌质淡，苔薄白。脾阳已充，为防燥烈伤阴动火，原方去附子加甘草3克，隔日1剂。犀角地黄丸，隔日2次，每次1丸，与汤药交替服。

末诊：1964年1月17日。上药服完后视力进步，唯近来双眼干涩，口鼻发干。

检查：右眼视力0.7^{-3}，近视力耶格表1；左眼视力1.5，耶格表1。右眼散瞳检查眼底，视网膜水肿基本消失，渗出大多吸收，黄斑部遗有少许陈旧渗出，色素紊乱，中心窝反射可见。脉细数，舌质色红，苔薄。证属肝肾阴虚，治宜滋阴补肾，清肝明目。

方药：杞菊地黄汤加味。杞子10克　茯苓10克　生地15克　山药10克　丹皮10克　泽泻6克　山萸肉10克　黄芩10克，7剂。自后未再复诊。

（三）评析

本病多为进行性发展加重，严重者可发生各种并发症，目前尚无特效方法控制其发展。

病例一，年已53岁，韦老认为其肝肾阴虚、脾虚气弱是本，水湿内困，湿浊凝聚，久而化火，阴虚火旺，虚火上炽是标，故投以六味地黄汤以治其本，用知母、黄柏以折其标，复加淡竹叶、木通、车前子清热泻火利尿，以治心烦口苦尿黄，3药并用，有助于消退眼底水肿和渗出，补中有泻，泻中有补，标本兼顾，服药14剂后视力增加。病例二是青年，大便溏薄一日二至三解，偏侧头痛是脾阳不振，复感风邪，故用温脾益气治其本，祛风止痛折其标，收效迅速，头痛消失，病情控制，视力恢复。在用药方面，韦老善于抓住主要矛盾，从而有的放矢。温脾用附子助阳燥湿化浊；益气以黄芪补气升阳，利尿消肿，对于各种气虚所致的眼底水肿常用此药。党参补中益气生津，和黄芪同用，补气升阳之力更强。气虚必有气滞，气滞导致血瘀，选用丹参活血行瘀消肿。患者药后痛消，但喜温恶寒，胃痛泛酸，食欲不振，改用温中散寒，益气健脾之法，原方去祛风之药加香附理气解郁止痛，和干姜、白芍同用，药力更强。因附子有燥烈伤阴动火之弊，故再方去附子。最后因肝肾阴虚而用杞菊地黄汤补其不足。

视网膜色素变性

（一）概论

本病是一种具有遗传特点的进行性慢性疾病，双眼同时受累。主要症状为夜盲及视野缩小，直至失明。

中医学文献《诸病源候论·雀目症》中有："人有昼而睛明，至暝则不见物，世谓之雀目"的记载。清代黄庭镜《目经大成·阴风障》中指出："大道行不去，可见世界窄，未晚草堂昏，几疑天地黑……此症世呼鸡盲，一名雀盲。本经曰，阴风障至晚不见，晓则复明，盖元阳不足之病……变内障者有之，变青盲者亦有之。”对于本病的证治和预后均有阐述。中医学由于历史条件的限制，不能观察眼底变化，根据望诊和问诊，结合本病的转变过程，对于夜盲、视野缩小、最后视力丧失等症状作了生动的描述。《审视瑶函·高风障症》：“高风俗号是鸡盲，为类鸡睛夜不明，因损元阳真气弱，亦能致祸勿言轻，能知变理，不治自宁，不知戒忌，何止双盲，阴阳否塞为中满，不久魂飞入北溟。”

韦老认为本病属于“高风雀目内障”的范畴，是眼科的疑难眼底病变。目前西医尚缺乏较好办法，而中医根据病情，辨证施治对本病的控制发展及提高视力有一定作用。

（二）验案（2例）

【病例一】彭某，男，19岁，门诊号：3260。

初诊日期：1962年6月7日

主诉：双眼夜盲已15年。

病史：15年前，患者4岁时发现从地上拣东西困难。10年前，患者9岁时晚上走路经常摔跤。5年前在北京某医院检查，确诊为视网膜色素变性，曾用组织疗法和其他对症治疗半年无效，来本院求治。现黄昏视力较差，晚上看不见路，经常摔倒，视界狭窄，视力疲劳，头晕眼干，神烦，眠纳尚可，二便调。

既往史：出生后有佝偻病，3岁时小便色白且混浊如米泔水，经治疗后好转，以后经常鼻衄。

家族史：父母非近亲结婚，兄妹中无同样疾病。检查：视力双1.2，近视力耶格表1。双眼屈光间质清晰，乳头色蜡黄，边界清楚，动脉细，黄斑中心凹光反射可见，视网膜赤道部可见散在骨细胞样及条样色素沉着，右眼较左眼多，伴有灰白色圆形小点，边界整齐而清楚，脉络膜血管可透见。

脉象：细。

舌象：舌质稍红。

诊断：双眼高风雀目内障。

辨证：脾虚气弱，清阳下陷，兼有肝肾阴虚。

治则：益气升阳为主，兼以平肝益肾明目。

方药：（1）人参补胃汤合决明夜灵散加减。党参10克 蔓荆子10克 炒白术10克 炙甘草3克 炙黄芪6克 黄柏5克 石决明25克 夜明砂25克（包煎），14剂。

（2）黄连羊肝丸，每日1丸（10克）。

二诊：1962年7月5日。药后视物较前清楚，视疲劳及头晕等症状已减轻，鼻衄2次。脉细，舌质稍红。周边视野向心性缩小，用10mm白色视标检查，右上下及鼻侧均为30度、颞侧80度，左上下及鼻侧均为30度、颞侧50度。仍以上方去黄芪加白蒺藜12克、谷精草10克，以助平肝明目之效，每日同服黄连羊肝丸1粒。

末诊：1963年9月26日。1年多来，一直断续服上方，去年8月下旬开始，夜盲明显好转，现在晚上有灯光能看见东西，亦能走路；没有灯光也能走路，视界范围已扩大。去年9月份已复学，将去外地学习，改服丸剂。

方药：人参养荣丸、石斛夜光丸、明目地黄丸、明目还睛丸，每次1丸，交替服用，每日服两种。

1964年10月9日复查时，双眼视力1.5，近视力耶格表1。视野扩大，周边视野右上40度、下45度、鼻侧50度、颞侧90度，左上45度、下50度、鼻侧50度、颞侧90度，眼底同前。仍按前法，服药1个月，以巩固疗效。

【病例二】潘某，男，25岁，门诊号：9182。

初诊日期：1958年8月5日。

主诉：双眼夜盲10多年。

病史：8年前开始晚上看不清东西，行走困难，白天正常。7年前开始眼前出现飞蝇幻视，夜盲加重。曾在北京某医院治疗，确诊为双眼视网膜色素变性，因疗效不明显来本院治疗。

家族史：双方父母及祖父祖母均非近亲结婚，兄弟中无同样眼病。

检查：视力双0.1，矫正视力双0.7，近视力耶格表1。双眼视野向心性缩小在15度范围内。屈光间质清晰，视乳头色蜡黄，视盘较正常人小，边缘清楚，血管狭窄，黄斑中心凹光反射可见，视网膜赤道部有骨细胞样色素沉着。

脉象：细。

舌象：舌质淡红，舌苔薄白。

诊断：双眼高风内障，双眼视近怯远症。

辨证：脾虚气弱，肝血不足，虚火上越，脉道阻滞，清窍失养。

治则：益气升阳，清肝明目。

方药：（1）人参补胃汤加减。党参12克　炙黄芪15克　黄柏6克　蔓荆子10克　炒白芍10克　炙甘草5克　夜明砂12克（包煎）　谷精草12克，每日1剂。

（2）黄连羊肝丸每日1丸。

末诊：1959年4月4日。自觉视力增进，夜盲现象明显好转，晚上在外边行走比治疗前好多了。脉细，舌质淡红，苔薄白。

检查：双眼视力0.4，矫正视力1.2，双近视力耶格表1。

双视野向心性缩小在25度范围内，眼底大致同前。原方加减：人参补胃汤加石决明25克（先煎）、夜明砂15克（包煎）、白蒺藜12克、五味子3克，继续服用，以巩固疗效。自后未再复诊。

（三）评析

韦老认为本病属肝肾不足，脾虚气弱，脉道阻塞，清窍失养，精明失用，因而夜视不清，视界狭窄。根据气行则血行的理论，治以益气升阳为主，平肝清肝、益精明目为辅。主要方剂是人参补胃汤合决明夜灵散，加谷精草、白蒺藜等以助清肝明目之功，配五味子加强滋阴生津之效，并服黄连羊肝丸清肝养血明目。同时选服石斛夜光丸、明目地黄丸、明目还睛丸等补肝益肾明目。

视网膜色素变性两例患者，经用上法治疗后，例一视力恢复正常，视野明显扩大。例二矫正视力恢复正常，周边视野扩大10度。说明中医中药对本病的部分病例提高视力，扩大视野，控制病情发展有一定的作用。

视神经乳头炎

（一）概论

本病起病急剧，可于数天内引起视力明显下降，甚至失明。发病初期，前额或眼球后疼痛和压迫感，当视力下降严重时，疼痛症状反见消失。如双眼视力完全失明，则瞳孔散大，对光反应消失，如尚有一部份视力，瞳孔大小正常，仅对光反应不持久。视野有中心暗点或旁中心暗点，象限性缺损或向心性缩小等改变。预后较差。

中医学多以视力和视觉症状而划分病名，若起病急剧，中心视力急剧下降或突然失明，则称“暴盲”症；视力逐渐下降，视物模糊者称“视瞻昏渺”；如有视野改变者，称“视瞻有色”症。明代傅仁宇《审视瑶函·暴盲》中说：“平素则无他症，外不伤于轮廓，内不损乎瞳神，然盲而不见”。同书对“视瞻昏渺”的描述是“目内外无症候，但自视昏渺蒙昧不清”。明代王肯堂《证治准绳·视瞻有色症》中有：“目凡视物有大片，甚则通行，当因其色而别其证以治之”的记载。

（二）验案（2例）

【病例一】文某，女，12岁，门诊号：70309。

初诊日期：1959年4月24日。

主诉：双眼视力急剧下降，伴有眼球胀痛半月余。

病史：4月初，感冒发烧后双眼视力模糊，眼胀痛。11日双眼视力急剧下降，仅有光感。12日双眼视力光感消失。在某医院检查，诊为“急性球后视神经炎”，本月14日在某医院住院治疗，确诊为“急性视神经乳头炎”。经治疗效果不明显，而转本院治疗。现仍头痛眼胀。

检查：双眼视力眼前指数。双眼瞳孔稍大，对光反应较迟钝。双眼底视乳头充血色红，边缘模糊不清，乳头水肿隆起约2个屈光度；周围网膜有放线样水肿，鼻上及颞侧有点条状出血；视网膜静脉扩张，动脉无明显改变，黄斑部及周边部所见范围未发现异常。

脉象：弦。

舌象：质红而苔薄白。

诊断：双眼暴盲。

辨证：肝经郁热，风邪外侵，玄府郁滞。

治则：舒肝解郁，活血破瘀为主，辅以平肝明目。

方药：丹栀逍遥散加茺蔚子 6 克　石决明 12 克　五味子 2 克，7 剂，水煎服。

二诊：1959 年 5 月 4 日。药后视力提高，眼胀已消，唯口眼发干。

检查：双眼视力 0.2，近视力耶格表 7^{+1}。脉细而稍数。舌质稍红、少苔。证属热病伤阴，肝肾阴虚。治宜滋肝补肾明目。

方药：杞菊地黄汤加减。杞子 6 克　菊花 3 克　熟地 10 克　山药 6 克　丹皮 2 克　茯苓 6 克　泽泻 6 克　五味子 5 克　桑叶 3 克　青葙子 10 克，7 剂，水煎服。

三诊：1959 年 5 月 11 日。服药后视力明显进步，全身无明显不适。

检查：双眼视力 0.6^{+2}，近视力耶格表 $^{4+2}$。原方去青葙子加女贞子 10 克，熟地加重为 15 克，以助滋阴益肾之效。14 剂，水煎服。

末诊：1959 年 5 月 25 日。视力已正常，有时视物模糊。

检查：双眼视力 1.2，近视力耶格表 1。双瞳孔大小反应均正常，视野未查。双眼底视乳头色淡，边缘稍模糊，水肿消退，出血吸收，动静脉比例大致正常，黄斑中心凹反射可见，周边部正常。

仍以滋补肝肾为治则。杞菊地黄汤 7 剂，巩固疗效，停止治疗。

【病例二】赵某，男，18 岁，门诊号：799062。

初诊日期：1959 年 11 月 2 日。

主诉：右眼视力减退已半年，左眼视力减退 3 周。

病史：今年 4 月份工作很累，当时曾多次着急生气，右眼视力突然减退，经某医院治疗好转，但视力未能恢复正常，一直在 0.7 ～ 0.8 之间。左眼于 3 周前复因生气后视力急剧下降，伴眼球、眼眶痛，左侧偏头痛。

检查：右眼视力 0.7，近视力未查；左眼视力 33cm 指数，近视力因视力太差不能查。右眼底视乳头颞侧苍白，边界清，动静脉比例正常，黄斑中心凹反射不明显，周边部未见异常。左眼底视乳头色红，水肿隆起，边界模糊不清，乳头周围网膜伴有点条状出血，视网膜静脉扩张，黄斑部中心光反射可见，周边部未见异常。

脉象：弦细。

舌象：舌质红，苔微黄。

诊断：右眼视瞻昏渺，左眼暴盲。

辨证：暴怒伤肝，肝气郁结，气机不畅，脉络受阻而暴盲。

治则：舒肝解郁，活血破瘀为主，辅以平肝明目。

方药：丹栀逍遥散加珍珠母 15 克　桑叶 5 克　夜明砂 12 克（包煎）　五味子 3 克，14 剂，水煎服。

二诊：1959 年 11 月 30 日。上方共服 20 剂，自觉左眼视力已恢复正常。右眼视力较前进步，睡眠好，纳可，二便调，头眼痛已消，眼眶有时隐痛。

检查：右眼视力 0.7，左眼视力 1.2。双眼近视力未查。

原方加生熟地各 15 克　党参 10 克，14 剂，水煎服。

末诊：1959 年 12 月 28 日。上方只服 13 剂，现双眼视力自觉正常。右眼眶有时隐痛。

检查：右眼视力 1.2，近视力耶格表 1；左眼视力 1.0，近视力耶格表 1。眼底检查右眼如前，左眼视乳头色稍淡，水肿已消，出血已吸收，其他大致正常。脉沉细，舌质淡嫩。证属余邪未尽，正气已衰。治宜益气升阳为主，辅以滋阴清肝明目。

方药：补中益气汤加枸杞子 12 克　生熟地各 15 克　夜明砂 15 克（包煎）　五味子 3 克　桑叶 5 克，服 7 ～ 14 剂。巩固疗效，停止治疗。

（三）评析

暴盲的原因很多，韦老认为归纳起来，主要有以下三方面：温热病高烧抽风后，余热未尽，肝经郁热，玄府热闭，风邪外侵，邪热阻窍或脉道受阻，精气不能上荣；暴怒或忧思过度均能导致肝气郁结，气机不畅，肝窍郁闭，目失荣养；暴饮暴食或劳役过度均易伤脾气，可致“气脱者目不明”。虽然病因不同，后果则一，均属暴盲。

《审视瑶函》用丹栀逍遥散治疗“怒气伤肝，并脾虚血少致目暗不明”的暴盲症。按古人经验，结合自己的临床实践，韦老认为丹栀逍遥散对暴盲症确实有效，但在治疗过程中，由于年龄、体质的差别，病机可以转化，故不能执一不变，应按辨证灵活运用。上述两例患者，初诊时均投以丹栀逍遥散，病例一外加茺蔚子、石决明、五味子以助活血破瘀、平肝滋阴明目之力。服药 7 剂，视力稍有进步，但双目干，证属肝肾阴虚，改用杞菊地黄汤滋肝益肾，选加女贞子以助益肾明目之效。服药 13 剂，视力恢复正常。病例二为肝气郁结型，服丹栀逍遥散 33 剂，视力恢复正常。因病后余邪未尽，正气已衰，故以补中益气汤扶正祛邪，外加杞子、二地、夜明砂、五味子、桑叶助以清肝益精，滋阴明目之效，而善其后。可见，在治疗中，因人制宜，因病制宜，辨证施治，是非常重要的。

球后视神经炎

（一）概论

视神经炎是一个概括性总称，系指发生于视神经任何部位的炎症，如炎症开始于球后视神经阶段，乳头正常或仅有轻微充血性改变，则称为球后视神经炎。本病多发于青壮年，儿童亦不少见，而老年人则发病率较少。根据发病缓急，可分急性与慢性两种。

本病的临床特点是：急性者中心视力急剧下降，甚至完全失明。如光感完全消失则瞳孔扩大，对光反应消失；如尚有部分视力，其瞳孔大小虽然正常，但对光反应不能持久（瞳孔颤动）。眼球压痛感或眼球转动痛，亦有眼眶深部钝痛，甚或偏头痛。视野随损害部位不同而有中心暗点，旁中心暗点，象限性缺损或向心性缩小等改变，其中尤以中心暗点最为多见。慢性者视力逐渐下降，轻症预后较好，重症预后较差，但一般都留有不同程度的视乳头变淡或萎缩。2/3患者为双侧性，儿童患者双眼发病率可高达90%左右。

本病视力急剧下降而失明者，属于中医“暴盲”范畴；视力逐渐减退而失明者，则属“青盲症”；若视力减退或视物模糊，眼前有中心暗点者，属“视瞻昏渺”“视瞻有色”症。

（二）验案（6例）

【病例一】阿某，男，25岁，门诊号：885063。

初诊日期：1959年12月4日。

主诉：双眼视力减退11个月，伴有头痛及眼球转动痛。

病史：今年1月初双眼视力逐渐减退，经某医院检查，诊断为球后视神经炎，验光不能矫正，伴有头痛绵绵，过劳加重。眼球转动痛，视物晃动。纳少身倦。

既往史：病前曾过度疲劳，每服脂肪类食物即感消化不良。

检查：右眼视力0.1，近视力表不能读；左眼视力0.2，近视力表不能读。双眼验光不能矫正。双周边视野向心性缩小5～8度。双眼底大致正常。

脉象：沉细。

舌象：舌质淡白。

诊断：双眼视瞻昏渺，双眼视瞻有色。

辨证：面色萎黄，脾虚气弱，中气不足，清阳下陷。

治则：益气升阳为主。

方药：补中益气汤加枸杞子12克，7剂，水煎服。

二诊：1959年12月11日。服上药后视力进步。纳食增加，头痛消失，唯眼球仍痛，有时神烦。

检查：右眼视力0.3；左眼视力0.3。脉细无力。舌质淡白。仍以原方加石决明15克（先煎） 夜明砂15克（包煎），14剂，水煎服。

末诊：1959年12月28日。上方共服10剂，视力已恢复正常，眼痛及神烦均已消失，精神佳，舌质稍淡。病已基本痊愈，再服原方 7 剂。

【病例二】沈某，男，26 岁，病历号：2306。

初诊日期：1957 年 1 月 8 日。

主诉：双眼视力减退 1 个月。

病史：去年 12 月初感冒后，发现看灯光不亮，看黑板模糊不清，经某医院诊断为球后视神经炎，治疗后视力稍有好转，但疗效不显著而转本院治疗。就诊时视物不清，眼球转动时疼痛，眼前有暗影，食欲不振，神烦。

检查：右眼视力 0.5^{-2}，左眼视力 0.6^{-1}；双眼视野中心相对暗点 5 度左右。双眼视乳头大小色泽正常，动静脉稍充盈，黄斑中心凹反射可见，周边部未见异常。

脉象：弦细而数。

舌象：舌质较红，苔薄。

诊断：双眼视瞻昏渺，双眼视瞻有色。

辨证：肝经郁热未尽，气机不畅，升降失序，精血不能上承，肝胃不和。

治则：平肝解郁，健脾和营，适加清热降火之品。

方药：柴胡参术汤加减。石决明 24 克　青葙子 15 克　枸杞子 12 克　焦栀子 10 克　白菊花 10 克　当归 10 克　丹皮 6 克　白芍 10 克　柴胡 5 克　白术 10 克　茯苓 15 克　甘草 3 克，10 剂，水煎服。

二诊：1957 年 2 月 13 日。药后视力进步，因感冒曾服辛凉解表药。现眼球隐痛，腹胀肠鸣。

检查：右眼视力 0.8^{+2}，左眼视力 1.0。脉细而无力。舌质稍红。外感后服辛凉剂过多，伤及脾阳，使中气不足，清阳下陷，精气不升。治宜益气健脾，温中散寒。方药：香砂六君子汤加吴茱萸 6 克、生姜 2 片，7 剂。

三诊：1957 年 2 月 23 日。服上药后腹胀肠鸣已消，视力较前明显好转。

检查：右眼视力 0.9^{+2}；左眼视力 1.2。脉细而稍数。舌质淡红。久病气阴两虚，清窍失养而眼球隐痛。治宜益气升阳，滋阴平肝。补中益气汤加石决明 15 克、白蒺藜 10 克、熟地 15 克，14 剂，水煎服。

四诊：1957 年 3 月 19 日。视力已恢复正常，有时头眼隐痛，兼有头晕。

检查：右眼视力 1.2^{-3}；左眼视力 1.2；双眼近视力耶格表 1。仍按前法补中益气汤加熟地 24 克、玄参 15 克、枸杞子 10 克、白菊花 10 克，10 剂，水煎服。

末诊：1957 年 4 月 2 日。上述症状全部消失。视力双眼 1.2^{+2}，近视力耶格表 1。中心视野右眼尚有 1 度相对暗点，左眼中心暗点全部消失。双眼底视乳头颞侧稍浅，其他正常。给明目还睛丸 15 袋，日服 3 次，每服 6 克。未再复诊。

【病例三】王某，女，50 岁，门诊号：71334。

初诊日期：1964 年 4 月 10 日。

主诉：右眼视力急剧下降已半个月。

病史：半个月前右眼胀痛，伴有右侧偏头痛，眼前有暗影，恶心，纳少，失眠，大便干，经某医院确诊为急性球后视神经炎，治疗无效而来本院。患肺结核，现仍服雷米封和 PAS（对氨基水杨酸）

既往史：1960 年左眼曾患同样眼病，经服中药好转。

检查：右眼视力 0.1，近视力耶格表不能见；左眼视力 0.9，近视力耶格表 4^{+3}。双眼压 5.5/6=14.57mmHg。视神经乳头颞侧色淡，右眼尤为明显，边缘清楚，生理凹陷稍大，动静脉比例大致正常，中心凹反射可见，周边部未见异常。

脉象：弦数。

舌象：舌质红，苔微黄。

诊断：双眼视瞻昏渺，右眼视瞻有色，双眼视远怯近症。

辨证：患者有肺结核，阴虚火旺，风邪外侵，风火相煽，上乘目窍，故眼痛及偏头痛；肝胃不和而纳少，泛恶，夜寐不安；腑气燥结而大便干。

治则：祛风止痛，平肝和胃。

方药：偏正头痛经验方加味。防风6克　荆芥6克　木瓜6克　蝉蜕3克　苏叶5克（后下）　黄芩6克　甘草5克，5剂，水煎服。

二诊：1964年4月16日。视力继续下降，自觉头目疼痛，眼球转动痛。

检查：右眼66cm远手动；左眼0.9^{-1}，近视力耶格表4。脉弦数，舌质红，苔微黄。证属风热未解，邪热伤阴。治宜滋阴降火，祛风止痛。

方药：原方加熟地30克　焦栀子10克　玄参15克，14剂，水煎服。

三诊：1964年4月30日。视力进步，眼前暗影变淡，泛恶已消，胃纳佳，大便通畅。

检查：右眼视力0.1，近视力耶格表7；左眼视力1.0，近视力耶格表3^{-1}。右眼周边视野正常，中心视野相对暗点5度；左眼视野正常。脉滑数，舌苔白腻。证属湿浊内蕴，气机不畅。治以芳香化浊，祛风利湿为主。

方药：暑湿头痛验方加减。藿香10克　佩兰10克　滑石10克　生炒苡米各12克　黄芩5克　菊花5克　防风6克　羌活6克　白芷6克　细辛3克　白蒺藜12克　木贼草10克　甘草3克，14剂，水煎服。

四诊：1964年5月27日。上方共服23剂，右眼视力明显进步，近日口眼干涩。

检查：右眼视力0.2，近视力耶格表6；左眼视力1.0，近视力耶格表3。脉细数。舌红少津。肝肾阴虚。滋补肝肾为主，辅以清肝明目。

方药：（1）杞菊地黄汤加减。枸杞子10克　菊花6克　熟地12克　怀山药10克　丹皮10克　茯苓10克　泽泻10克　当归6克　白芍10克　桑叶6克　青葙子12克，10剂，水煎服。

（2）明目还睛丸，每日2次，每次5克。

末诊：1964年6月8日。视力已正常，眼前暗点已消。

检查：右眼视力1.0^{-4}，近视力耶格表5；左眼视力1.0^{+3}，近视力耶格表3。右眼中心视野相对暗点已消。眼底大致同前。

给明目还睛丸10袋，1日3次，每次6克，温水送服，以善其后。

【病例四】黄某，男，7岁，门诊号：114841。

初诊日期：1965年9月18日。

代诉：双眼视力减退半年多。

病史：半年前视力减退，曾去某医院散瞳验光，无法矫正，双眼视野较狭，诊断为球后视神经炎，目前仍在某医院对症治疗。现脘腹胀满，食欲不振。

检查：双眼视力0.1，近视力耶格表7。双眼周边视野向心性缩小约15度。双散瞳检查，眼底大致正常。

脉象：细数。

舌象：淡红少苔。

诊断：双眼视瞻昏渺，双眼视瞻有色。

辨证：血虚肝郁，肝脾不和。

治则：疏肝养血，调和肝脾，辅以清肝明目。

方药：丹栀逍遥散加减。柴胡5克 当归10克 丹皮6克 炒栀子6克 炒白术10克 炒白芍10克 茯苓10克 菊花6克 枸杞子10克 青葙子10克 砂仁3克，7剂，水煎服。

二诊：1965年9月25日。服上药后视力明显进步。

检查：右眼视力1.0^{-1}，近视力耶格表1；左眼视力0.7^{+3}，近视力耶格表4。仍按原方，继服7剂。

末诊：1965年10月4日。代诉：双眼视力已恢复正常。

检查：双眼视力1.2，近视力耶格表1。视野大致正常。双眼底正常。停止治疗。

【病例五】魏某，男，4岁，门诊号：80809。

初诊日期：1959年5月15日。

代诉：双眼失明近1个月。

病史：今年4月中旬患流感高烧，抽风3～4天，昏迷不醒，经某医院确诊为中毒性脑炎，服中药好转，醒后双目失明。现大便稍干。

检查：双眼视力光感。双眼瞳孔中等度大，对光反应迟钝。双眼底视乳头色正，边缘清楚，动静脉、黄斑大致正常。

脉象：弦数。

舌象：舌质红，苔薄白。

诊断：双目暴盲。

辨证：温热病后余邪未尽，热留经络，玄府郁滞而暴盲，肝风上扰清窍而瞳神散大。

治则：疏肝解郁为主，辅以平肝息风，滋阴明目。

方药：逍遥散加石决明 10 克　夜明砂 6 克（包煎）枸杞子 6 克　五味子 3 克　钩藤 6 克，14 剂，水煎服。

二诊：1959 年 6 月 1 日。服药后瞳孔已缩小，视力有进步，能见眼前手动。证属肝风已熄，玄府郁滞未解。宜疏肝解郁，清肝明目法。原方去钩藤、五味子，每日 1 剂，水煎服。

末诊：1959 年 7 月 13 日。上方共服 38 剂，视力已恢复，能看见地上蚂蚁。

检查：33cm 远能捡取粟粒大白纸屑。双眼底视乳头色浅，颞侧明显。

停药观察，定期复查。

【病例六】王某，男，4 岁，门诊号：130140。

初诊日期：1966 年 2 月 22 日。

代诉：双目失明已 2 周。

病史：患儿半个多月前高烧，昏迷、抽风、呕吐，经某医院确诊为“流脑”，抢救清醒后至今双目失明，双耳失聪，口噤。

检查：双眼视力光感，双眼瞳孔对光反射存在，双眼底大致正常。

脉象：细数。

舌象：舌质红，苔薄

诊断：双目暴盲。

辨证：余热未解，肝窍郁滞，络脉受阻。

治则：舒肝解郁，开窍明目。

方药：验方逍遥散加味。柴胡6克　当归10克　白术10克　白芍10克　茯苓10克　丹皮6克　甘草5克　炒栀子10克　菊花6克　枸杞子10克　麦冬6克　石菖蒲6克，7剂，水煎服。

二诊：1966年3月2日。服药后已能讲话，听觉有进步，自己可以捡取较大物品。脉细数，舌苔薄。仍服原方，20剂。

末诊：1966年3月24日。听觉和讲话已恢复正常，左下肢软弱。

检查：双眼视力33cm远能捡取3mm大的红色小珠。双眼底正常。病后气血耗损，筋骨失养，故下肢软弱。嘱再服原方10剂，巩固疗效，并服健步虎潜丸每日1丸。

（三）评析

韦老将本病大致分为四种类型：

1. 肝有郁热或肝气郁结，均可导致玄府郁闭，目失荣养，治以舒肝清热为主，活血破瘀为辅，方以丹栀逍遥散为主，随症选药。

2. 脾气虚弱或病后气阴两虚，清阳下陷，清窍失养，治宜益气升阳，滋阴明目，方以补中益气汤为主，适当加滋阴益肾明目之品。如脾胃虚寒，腹胀肠鸣，治宜益气健脾，温中散寒，方以香砂六君子汤为主，适当加温中散寒之品。

3. 素体阴虚火旺，或肝火郁结者，风邪易侵，风火相煽，上犯目窍，头眼剧痛或偏头痛者，治宜祛风止痛为主，滋阴降火为辅，方用偏正头痛方加减。如湿热内困，气机不畅，邪浊阴窍而身重头沉者，改用芳香化浊，祛风利湿法，方用暑湿头痛验方加减。

4. 肝肾阴虚，双眼干涩，治宜滋肝补肾明目为主，适当加清肝明目之品，以杞菊地黄汤或明目地黄汤加减，并酌情选服明目还睛丸、犀角地黄丸、石斛夜光丸。阴虚火旺，口干神烦较重者，改用滋阴降火法，以知柏地黄汤或滋阴降火汤为主。虚烦少寐者，则以三仁五子汤养血安神，补益肝肾。

竭视苦思，用眼过久，视力疲劳，眼珠疼痛者，属于久视伤血，肝血不足，风邪乘虚而侵，血不养睛而睛珠疼痛。治宜养血祛风止痛为主，常用当归养荣汤加蔓荆子每获显效。

随症选药方面，凡是眼底病，常用枸杞子、决明子、青葙子清肝益精明目；平肝明目选用石决明、白蒺藜、珍珠母；郁热阻络，不通则痛，适加茺蔚子、丹皮、丹参活血行瘀而明目。韦老常用夜明砂清肝益精明目，并经常和石决明配用（决明夜灵散），对暴盲恢复期，夜晚视力较差者有一定疗效；热伤阴液，大便困难，常用生熟地、玄参、麦冬、火麻仁、决明子等滋阴润便，特别是温热病后虚实互见之患儿，既可攻实，又可防虚，祛邪而不伤正，可谓一举两得。

小儿皮质盲

（一）概论

皮质盲为各种因素所致的大脑皮质视中枢损害而引起的双目全盲，其临床特点是：视力黑蒙，眼底正常，瞳孔对光反应正常。清·刘耀先《眼科金镜·青盲症》中描述："青盲之症不痛不痒，不红不肿，瞳神不大不小，并无别之颜色，依然与好眼一般，只是不能睹物……"同书又指出："小儿青盲眼，此症极危险，盖因病后热留，经络壅闭，玄府精华不能上升之故……疹后余热未尽，得是病者不少……以速急治，缓则经络郁久，不能治疗。"根据中医文献，小儿皮质盲应属中医"青盲"症的范畴。但依据临床发病突然，病后双目失明，也可归"暴盲"症范畴。

（二）验案（4例）

【病例一】马某，男，1.5岁，门诊号：209724。

初诊日期：1959年6月1日。

母代诉：双眼失明近1月。

病史：5月初高烧抽风，原因不明，第4天双目失明。病前能走，现下肢瘫痪。

检查：双眼视力黑蒙，瞳孔对光反应正常，眼底正常。

脉象：弦数。

舌象：舌质淡红。

诊断：双眼青盲。

辨证：血虚肝郁，双目失养。

治则：舒肝解郁，养血活血，平补肝肾。

方药：验方逍遥汤，14 剂。

二诊：1959 年 6 月 15 日。药后视力进步，66cm 远手电筒，33cm 远铅笔均能迅速抓取。脉舌同前，前法进取，原方加决明夜灵散（石决明、夜明砂），14 剂。

末诊：1959 年 6 月 29 日。药后视力恢复正常，能从床上抓取粟粒大纸片，15 ～ 20m 远看到父亲时，表情、动作敏捷。

检查：双眼视力 66cm 远捡取 2mm×2mm 大红、白两色纸团。瞳孔对光反应正常。眼底正常。

仍守前法，原方 14 剂巩固疗效，停止治疗。

【病例二】王某，男，4 岁，门诊号：130140。

初诊日期：1966 年 2 月 22 日。

母代述：患儿双眼失明已 2 周。

病史：患儿 2 周前因患流脑曾昏迷、抽风、高烧、呕吐，愈后双目失明，双耳失聪，口噤，下肢无力。

检查：双眼视力黑蒙，双瞳孔对光反应存在，眼底正常。

脉象：细数。

舌象：舌红苔薄。

诊断：双眼青盲。

辨证：血虚肝郁，脉络受阻，清窍失充。

治则：舒肝解郁，养血活血，芳香开窍。

方药：丹栀逍遥散去薄荷加菊花 6 克、杞子 10 克、麦冬 6 克、石菖蒲 6 克，7 剂。

末诊：1966 年 3 月 24 日。上方 7 剂后已能讲话，听觉恢复，亦能看见较大物体，又服 14 剂，前后共服 21

剂，现视力基本恢复正常，语言、听觉恢复正常，唯下肢欠灵。

检查：双眼视力33cm远捡取3mm大红色小珠，眼底正常。

辨证：目已还明，久病正虚，肝血不足，下肢欠灵。

治则：前法进取。

方药：（1）原方14剂，隔日1剂，巩固疗效。

（2）健步虎潜丸，每日1丸（9克）。

【病例三】马某，女，6岁，门诊号：205787。

初诊日期：1967年6月27日。

父代诉：患儿双眼失明已8天。

病史：患儿持续2天高烧39摄氏度以上，烧退后发现双目失明，晚上看不见灯光。

检查：双眼视力黑蒙，瞳孔对光反应存在，眼底正常。

脉象：弦数。

舌质：色红苔薄。

诊断：双眼青盲。

辨证：血虚肝郁，脉络受阻。

治则：舒肝解郁，养血活血，平补肝肾。

方药：验方逍遥汤，3剂。

二诊：1967年7月1日。父代述：服药第2天开始看见碗杯等较大物体，现能慢慢走路。

脉象：浮细而数。

舌象：舌红，苔薄白。

仍守原法，原方加苏叶3克，另包后下，疏风散表。5剂。

末诊：1967年7月27日。上方5剂后已能看到米粒大东西。去除苏叶续服14剂。现从地上可以拣起缝针，自己穿针线，家长要求回当地治疗。患儿近日有痰。

检查：双眼视力66cm远拣起1mm×1mm大的红白二色细珠。眼底正常，脉舌同上。原方加五味子6克、白僵蚕6克、覆盆子6克，以助滋阴益肾，息风化痰之效，14剂（隔日1剂），巩固疗效。

【病例四】赵某，男，4岁，某医院会诊。会诊日期：1959年5月29日。

代诉：双眼失明已2周。

病史：5月14日患儿突然高烧，伴有抽风，24小时后双目失明。现烦躁不安，用手揉眼，喜哭爱闹。

检查：双眼视力黑蒙，瞳孔散大约7mm。对光反应存在。双眼底正常。

脉象：细而稍数。

舌象：舌红少苔。

诊断：双眼暴盲。

辨证：肝郁气滞，肝阳偏亢，肝风上扰。

治则：舒肝解郁，养血活血，平肝息风。

方药：验方逍遥汤加五味子3克　石决明10克，水煎服。7剂。

二诊：1959年6月5日。代述：药后双眼视力似能辨物，但不准，其他症状减轻。

检查：用手逗眼已有瞬目反应，并摇头生气。双眼瞳孔5mm左右，对光反应存在。脉舌同前。仍守前法，原方14剂。

末诊：1959年6月19日。代述：患儿已能看到地上爬行的蚂蚁，并从地上捡起头发丝。双眼瞳孔大小正常，双眼底正常，脉细稍数，苔净。

检查：双眼视力 33cm 远检取桌上 1mm × 1.5mm 蓝白二色纸团。双眼瞳孔大小及对光反应正常，脉细稍数，苔净。

原方续服 7 剂，停止治疗。

（三）评析

韦老认为本病无论是“风温”“暑温”或其他原因所致，发病不同，其根则一，在治疗上守方很重要。

温热病后，热留经络，玄府壅滞，脏腑精华不能上升充养于目而为“青盲”或“暴盲”。目为肝窍，肝经郁滞，脉络受阻，治疗应舒肝解郁，养血活血。上述四例皮质盲患儿，均以舒肝解郁、养血活血为主，平补肝肾或平肝息风为辅的法则，自始至终用验方逍遥汤或本方加味，既治疗眼病，又兼顾全身，标本兼治，视力恢复正常，全身情况亦得到改善。

视神经萎缩

（一）概论

视神经萎缩是视神经纤维在不同病因作用下发生退行性变性和传导功能障碍，临床上以视力下降或失明，视野缺损，眼底视乳头颜色变浅或苍白为主要特征。早期可无自觉症状，直至中心视力及色觉（先红后绿）发生障碍时才被注意。

中医学由于历史条件的限制，历代文献中，均无眼底变化之描述。但对视力障碍和视野改变的观察，则有比较详细记载。我国文史书中很早就有近似本病的描述，如“诗经大雅”的“灵台篇”谓“朦瞍奏公”注解说：“有瞳子而不能见物的称为‘蒙’。”早在唐朝《龙木论》一书中，将眼病分为内障和外障两大类。凡肉眼所能看到的眼病均属外障病；如肉眼不能看到的一些眼内病变，多属内障范畴。随着医学的发展，历代医家对本病的视觉症状有较为生动的描述。《证治准绳·视瞻昏渺症》中谓：“目内外别无症候，但自视昏渺，蒙昧不清也。”《审视瑶函·青盲症》中云：“目内外并无障翳气色等病，只自不见者，是乃玄府幽深之源郁遏，不得发此灵明耳。”同书又曰：“青盲者，瞳神不大不小，无缺无损，仔细视之，瞳神内并无些小别样气色，俨然与好人一般，只是自看不见，方为此症；若少有气色，即是内障，非青盲也。”《证治准绳·视瞻有色症》中谓：“乃目凡视物有大片，甚则通行，当因其色而别其证以治之，若见青绿蓝碧之色，乃肝肾不足之病”，“若视有大黑片者，肾之元气大伤，胆乏所养，不久盲矣。”可见，本病是逐渐进展的。“视瞻昏渺”属症之轻者，外观无翳障气色，和好眼一般，病人视力减退、模糊；“青盲症”已属病情严重，外观俨如好眼，而病人双眼已失明。“视瞻有色症”是指在视觉中有大片模糊不清之处，重则整个视野均模糊不清，但模糊程度有轻有重，即“青绿蓝碧”诸色分分，严重者眼前大片黑色。以上描述，和现今所称之中心相对暗点和绝对暗点等视野改变近似。

本病的发病原因很多，《证治准绳·视瞻昏渺症》中指出：“有神劳，有血少，有元气弱，有元精亏而昏渺者，致害不一”，“凡人年在富强，而多丧真损元，竭视苦思，劳形纵味，久患头风，素多哭泣，妇女经产损血者”。《素问·金匮真言论》曰：“东方青色，入通于肝，开窍于目”；《素问·五脏生成篇》亦曰：“肝受血而能视”。《景岳全书·卷二十七》中说：“肝肾之气充，则精彩光明；肝肾之气乏，则昏蒙眩晕。”综合文献记载，说明本病和肝肾不足，气血虚弱有直接关系。

（二）验案（6例）

【病例一】侯某，男，18岁，门诊号：333。

初诊日期：1956年5月19日。

主诉：双眼视力减退已2年多。

病史：左眼于1954年2月开始视力减退，1个月后，右眼视力相继减退，曾在当地及北京某医院住院治疗无效，视力继续减退，来本院治疗。眼前有暗影，神烦。

检查：视力：双眼0.01，近视力耶格表7。双眼周边视野正常，中心视野相对暗点约10度（10mm大红、白视标检查）。双眼视神经乳头颞侧色泽苍白，边缘清楚，筛板清晰可见，动脉较细，黄斑中心窝反射弱，周边部未发现异常。

脉象：弦细。

舌象：舌质稍红，苔微黄。

辨证：阴虚肝旺，肝阳上扰清窍。

治则：滋阴益肾，平肝明目，适加活血行瘀之品。

方药：熟地25克　女贞子10克　五味子5克　草决明25克（先煎）　滁菊6克　白蒺藜10克　桑叶5克　茯苓10克　川芎5克　茺蔚子10克　怀山药10克，隔日1剂，水煎服。

二诊：1956年12月3日。上方隔日1剂，共服90剂，自觉视力进步，眼前仍有暗影，但较前缩小。右眼视力0.2，左眼视力0.1，双眼近视力耶格表4。脉弦细。症见气短神疲纳差，仍用滋补肝肾法。

方药：（1）六味地黄汤加减。熟地25克　怀山药10克　丹皮6克　茯苓10克　萸肉6克　五味子6克　黄芪6克　党参15克　天冬6克　炒神曲12克　全当归10克　苍术6克，14剂，每日1剂。水煎服。

（2）黄连羊肝丸每日服10克。

三诊：1957年3月7日。上药共服30剂，药后视力明显进步，能看书报，但视力疲劳。

检查：右眼视力0.6，左眼视力0.1。双眼视乳头色泽全部苍白，尤以颞侧明显，左较右重，黄斑中心窝反射弱，周边部所见范围未发现异常。仍守前法。原方去萸肉，加枸杞子10克，隔日1剂。

四诊：1957年6月22日。药后视力显著进步，右眼视力1.2，左眼视力0.4。因感冒曾一度停药，现胸腹胀满，神疲食少，头晕目眩，脉弦细，舌质淡红。证属玄府郁滞未解，久病本虚。治宜疏肝解郁，辅以养阴益气，滋补肝肾。

方药：（1）柴胡6克　当归10克　炒白芍10克　焦白术10克　茯苓10克　炙甘草5克　制首乌25克　党参12克　麦冬10克　五味子3克，10剂，水煎服。

（2）犀角地黄丸90克，每日10克，服完为止。

末诊：1957年8月10日。右眼视力已恢复正常，左眼视力显著进步，相对暗点已缩小，劳累后眼有不适感。脉细稍弦，舌质淡红，苔薄白。给服杞菊地黄丸、明目地黄丸、补中益气丸，3药交替服用，日服2次，每次10克。至

1958 年 4 月 30 日，右眼视力 1.5，左眼视力 1.0，双眼近视力耶格表 1，中心视野暗点消失。停止服药。

【病例二】张某，男，27 岁，门诊号：2594。

初诊日期：1958 年 2 月 11 日。

主诉：双眼视力减退，逐渐加重已一年半。

病史：1955 年因患肺吸虫病用氯化奎宁治疗，时间较长。1956 年 8 月开始视力减退，1957 年 3 月以后逐渐加重，停用奎宁，视力继续下降，1957 年 11 月转北京某医院治疗，确诊为奎宁中毒性视神经萎缩，对症治疗无效。现视力模糊，眼胀痛，视野狭窄，兼有腹胀。

检查：右眼视力 0.6^{+4}，近视力耶格表 2；左眼视力 0.5，近视力耶格表 2。双眼屈光间质清晰，视乳头较小，色蜡黄，边缘清楚，动静脉显著狭窄，黄斑中心窝反射右眼未见，左眼可见，整个视网膜色调污秽，色素紊乱。视野呈管状，向心性缩小在两度半范围内。

脉象：细数。

舌象：舌质稍红，苔微黄薄腻。

诊断：双眼视瞻昏渺；双眼视瞻有色。

辨证：玄府郁滞，肝胃不和。

治则：疏肝解郁，理气和胃为主，适加清肝益肾明目之品。

方药：柴胡 10 克　当归 10 克　白芍 10 克　白术 10 克　茯苓 10 克　丹皮 10 克　炒栀子 10 克　青木香 3 克　豆蔻仁 5 克　五味子 10 克　杞子 10 克，14 剂，水煎服。

二诊：1958 年 3 月 22 日。药后症状同前，近日口眼发干，脉细数，舌红少津。证属肝肾阴虚，虚火上炎。治宜滋阴生津，补益肝肾。

方药：（1）杞菊地黄汤加味。杞子10克　菊花6克　熟地25克　怀山药10克　山萸肉10克　茯苓10克　泽泻10克　丹皮10克　麦冬10克　玄参12克，水煎服，隔日1剂。

（2）明目地黄丸，隔日2次，每服10克，与汤药交替服用。

三诊：1958年7月7日。药后视力较前清楚，视野扩大，停药两个月。近来胃痛而遇寒更甚。

检查：双眼视力1.0，近视力耶格表1。周边视野已扩大10度，脉细，舌淡红，证属脾胃虚寒，治宜温中散寒，补益肝肾。

方药：六味地黄汤加杞子12克　建曲10克　炒白术10克　干姜3克　青木香3克　白蔻仁5克，30剂，隔日1剂，水煎服。

末诊：1958年10月6日。自觉环形暗点仍有，但视野范围增宽，视力已恢复正常，唯双眼有时隐痛。

检查：双眼视力1.2，近视力耶格表1。双周边视野扩大20度左右。双眼眼底大致同前。脉细，舌质淡，体胖。证属久病气阴两虚，气虚则清阳下陷，目失濡养。治宜益气升阳，滋补肝肾。

方药：（1）补中益气汤加味。炙黄芪10克　党参10克　白术10克　升麻5克　柴胡5克　陈皮10克　当归10克　炙甘草5克　青葙子12克　杞子12克　桑叶10克，以助清肝明目之力，30剂，隔日1剂，水煎服。

（2）明目地黄汤。熟地25克　怀山药10克　丹皮10克　茯苓10克　泽泻10克　山萸肉10克　柴胡10克　当归10克　五味子10克，30剂，隔日1剂，水煎服。

以上两方带回原地交替服用，以求巩固疗效。

【病例三】葛某，女，33岁，门诊号：2692。

初诊日期：1958年2月25日。

主诉：右眼失明，左眼视力下降已两年多。

病史：1955年12月工作时头部剧烈震动后头痛、呕吐，经当地医院诊断为蛛网膜下腔出血，住院治疗后全身情况好转，但右眼失明，左眼视力甚差。一个月前突然头痛，呕吐，大小便失禁，昏迷不醒，即在北京某医院住院抢救，诊断为蛛网膜下腔出血，请某医院眼科会诊，诊断为右眼视神经萎缩，左眼部分视神经萎缩，建议中医中药治疗。

现头痛剧烈，头晕、眼球疼痛，大便干燥，全身酸软，不能单独走路，不能多说话，烦躁，神智尚清。

检查：右眼视力无光感，左眼视力 0.1^{+1}，近视力耶格表不能见。双眼瞳孔散大，右眼对光反射消失，左较迟钝。右眼视神经乳头全苍白，边缘清楚，动静脉显著狭窄，黄斑中心凹反射消失，周边未见异常；左眼视乳头颞侧苍白，动脉细，动静脉比例为1∶2，黄斑中心凹反射未见，其他大致正常。

脉象：弦细。

舌象：舌质红稍暗，苔微黄而薄腻。

诊断：右眼青盲，左眼视瞻昏渺。

辨证：头部震动，络脉受损，血瘀脉内，脉络受阻，清窍失养。

治则：疏肝解郁，养血活血，滋补肝肾。

方药：丹栀逍遥散加首乌20克　杞子10克　熟地5克　牛膝10克，7剂，水煎服。

末诊：1958年3月3日。药后左眼视力进步，头晕头痛消失，自己能走路，亦可多说话，其他症状均已减轻。检查右眼无光感，左眼视力0.5，眼底同前。脉弦细，舌质红，苔微黄。仍守前法，原方每日1剂。至1958年3月31日，左眼视力1.0，近视力耶格表1；右眼视力1m手动，症状全消，改用明目地黄丸和补中益气丸交替服用，巩固疗效。

【病例四】朱某，女，21岁，某医院病历号：476566。

会诊日期：1959年4月17日。

主诉：双眼视力逐渐减退已9年。

病史：双眼于1950年开始视力减退，逐渐加重，诊断为双眼视神经萎缩，曾在其他医院治疗无效。长期月经不调，2个月才来一次，神烦眠差。

检查：双眼视力0.4，近视力耶格表5。检影右眼+1.00S ⌒ +0.25C×90°=0.4（不能矫正）；左眼+0.75S ⌒ +0.25C×60°=0.4（不能矫正）。双眼视乳头色淡，颞侧苍白，视网膜动脉细，其他大致正常。右眼周边部视野向心性缩小，5mm白色视标在12度范围内，5mm红色视标在7度范围内；左眼周边视野白色向心性缩小7度范围内，红色3度范围以内。血液华氏反应（–）。

脉象：沉细而数。

舌象：色较暗，苔薄

诊断：双眼视瞻昏渺。

辨证：肝郁气滞，升降失常，精血不能上荣，目失濡养。

治则：舒肝解郁，养血活血为主，适当加滋阴清肝明目之品。

方药：验方逍遥散加味。当归10克　焦白术6克　甘草3克　柴胡6克　丹皮6克　茯苓12克　炒栀子6克　白芍10克　川芎3克　生熟地各15克　白菊6克　杞子10克　桑叶10克，每日或隔日服1剂。

二诊：1959年10月12日。上药共服10剂，双眼视物较前清晰，双眼视力0.6。月经已正常，唯头晕目眩目涩，脉细无力，稍数，舌红少津。证属阴虚肝旺，故头晕目涩，治宜滋补肝肾，辅以平肝明目。方用杞菊地黄汤加味：杞子10克、菊花6克、生地15克、熟地15克、怀山药10克、丹皮10克、茯苓10克、泽泻10克、山萸肉10克、嫩钩藤10克、明天麻6克、珍珠母25克，每日1剂，共服18剂。

三诊：1959年11月2日。药后症减，但时好时坏，舌稍红苔薄，脉细。仍以平补肝肾为主，佐以清肝明目。方用明目地黄汤加味：柴胡6克、当归10克、五味子3克、熟地15克、怀山药10克、山萸肉10克、丹皮10克、茯苓10克、泽泻10克、白菊6克、杞子10克、青葙子10克，每日1剂，共服2个月。

四诊：1959年12月4日。双眼视力已显著进步，晚上已能看书，有时头痛眼痛绵绵，伴有耳鸣。脉细稍数，舌质稍淡，苔白腻。

检查：双眼视力0.9，近视力耶格表2。眼底大致同前。证属久病气虚，清阳下陷，清窍失养。治宜益气升阳，聪耳明目。

方药：益气聪明汤加味。党参10克　黄芪10克　升麻6克　葛根10克　蔓荆子10克　炙甘草5克　黄柏6克　白芍10克　川芎3克　五味子5克　杞子12克，每日1剂。

末诊：1959年12月25日。自觉视力已正常。右眼视力 1.0，左眼视力 1.2，双眼近视力耶格表 1。双视野检查正常。双眼底大致同前。停止治疗。

【病例五】张某，女，27 岁，某医院病历号：75753。

会诊日期：1959 年 11 月 6 日。

主诉：双眼视力减退 3 个月。

病史：今年 8 月初曾感冒发烧，伴有偏头痛。15 天后左眼视力急剧下降，5 天后右眼视力相继减退，当即在本市某医院眼科住院治疗，本月 1 日出院。现视力继续减退，头痛绵绵，右眼胀痛，睡眠、纳食均差，懒动少言。

既往史：发病前工作很紧张，有过度劳累史。

检查：右眼视力 0.5，近视力耶格表 2；左眼视力 0.7，近视力耶格表 2。双视乳头色泽全部苍白，边缘清楚，动脉细，动静脉比例为 1∶2，其他大致正常。双眼周边视野白色视标在 20 度以内，红色视标在 10 度以内；双眼中心视野约有 10 度比较暗点。

脉象：细而有力。

舌象：质淡红，舌体胖。

诊断：双眼视瞻昏渺，双眼视瞻有色。

辨证：脾虚气弱，中气不足，清阳下陷，清窍失养。

治则：益气升阳为主，辅以清肝明目。

方药：补中益气汤加味。柴胡 3 克　升麻 2 克　归身 10 克　白术 10 克　陈皮 5 克　党参 12 克　黄芪 10 克　炙甘草 3 克　蔓荆子 3 克　生石决明 15 克（先煎）　夜明砂 12 克（包煎）　杞子 12 克　五味子 5 克　川芎 3 克，14 剂。

二诊：1959 年 11 月 20 日。服药后视力明显进步，暗影已不明显。

检查：双眼视力 1.0，近视力耶格表 1。双眼底大致同前。脉细，舌质淡，舌体稍胖。仍守前方加减。

方药：补中益气汤加桑叶 6 克　石决明 15 克（先煎）杞子 10 克，7 剂。

末诊：1959 年 11 月 27 日。双眼视力已恢复正常，眼前暗影已消。

检查：双眼视力 1.2，近视力耶格表 1。眼底大致同前双眼周边视野已基本正常，中心暗点已消，停止治疗。

【病例六】屈某，男，28 岁，门诊号：962435。

初诊日期：1960 年 6 月 8 日。

主诉：右眼外伤后视力减退近 2 个月。

病史：2 个月前被电车轮胎碰伤右侧眉额，现工作时间稍长则感头痛，失眠。

检查：右眼视力 0.2，近视力耶格表 4。试镜右眼 +0.75S=0.5；散瞳检影 +1.25S=0.5^{-2}。左眼视力 1.5，近视力耶格表 1。右眼周边视野向心性缩小，5mm 白色视标在 40 度范围以内，红色视标在 10 度范围以内。中心视野有 10 度左右之红白比较暗点，左眼视野正常。右眼视乳头颞侧色淡，其他大致正常；左眼底大致正常。

脉象：弦细。

舌象：舌质淡红，苔薄白。

诊断：右眼视瞻昏渺，视瞻有色。

辨证：撞击伤目，脉络受损，精血受阻，目失所养。

治则：益气升阳，滋补肝肾。

方药：（1）补中益气丸 50 克。

（2）明目地黄丸 50 克。每次各服 10 克，日服 2 次。

二诊：1960 年 7 月 6 日。药后视力进步，右眼视力 0.4，脉弦细，舌质淡红，苔薄白。证属气阴两虚，以补中益气丸、杞菊地黄丸或明目地黄丸，每日两种药交替服用。至1960年12月21日，右眼视力0.8，近视力耶格表1。因工作劳累，全身乏力，头晕，下肢浮肿，懒言少动，纳、眠均差，脉濡细，舌淡苔腻。证属心脾两虚，兼水湿内困，治宜补益心脾、健脾利湿。

方药：党参10克　杞子10克　赤小豆10克　炒白术10克　茯苓10克　炙甘草3克　陈皮3克　砂仁3克　大枣8枚（打）　炙远志5克　炒枣仁20克　青木香3克　香附5克　炙黄芪10克，隔日或3日1剂。同时服人参归脾丸，日服2次，每服10克。

末诊：1961年2月6日。上症悉消，自觉视力和视野正常。

检查：右眼视力1.0，近视力耶格表1。右眼周边视野已正常，中心暗点已消失，停止治疗。

（三）评析

我科自1956年开始，在学习韦老经验的基础上，对视神经萎缩进行临床研究，通过多次总结，证明中医中药对本病有较好的疗效。

韦老对本病总的治则是“滋补肝肾”“益气升阳”“舒肝解郁”“养血活血”。目为肝窍，瞳神属肾，凡是瞳神内部的慢性眼底疾患，多数以补益肝肾为主，以杞菊地黄汤或明目地黄汤为基础，随症加减。同时在治疗中要重视脾胃，脾为后天之本，生化之源，久药易伤脾，过劳易伤气，脾虚气弱，中气不足，直接影响精血的上承和清窍的充养，所以常用补中益气汤而扶其本。撞击伤目，脉络受阻或肝气郁结，均可导致肝窍郁闭而精血不能上承，目失濡养，常以丹栀逍遥散加减，舒肝解郁而通利玄府。养血活血常以四物汤为基础，韦老对四物汤的应用范围较广，对于气血两亏兼见肝肾不足者，常用四物五子汤；如遇久视伤血，血不养睛而睛珠痛者，则以当归养荣汤治之。在随症选药方面，常加枸杞子、制首乌。杞子有补肾益精明目之功，适用于肝肾阴亏之病人，而韦老对肝肾不足者，气虚阳虚阴虚均用杞子，甚至其他类型亦加杞子，提高视力确实有效。制首乌有补益肝肾，滋阴养血之效，在滋阴明目方面，常加首乌以助药力。

儿童视神经萎缩

（一）概论

儿童视神经萎缩多因脑炎、脑膜炎、外伤、营养不良、球后视神经炎、视乳头水肿等多种病变所后遗，部分患儿因先天或家族遗传所致，还有些患儿病因不明。临床特点是双眼发病率高，可视力低下或全盲。本病包括在中医“青盲”的范畴，尚有部分视力者，则属“视瞻昏渺”。中医学有近似本病的记载。《诸病源候论·小儿杂病篇·目盲候》有：“眼无障翳，而不见物，谓之青盲”的记载。随着医学的发展，历代医家对本病的认识亦逐渐深刻。1920年刘耀先所著《眼科金镜·青盲症》中指出：“小儿青盲眼，此症极危险。盖因病后，热留经络，壅闭玄府，精华不能上升荣养之故，此时民国甲子，患疹后余热未尽得是病者不少，症之起不疼不痒，不红不肿，如无症状，只是不能睹物，盲瞽日久，父母不知为盲。以速速急治，缓则经络郁久，不能治疗。”上述文献对小儿青盲的症状，病因以及预后的描述较为生动和详细。同时可以推知，儿童单眼视力减退或失明，不易被觉察，直至病情严重，双眼失明，父母才发觉，这和临床资料完全符合。现将韦老对各种不同病因所后遗的儿童视神经萎缩病案，整理如下。

1. 结核性脑膜炎后（3 例）

【病例一】白某，女，3 岁，门诊号：2108。

初诊日期：1958 年 1 月 8 日。

代诉：双目失明 4 个月。

病史：4 个多月前，因结核性脑膜炎发烧抽风后而双目失明。曾在某医院住院治疗无效。现神烦，多语，左手不能活动，下肢强直，不能站和走，午夜盗汗，手足乱动。

检查：双眼视力无光感。双眼瞳孔散大约 6mm，对光反应消失。双眼底视神经乳头大小正常，色泽苍白，动静脉均细，黄斑中心窝反射欠清，周边部未发现异常。

脉象：细数。

舌象：舌质红。

诊断：双眼青盲。

辨证：血虚肝郁，玄府郁闭，目失濡养。

治则：疏肝清热，活血养血，益气滋阴。

方药：逍遥散验方加浮小麦 18 克　熟地 15 克　牛膝 3 克　大枣 6 个，14 剂。

二诊：1958 年 2 月 3 日。多语已减，扶墙能站，二便困难，爱哭。病后津液亏损，“无水停舟”，故大便困难；心热移于小肠，故小便赤热而涩痛。治宜滋阴生津，补益肝肾。方药：杞菊地黄汤加女贞子 6 克　夜明砂 9 克　谷精草 6 克石决明 9 克　当归 6 克，10 剂，水煎服。

三诊：1958 年 2 月 12 日。上方共服 19 剂，大便通畅，一日一解，视力进步，已能走路。治宜疏肝解郁，滋阴益肾。方药：验方逍遥散加熟地 9 克，26 剂。

末诊：1958 年 4 月 25 日。患儿远近视力已正常，行动活泼。

检查：能捡取桌上头发丝及 1.5mm × 1.5mm 大的纸屑。眼底：双眼大致同前。脉细，舌质淡红。证属久病正虚，面色微黄，神光恢复，尚需扶正固本。治宜益气升阳，补益肝肾。方药：补中益气汤加杞子 9 克、夜明砂 6 克（包煎），10 剂，水煎服。停止治疗。

【病例二】陈某，男，1.5 岁，门诊号：58576。

初诊日期：1963 年 5 月 30 日。

代诉：双目失明已 70 天。

病史：今年 3 月 2 日开始呕吐，每天 1 ～ 2 次，伴有低烧，嗜睡，消瘦，盗汗，3 月 18 日双眼失明，22 日昏迷不醒，伴有角弓反张，即送儿童医院抢救，检查确诊为“结核性脑膜炎脑膜脑炎型晚期”，经对症抢救 5 月 8 日清醒，但仍双目失明，经某某医院眼科会诊，诊断为双眼早期视神经萎缩，建议来本院诊治。现双目失明，不能单独翻身，不能站坐，右侧面神经轻度麻痹，右侧肢体偏瘫。

既往史：1 岁时曾患百日咳 3 个月，此后常有咳嗽。

家族史：足月顺产第一胎。

检查：用手拍眼知闭眼，用手电筒、钢笔等较大物体逗眼不知追随。双眼瞳孔中等度大，对光反应迟钝。双眼视乳头色淡，边缘清楚，动静脉比例大致正常，黄斑中心窝反射可见，周边部未发现异常。

脉象：弦数，指纹青紫透现风关。

舌象：较红，苔微黄。

诊断：双眼青盲，右侧口眼歪斜，肢体瘫痪。

辨证：血虚肝郁，脉络中邪。

治则：疏肝解郁，养血息风，健脾益肾。

方药：验方逍遥散加味。丹皮3克　炒栀子3克　柴胡6克　薄荷3克　当归6克　白芍6克　茯苓6克　白术6克　炙甘草3克　杞子9克　白僵蚕9克　牛膝3克　杜仲6克　石决明15克　夜明砂3克（包煎），7剂。

二诊：1963年6月6日。药后症减，视力进步，已能看见手电筒等较大物体。右侧肢体稍能活动，口眼已正。烦躁不安。

检查：用玩具在眼前逗引已知追随，见人知笑，神态较前活泼，右侧肢体稍能活动。脉细数，舌稍红，指纹青紫透现风关。仍按原法治疗，以原方加伸筋草6克、五味子2克，每日1剂，连服14剂。安宫牛黄散每日1克。

三诊：1963年7月4日。患儿双眼视力已恢复正常，近日神烦纳差，右侧肢体已灵活自如，但较软。

检查：可随意捡取桌上米粒大棉絮。脉细而稍数，舌质稍红，苔薄腻。肝郁已解，玄府通利，故神光充沛。

方药：（1）原方去白僵蚕、牛膝、伸筋草，10剂。

（2）安宫牛黄散，每日1克，温水调服。

末诊：1963年8月15日。眼已正常，比米粒小的东西亦能捡起，夜卧不安，经常腹泻，纳差。

检查：双眼视力能捡取桌上红白二色芝麻大棉屑。双眼视乳头颞侧色淡，其他正常。脉细而稍数，指纹浅淡略现，舌稍淡。证属脾虚气弱，治以调脾健胃为主。方药：香砂六君子汤加焦三仙9克，10剂。如大便正常，胃纳转佳，再服石斛夜光丸和明目地黄丸，每日各半丸，连服2周，巩固疗效。

随访复查：1965年9月16日。视力正常，肢体功能已恢复正常。未再服药。

检查：双眼视力1m远，能捡起1mm大红白蓝三色细珠。

右眼视乳头颞侧色淡，其他正常。左眼视乳头颞侧稍浅，其他正常。

【**病例三**】王某，女，11岁，住院号：108833。

初诊日期：1965年6月2日。

主诉：双眼失明2个多月。

病史：今年2月中旬开始发烧，头痛，伴有呕吐，当地医院作脑脊液检查（4次），确诊为结核性脑膜炎。3月6日在当地医院住院治疗，发现双眼视力模糊，19日加重，20日完全失明。5月10日出院即去某医院求治无效，来北京某某医院治疗，诊断为视神经萎缩，转本院治疗。

现头痛，烦躁，大便偏干，小便频数，胃纳不佳，进食稍多则呕吐。

既往史：得过流感，但无咳嗽、咯血史

个人史：足月顺产第一胎，母奶长大，尚未出过麻疹。

家庭史：父母弟妹均健康，家里无结核病人。

检查：左颈下耳后有1cm左右的淋巴结肿，按之滑动。右眼视力眼前手动，左眼光感。右眼瞳孔4.5mm大，直接反应存在，间接反应消失。左眼瞳孔5.5mm大，对光反应极迟钝。右眼视神经乳头色淡黄，筛板可见，边缘清楚，动脉细，动静脉比例为1∶2，黄斑中心窝反射弥散，其他正常。左眼视神经乳头色全淡，动脉细，静脉稍细，其他正常。血常规检查，白细胞总数 24400 个 /mm^3（中性 82%、淋巴 16%、单核 1%、酸性 0）。脑脊液潘氏试验阳性，细胞总数 95 个 /mm^3，白细胞数 88 个 /mm^3，细胞分类单核 70%，多叶核 30%。

脉象：弦细。

舌象：色红，苔微黄。

诊断：双眼青盲。

辨证：血虚肝郁，双目失养。

治则：疏肝解郁，养血补肾为主，辅以平肝和胃。

方药：验方逍遥散加银花 12 克　连翘 9 克　甘菊 6 克，6 剂。

二诊：1965 年 6 月 8 日。视力明显进步，视野狭窄，胃纳佳，有痰。

检查：右眼视力 0.7^{-1}，近视力耶格表 2；左眼视力 0.4^{-1}，近视力耶格表 7。3mm 红白视标检查，右眼周边视野向心性缩小，白色在 18 度以内，红色在 10 度以内。左眼周边视野向心性缩小，白色 10 ～ 15 度以内，红色在 10 度以内。治以舒肝养血，益肾明目为主。

方药：验方逍遥散加柴胡 5 克　薄荷 3 克　当归身 6 克　白芍 6 克　炙甘草 3 克　杞子 6 克　甘菊 6 克　茯苓 6 克　炒白术 6 克　丹皮 6 克　石决明 15 克　夜明砂 6 克　僵蚕 6 克，每日 1 剂。

三诊：1965 年 6 月 21 日。患儿每日下午有低烧，神烦，近有外感，痰多。

检查：双眼视力 0.9，近视力耶格表 2。脉浮细而数，舌苔白滑而腻。证属痰热内闭，低烧神烦，兼有外感。治宜清热解毒，开窍安神，祛风化痰。

方药：（1）银花12克　连翘6克　前胡6克　僵蚕9克　蝉蜕3克　钩藤9克　桔梗6克　薄荷6克（后入）常山3克　柴胡3克　半夏6克　陈皮3克　甘草6克，3剂。

（2）局方至宝丹，日服2次，每服2克。

末诊：1965年6月30日。双眼视力已恢复正常。

检查：双眼视力1.5，近视力耶格表1。双眼周边视野白色上30度，下60度，鼻侧、颞侧均50度；红色上方20度，下方40～45度，鼻侧、颞侧均为35度。脑脊液潘氏试验阴性（6月29日检查）。

视力正常，余邪未尽，邪在少阳。治宜清透少阳、化痰清热，辅以健脾和胃。

方药：（1）小柴胡汤加味。柴胡5克　党参6克　黄芩6克　茯苓6克　甘草6克，加常山3克　焦三仙9克　钩藤9克　银花12克　连翘6克，7剂（低烧时服）。

（2）逍遥散验方加僵蚕9克　常山3克　石决明15克，7剂（先服此方）。

（3）明目地黄丸20丸，日服2次，每服半丸（汤药服完后再服此丸）。

2. 化脓性脑膜炎后（3例）

【病例一】李某，男，2.5岁，门诊号：52365。

初诊日期：1962年12月24日。

代诉：双眼失明已2个多月。

病史：今年10月10日高烧，抽风，呕吐，昏迷，经沈阳某医院住院抢救，确诊为化脓性脑膜炎。苏醒后双目失明，用药物及针灸治疗无效，转来本院治疗。现烦躁，双目失明。

检查：双眼视力光感。双眼瞳孔大小反应正常。双眼视神经乳头鼻侧淡黄，颞侧色淡，动静脉比例正常，黄斑中心凹反光欠清。

脉象：弦细，指纹紫暗透现风关。

舌象：舌质较红。

诊断；双眼青盲。

辨证：血虚肝郁型。

治则：舒肝解郁，平补肝肾。

方药：逍遥散验方加石决明 15 克、夜明砂 9 克，14 剂，水煎服。

1963 年 1 月 14 日家长来信介绍，患儿服药第五天看见人影，以后视力一天天进步，现能捡桌上米粒，但“眼神”不够灵活。函告仍照原方内服，嘱春节后来京复查。

末诊：1963 年 2 月 9 日。已能看到针尖和芝麻大纸屑，爱动活泼。

检查：能捡取桌上芝麻大纸屑。视野指测范围已基本正常。双眼视乳头颞侧淡。其他正常。玄府通畅，气血已充，神光恢复，双目有神。脉稍数，舌质正。滋肝补肾明目，以巩固疗效。

方药：石斛夜光丸 14 丸，日服 2 次，每服半丸。

随访复查：1963 年 8 月 9 日。在家已能从地上拾起缝针及小米粒。

检查：随意准确捡取桌上红白二色芝麻大棉屑，上方视野似较狭窄。眼底同前。继续服石斛夜光丸 15 丸，每日 1 丸。

随访复查：1965 年 7 月 24 日。双眼视力 0.6^{+2}，近视力耶格表 1，有近视。双眼视乳头颞侧淡，其他正常。

嘱咐等孩子稍大，可验光配镜，不用服药。

【病例二】刘某，男，5岁，病历号：58191。

初诊日期：1963年5月23日。

代诉：双眼视力急剧下降70天。

病史：患儿今年3月初曾患化脓性脑膜炎，高烧40.6℃，昏迷，抽风3天。3月11日发现双眼上翻，视力很差，当时正在某医院治疗，兼顾眼病，对症治疗无效。3月19日脑膜炎痊愈出院，又转某医院住院治疗眼病，4月23日出院。5月17日来北京某医院求治，确诊为双眼单纯性视神经萎缩，建议来我院治疗。

检查：右眼视力眼前手动，左眼约80cm指数。双瞳孔较大，对光反应极迟钝。双视乳头大小形态正常，色全淡，尤以颞侧为著，边缘清楚，动静脉比例正常，右眼黄斑部中心窝光反射极微弱，左眼可见，周边部未见异常。

脉象：细数，指纹青紫透见风关。

舌象：舌质红，苔薄。

诊断：右眼青盲，左眼视瞻昏渺。

辨证：血虚肝郁型。

治则：疏肝解郁为主，辅以补益肝肾。

方药：逍遥散验方加石决明12克　夜明砂6克　五味子2克　女贞子6克，14剂。服汤药7剂后并服石斛夜光丸，每日半丸。

二诊：1963年6月7日。服药7剂后能在16cm远看见钢笔及墨水瓶，现能在50m远看到房顶上的旗杆。饮食稍差。

检查：能从地上迅速拣起直径10mm大的棉花团，单眼能从桌上拾起黄豆大的棉团，双眼能从桌上拾米粒大棉团，100m远能分清男女。双瞳孔中等度大，对光反应较迟钝。

脉稍数，舌苔薄腻，中有剥苔。证属病后中气不足，脾虚胃弱。仍按前法：原方加炒神曲 5 克、白蒺藜 6 克、谷精草 6 克，8 剂，水煎服。并服石斛夜光丸，每日半丸。

三诊：1963 年 6 月 15 日。双眼辨色力强，视物较前清楚。

检查：双眼随意捡取桌上红白黑三色芝麻大棉絮，单眼分别检查，能拣桌上绿豆大棉团。脉细，舌质稍红。双眼视乳头颞侧颜色较淡，其他同前。原方 7 剂，水煎服。

末诊：1963 年 6 月 22 日。视力已基本正常，因吃零食过多，近日纳差。

检查：能从桌上迅速捡取芝麻大棉絮。双瞳孔稍大，对光反应灵活。脉细数，舌质正，舌中有剥苔。久病气阴两虚，饮食不节而伤脾胃。治宜益气升阳，健脾开胃。

方药：（1）补中益气汤加炒神曲 6 克　焦三仙 9 克　北沙参 6 克　麦冬 6 克，7 剂，水煎服。

（2）石斛夜光丸，7 丸，每日 2 次，每次半丸。

自后，以补中益气汤和逍遥散经验方隔日交替内服，加石决明、夜明砂（包煎）、谷精草、五味子、磁珠丸（同煎），连服 1 个月。同时服石斛夜光丸，每日半丸。

【病例三】于某，女，1 岁，门诊号：70722。

初诊日期：1964 年 3 月 24 日。

代诉：双目失明已 4 个月。

病史：患儿于去年 11 月 7 日由凳上摔下，次日高烧，昏迷，抽风，当即送某医院抢救，因颅压高，曾作腰穿 4 次，囟门穿刺 3 次，确诊为化脓性脑膜炎。经住院治疗后，于 12 月初发现患儿双眼“发直”，1 周后才发现双目失明，请某医院眼科会诊，确诊为视神经萎缩，对症治疗无效，来本院治疗。现神烦，不能单独站及坐。近有感冒、咳嗽，痰不多。

既往史：出生后无任何疾病。

家族史：父母身体健康，无传染病。

个人史：足月顺产第1胎。

检查：双眼视力无光感。双眼瞳孔散大，对光反应消失。双眼视神经乳头色淡，颞侧苍白，筛板可见，边缘清楚，动脉较细，黄斑及周边部大致正常。

脉象：弦数，指纹青紫透现风关。

舌象：舌质较红，苔白腻。

诊断：双眼青盲。

辨证：血虚肝郁，兼有外感。

治则：先解表邪，止咳化痰，再舒肝解郁，平补肝肾。

方药：（1）桑菊饮加减。桑叶3克　菊花3克　苏梗3克　杏仁5克　桔梗3克　牛蒡子3克　甘草3克　防风3克　荆芥2克　橘红2克，水煎服3剂后再服下方。

（2）逍遥散验方去丹皮、栀子，加石决明6克、白僵蚕6克、五味子1克，14剂，水煎服。

二诊：1964年4月10日。代诉：视力有进步，以物遮眼时患儿即用手抓取。近日烦躁，皮肤瘙痒。

检查：用手电光照患儿双眼，即可引起注视。按原法施治。原方去五味子，加丹皮3克、炒栀子6克、地肤子5克、夜明砂3克（包煎），每日1剂。

三诊：1964年4月30日。服药7剂后视力进步，能看见33cm之外的饼干、皮球。神烦已消，皮肤瘙痒已显著减轻，近有咳嗽。脉细数，舌质淡红苔白腻。原方去栀子、白僵蚕，加杏仁3克、桔梗3克、炒三仙9克，先服7剂，咳止后去桔梗、杏仁，继续服7剂。

四诊：1964年5月14日。能抓取33cm之外的红色铅笔及墨水瓶盖。其他症状全消。脉细数，舌质稍红少苔。证属肝肾阴虚，神光恢复较慢，治宜舒肝养血，补益肝肾。方用逍遥散验方，每日1剂。并服石斛夜光丸，每日半丸。

五诊：1964年6月9日。上方共服21剂，因感冒曾停服数天，现视力明显进步，能拣桌上大米花。原方加夜明砂3克，14剂，石斛夜光丸7丸，每日半丸。

六诊：1964年8月25日。视力已恢复，未及时复诊，现患儿已能从地上拣蚂蚁，睡眠好，胃纳佳，大便溏薄，1日2～3解。

检查：右眼轻度外斜，能抓取33cm之外的大头针及头发丝。脉细，舌质较淡。治以益气升阳为主，适加健脾开胃，明目之品。方药：补中益气汤加炒苡米6克、炒麦芽6克、枸杞子6克，14剂。

末诊：1964年9月8日。视力明显进步，能拣起33cm之外的大头针及1.5mm大小的白色纸片。双眼散瞳检查，视神经乳头色稍浅，血管和黄斑大致正常。原方去苡米加五味子滋阴明目，每日1剂，连服14剂。巩固疗效。

3. 肺炎合并脑炎后（4例）

【病例一】潘某，男，2岁，某医院病历号：737100。

初诊日期：1959年1月17日。

代诉：双目失明1个月。

病史：患儿于去年12月中旬，患麻疹合并肺炎，当时高烧，抽风，昏迷，经儿童医院抢救后进一步检查确诊为肺炎合并脑炎。苏醒后发现双眼失明，经过治疗脑炎已愈，仍双眼失明，两耳失聪，不能走路，烦躁，夜卧不安，咳嗽多痰，两颊绛红。

检查：双眼无光感。双眼瞳孔散大，对光反应消失。双眼底视神经乳头色淡黄，动脉稍细，其他正常。

脉象：弦数。

舌象：舌质色绛。

诊断：双眼青盲。

辨证：血虚肝郁，风热犯肺，阴虚肝旺。

治则：疏肝解郁为主，辅以平肝息风，清热化痰。

方药：逍遥散加炒栀子 5 克　僵蚕 3 克　生地 12 克　石决明 12 克　夜明砂 9 克　前胡 3 克，10 剂。

二诊：1959 年 1 月 27 日。药后上述症状悉减，半尺远看见较大物体，唯大便干结，双颊仍红。

检查：用手逗眼已知闭眼、躲避。脉弦数，舌质色红，少苔。证属热邪未尽，阳明腑气燥结。治宜清热解毒，通腑开窍为主，适加凉血降火软坚之品。

方药：（1）紫雪丹 15 克，每日 3 克，温水调服。

（2）逍遥散验方加地骨皮 10 克　白菊 6 克　生牡蛎 12 克，8 剂。

三诊：1959 年 2 月 5 日。已能看见 3m 以外的物体，下肢能走，双耳失聪见好，双颊绛红减轻。仍有时烦躁。

检查：瞳孔已恢复正常，对光反应灵活。脉细数，指纹略紫，舌色较红。治以疏肝解郁，清热解毒为主。

方药：（1）羚翘解毒丸，每日 1 丸，临睡前温水调服。

（2）丹栀逍遥散加杞子 6 克　五味子 2 克　牛膝 5 克　石决明 12 克　夜明砂 10 克，14 剂，水煎服。

四诊：1959 年 2 月 27 日。能看见 9m 以外的东西，听力恢复正常。近来食欲不振，痰较多。证属脾运失健，水湿停聚。治宜疏肝解郁，健脾开胃为主，适当加化痰之品。

方药：上述第2方加炒麦芽10克　陈皮3克　橘红3克，每日或隔日1剂。

末诊：1959年4月8日。服上方20剂后双眼视力已正常。近来经常感冒。

检查：能随意拾取比芝麻还小的东西。下肢功能已恢复正常。证属中气不足，卫气不固。治宜益气升阳，而善其后。方药：补中益气汤，7剂。

【病例二】王某，女，7岁，门诊号：44892。

初诊日期：1962年5月26日。

父代诉：双眼视力减退已1年多。

病史：1960年冬季患肺炎，当时高烧，视力不好，视物模糊，经某医院诊断为部分性神经萎缩，转中医治疗。现视力差，胃纳不佳。

既往史：有慢性气管炎病。1959年夏季曾患过黄疸性肝炎，现已痊愈。

家族史：父母亲均有近视，身体健康。

个人史：足月顺产第一胎。

检查：右眼视力0.4，近视力耶格表5；左眼视力0.4，近视力耶格表4，均不能矫正。双眼散瞳检查眼底，右眼视乳头颞侧稍浅，伴有半月弧，动脉稍细，豹纹状眼底，其他正常。左眼视乳头颞侧苍白，动脉细，豹纹状眼底，其他正常。

脉象：细数。

舌象：舌质红，舌苔薄白。

诊断：双眼视瞻昏渺。

辨证：肝经郁热未尽，玄府郁滞，目失荣养。

治则：舒肝解郁，补益肝肾，以扶正固本。

方药：逍遥散验方加石决明 15 克　夜明砂 10 克（包煎），7 剂，水煎服。

二诊：1962 年 6 月 2 日。药后视力进步，胃纳仍差。

检查：双眼视力 0.6，近视力耶格表 2。仍守前法，原方加炒麦芽 10 克，14 剂，水煎服。

三诊：1962 年 6 月 18 日远视力同前，近视力已恢复耶格表 1。胃纳已佳，二便调。患有视近怯远症，兼病后元气不足。

方药：加味定志丸。党参 6 克　茯苓 6 克　石菖蒲 10 克　炙远志 5 克　枸杞子 6 克　菟丝子 6 克　石决明 12 克　五味子 2 克，加磁朱丸 10 克（同煎），20 剂，水煎服。

末诊：1962 年 7 月 11 日。视力有进步，其他无明显不适，因有屈光不正，远视力仍差。

检查：右眼视力矫正 0.9，近视力耶格表 1；左眼视力矫正 0.7^{-2}，近视力耶格表 1。原方石决明用 15 克、夜明砂 10 克（包煎），20 剂。

1978 年 6 月复查，双眼矫正视力 1.2，近视力耶格表 1；双眼中心及周边红白二色视野均已正常；双眼底大致同前。继续观察，嘱每日做眼部保健按摩。

【病例三】张某，女，1 岁，门诊号：62239。

初诊日期：1963 年 8 月 29 日。

代诉：双目失明已 10 个月。

病史：出生两个月时曾患大叶性肺炎，合并脓胸，在当地医院手术治疗。术后 8 天高烧，四肢抽搐，眼球震颤，向右偏斜，诊断为脑栓塞，及时抢救好转，但双目失明，来北京诊治。曾去某医院，诊为双眼原发性视神经萎缩，神经科会诊为中毒性脑炎后遗症，介绍来本院。

检查：双眼视力光感。双瞳孔大小反应正常，右眼视乳头色全淡，鼻侧稍淡黄，筛板可见，边缘清楚，视网膜动脉较细，其他正常。左眼视乳头色灰黄，边界清，其他因不合作未能看清。

脉象：细数。

舌象：舌质稍红，苔白腻。

诊断：双眼青盲。

辨证：血虚肝郁，双目失养。

治则：以舒肝解郁，养血活血为主，辅以平肝息风。

方药：丹栀逍遥散加减。丹皮 5 克　炒栀子 6 克　柴胡 3 克　当归身 5 克　茯苓 6 克　白芍 6 克　白术 3 克　薄荷 1 克（后下）　甘草 1 克　生石决明（打，先煎）12 克　白僵蚕 3 克　双钩藤 3 克　麦冬 5 克，10 剂。

二诊：1963 年 9 月 7 日。药后患儿似能看见物影，以物逗眼时即用手抓取，但不准确，仍按前法治疗，原方加枸杞子 6 克，以助清肝明目之力。

三诊：1963 年 9 月 23 日。已能看到较大物体，近来纳差便溏，1 日 2～3 解，消化差。

检查：右眼轻度内斜，给 3.5cm × 9cm 大之物体能准确抓取。脾虚胃弱故纳少便溏。治以补中益气，健脾开胃为主。

方药：砂仁 2 克　茯苓 6 克　厚朴 6 克　苡米仁 10 克　焦三仙各 6 克　青木香 2 克　白菊 5 克　党参 5 克，服药 7 剂，纳佳、便调。再服逍遥散验方加青木香 2 克　炒麦芽 10 克　僵蚕 5 克，15 剂。

四诊：1963 年 10 月 15 日。视力显著进步，能从桌上捡取米粒。搀扶下能走，神烦。

检查：双视神经乳头色灰黄，边界清楚，动脉稍细，其他正常。郁滞已解，内热未尽。治以益气养血，滋补肝肾为主，选加清肝明目健脾之品。

方药：党参 6 克　归身 6 克　白芍 6 克　炒白术 6 克　枸杞子 6 克　女贞子 6 克　五味子 3 克　柴胡 3 克　石决明 12 克　夜明砂 6 克　焦三仙 10 克　鸡内金 6 克　白僵蚕 6 克　白蒺藜 6 克，15 剂（隔日 1 剂）。未再复诊。

【病例四】白某，男，3 岁，门诊号：229565。

初诊日期：1969 年 4 月 1 日。

代诉：双目失明 50 天。

病史：两个月前因中毒性肺炎高烧 41℃，连续抽风 6 天，昏迷不醒。1 周后苏醒，发现双目失明。住院期间曾做 2 次腰椎穿刺，确诊为中毒性肺炎合并脑炎，住院治疗 27 天，脑炎好转，仍双目失明，特来北京，经某医院诊断为脑炎后遗症，介绍来本院治疗。现双眼失明，右侧肢体偏瘫，不会翻身，不能坐站，口噤，项软神烦，有时呕吐。右下肢及右手指不能屈伸。

检查：双眼视力黑蒙。右眼瞳孔病理性散大 5 ～ 6mm，对光反应消失；左眼瞳孔药物性散大约 8mm，对光反应消失。双眼底视神经乳头鼻侧淡黄，颞侧近苍白，动脉细，动静脉比例 1 ∶ 2，黄斑中心凹反射未见，周边部正常。

指纹：色青紫透现风关。

舌象：舌红，苔微黄。

诊断：双目青盲。

辨证：温热病后邪热未尽，热留经络，玄府郁滞，目失荣养；髓海失充，智力不足。

治则：平肝息风，和胃止呕为主，选加补心宁神开窍明目之品。

方药：全蝎 3 克　钩藤 9 克　柴胡 5 克　防风 3 克　黄芩 5 克　神曲 6 克　石菖蒲 3 克　炙远志 3 克　银花 9 克　川芎 5 克　桑寄生 9 克　茯苓 9 克，4 剂，水煎服。

二诊：1969 年 4 月 4 日。药后视力进步，昨天开始看到较大物体。右手指已能屈伸，神烦已减。

检查：能准确追随手电光，置眼前一物知用手摸取，但不准。脉弦数，指纹青紫透现风关。舌质色稍红，舌中苔腻。仍守前方去防风加枸杞子 6 克，以助清肝益肾明目之效。7 剂。

三诊：1969 年 4 月 10 日。下肢已能屈伸，智力较前明显好转。视力大致同前，证属郁滞未解，余热未尽，治宜舒肝解郁，养血活血为主，选加益气补肾，清肝明目之品，方用逍遥散加减：柴胡 5 克、归身 5 克、白芍 6 克、丹皮 3 克、枸杞子 6 克、菊花 6 克、炙甘草 3 克、全蝎 3 克、桑寄生 10 克、牛膝 6 克、覆盆子 5 克、党参 5 克，30 剂。

末诊：1969 年 5 月 5 日。药后视力逐渐进步，很小东西亦能看到。

检查：33cm 远捡取曲别针，16cm 远捡起大头针。双眼底视神经乳头色泽淡黄，动静脉比例为 1 ∶ 2，其他正常。智力佳，神态活泼，右手已能屈伸，但握力差，下肢活动自如，已能坐，但较弱无力，仍不能站。脉细数，指纹淡紫略现。舌稍红少苔。治宜滋阴益气，养血活血，补益肝肾。

方药：熟地 10 克　党参 10 克　归身 5 克　白芍 6 克

丹皮6克　牛膝6克　枸杞子6克　覆盆子6克　决明子5克　神曲3克　柴胡5克　桑寄生10克　菊花6克，20剂（隔日1剂），回原地服用。

4. 乙型脑炎后（1例）

梁某，男，4.5岁，门诊号：95369。

初诊日期：1965年4月1日。

代诉：双目失明10天。

病史：患儿2月28日得乙型脑炎住院抢救，高烧、头痛、抽风10多天，昏迷20天，清醒后发现双目失明，请某医院会诊，确诊为双眼视神经萎缩，建议来我院治疗。

现烦躁不安，左侧肢体偏瘫，不能翻身，右手颤抖，全身触痛明显，双眼不辨三光，双耳失聪，口噤项强，大便2日一解，小便短赤。

既往史：身体一直健康。

家族史：父母兄弟身体健康。

个人史：足月顺产第2胎。

检查：双眼视力黑蒙。双上睑下垂，睑裂较小，目紧上视，往下受限，左眼外斜5度左右。双眼瞳孔约5.5mm，对光反应消失。双眼视神经乳头色全部淡黄，筛板可见，边缘清楚，动脉狭窄，静脉较细，黄斑中心凹反射可见，周边部正常。

诊断：双眼青盲，双眼睑废，左眼目偏视。

辨证：温热病后，邪热未尽，脉络受阻，玄府郁闭，清窍失养而双目失明。

治则：平肝息风，清热养阴，芳香开窍。

方药：（1）钩藤息风饮加减。银花10克　连翘10克　桑寄生15克　全蝎2克　嫩钩藤15克　菊花10克　石菖蒲 3 克　炙远志 3 克　白芍 9 克　生地 15 克，水煎服，7 剂。

（2）安宫牛黄丸，每日 2 克，温开水调服。

二诊：1965 年 4 月 8 日。药后能说话，口干喜饮。肢体触痛，下肢强直左侧较重，已能翻身，亦能稍坐，其他同前。

检查：双眼视力黑蒙，瞳孔仍大，对光反应消失。

方药：（1）原方加僵蚕 10 克　蝉蜕 3 克，7 剂。

（2）安宫牛黄丸，每日 2 克。

三诊：1965 年 4 月 15 日。患儿从 4 天前开始看见物体。烦躁亦显著减轻，肢体触痛已不明显，近日大便 1 日 2 ～ 3 次，质软不溏。

检查：16cm 远已能辨认手电筒、手帕等物，双眼睑裂等大，大小正常，瞳孔大小及对光反应正常。治以舒肝养血，平补肝肾。

方药：（1）逍遥散验方加白僵蚕 10 克　桑寄生 15 克　嫩钩藤 12 克　甘草 3 克　杜仲 6 克，水煎服，10 剂。

（2）安宫牛黄丸每日 2 克。

四诊：1965 年 5 月 3 日。4 天前开始会单独走路，左腿不如右腿灵活。能拾起地上的火柴，直视较好，旁视较差。神烦已减，智力渐佳，大便量少次数多，小便频数量少。

检查：右眼能抓取 33cm 之外 10mm 大的白色珠，捡取 2m 外地上红蓝绿三色塑料小球，左眼稍差。双眼视乳头全部淡黄，左眼视乳头近苍白，动脉狭窄，静脉较细。其余正常。脉细数，舌质淡红，苔薄白微腻。治宜舒肝养血，健脾利湿，强筋健骨。

方药：（1）原方加泽泻 9 克、苡仁米 9 克，水煎服，

14剂。

（2）健步虎潜丸14丸，日服2次，每次半丸。

五诊：1965年5月17日。肢体已恢复正常功能，唯左下肢较软。手能提5000克粮食，大便正常，纳食佳，以原方加杜仲、甘草、薄荷，7剂。加服石斛夜光丸，每日1丸。

六诊：1965年5月24日。下方视野狭窄，夜卧不安。给石斛夜光丸和朱砂安神丸。每日各1丸。

末诊：1965年6月22日。视力已恢复正常，3个月来体重增加。入睡困难。

检查：能捡取桌上1mm×1mm大棉球。双眼底大致同前。石斛夜光丸、补心丹，每日各1丸，连服14天。

1973年2月随访复查。患儿肥胖、健壮，已上学，但智力稍差。检查：右眼视力0.3，近视力耶格表1；左眼视力0.9，近视力耶格表1。检影视力右 $-1.5DS=0.9^{-1}$，左 $-1.00S=1.5$。眼底同前。

5. 中毒性脑炎后（2例）

【病例一】金某，女，2.5岁，门诊号：211776

初诊日期：1967年7月26日。

代诉：双目失明1个月。

病史：1967年5月开始发低烧，一直在某医院以感冒治疗，曾一度好转。6月18日再次发烧，在儿童医院住院检查确诊为病毒性脑炎，住院治疗30多天，苏醒后双眼失明，左眼上睑下垂，口噤，嘴往右歪，全身颤抖，右侧肢体偏瘫。住院期间曾请某医院眼科会诊，诊为双眼视神经萎缩，建议中医治疗。

检查：双眼视力无光感。左眼上睑下垂，睑裂小约

5mm 左右，瞳孔被遮盖。双瞳孔散大，对光反应消失。双眼视神经乳头色淡黄，筛板可见，边缘清楚，动脉稍细，其他正常。

脉象：弦数，指纹青紫，透现风关。

舌象：舌质红，苔微黄。

诊断：双眼青盲，左眼睑废，双瞳神散大，左侧口眼歪斜。

辨证：肝经风热型。

治则：平肝息风，清热解毒，疏肝明目。

方药：全蝎 3 克　僵蚕 9 克　明天麻 3 克　嫩钩藤 9 克　桑寄生 9 克　银花 9 克　连翘 9 克　薄荷 3 克　党参 6 克　柴胡 5 克　甘草 5 克，6 剂，水煎服。

二诊：1967 年 7 月 31 日。药后似能看到迎面行人。神烦、夜卧不安。原方去柴胡、薄荷，加石菖蒲 6 克、炙远志 3 克、茯神 6 克，以助补心宁神，开窍明目之效。7 剂，并服安宫牛黄丸，每日 2 次，每次 2 克，以助清热解毒，芳香辟秽之效。

三诊：1967 年 8 月 7 日。药后全身颤抖已减。上睑下垂见好。纳差，说话困难，右侧肢体已能活动，但下肢仍不能站，上肢不能握物。脉细，舌质淡红。属风邪未尽，正气已衰，心脾两虚。治宜益气升阳为主，息风开窍为辅。

方药：加味补中益气汤。柴胡 6 克　升麻 3 克　当归身 6 克　陈皮 3 克　炙甘草 3 克　炙黄芪 6 克　炒白术 6 克　党参 6 克　全蝎 3 克　僵蚕 6 克　明天麻 3 克　双钩藤 6 克　石菖蒲 6 克　炙远志 5 克　桑寄生 9 克，7 剂，水煎服。

四诊：1967 年 8 月 12 日。左眼睑裂见大，瞳孔已显露。唯身体软弱，纳差。

检查：左眼睑裂已基本正常，瞳孔全部可见。嘴已不歪，仍全身颤抖。脉细数，指纹青紫透现风关，舌质色淡红。仍按原法：原方去升麻、陈皮、甘草，加杜仲 6 克、杞子 6 克、白附子 3 克、炒稻谷芽 12 克，7 剂。

五诊：1967 年 8 月 19 日。视力明显进步。昨天开始能自己爬和坐。

检查：左睑裂已正常，左眼球轻度外斜，双眼视力 33cm 远捡取 1.5cm × 4cm 大的物体，能抓取 1cm 大之白色圆珠，但不准确。原方去天麻、僵蚕（因当时缺药），7 剂。

六诊：1967 年 9 月 2 日。搀扶下能行走，左下肢仍软。

检查：右眼视力 33cm 远抓取 2mm × 2mm 大的白色珠；左眼 16cm 远抓取 8mm × 8mm 大白色球。眼球轻度外斜。治宜益气养血，补益肝肾，选加舒肝解郁，开窍明目之品。方药以原方加减：柴胡 5 克、归身 6 克、党参 6 克、炒白术 6 克、杞子 9 克、杜仲 6 克、牛膝 6 克、全蝎 3 克、僵蚕 6 克、石菖蒲 6 克、炙远志 5 克，10 剂，水煎服。

七诊：1967 年 9 月 22 日。视力已恢复正常。左下肢仍软。近来胃纳欠佳。

检查：双眼分别检查，能敏捷捡取桌上 1.5mm × 2mm 的红白二色细珠，8 米远追取 4cm 大红色塑料球。治以健脾益气，滋补肝肾。

方药：焦三仙 9 克　神曲 6 克　党参 6 克　牛膝 6 克　杜仲 6 克　桑寄生 9 克　白蒺藤 9 克　杞子 6 克　甘草 3 克，7 剂，隔日 1 剂。

末诊：1967 年 10 月 27 日。药后颤抖已不明显，下肢已正常，行动自如。视力正常。

检查：66cm 远准确捡取直径 1.5mm 红白蓝三色细珠及

纸片。双眼视乳头色全淡，鼻侧淡黄，其他同前。脉细数，舌苔薄白。原方13剂后给犀角地黄丸60丸，1日2次，每次1丸，借以巩固疗效，停止治疗。

随访：1974年9月29日复查。患儿有屈光不正，因调节疲劳经常头晕、头痛。

检查：右眼视力1.0，左眼视力0.9，双眼近视力耶格表1。验光试镜右 -0.25S=1.2，左 -0.50S=1.2。双眼底同前。随给予散瞳孔验光配镜。

【病例二】韦某，男，2岁，住院号：226898。

初诊日期：1968年5月17日。

代诉：双目失明20天。

病史：今年4月27日高烧41℃，伴有抽风、昏迷，醒后双目失明，自后连续抽风达4次，当地医院诊为中毒性脑炎后遗症，早期视神经萎缩。病前能说话、走路。病后不会说话，瘫痪。大便1日2解。烦躁不安，口干喜饮，有饥饿感。

既往史：1岁时曾突然惊厥，数小时缓解。

个人史：足月顺产第6胎，喂母奶。

家族史：父母健康，母亲孕育6胎，其中有2胎出生后患破伤风而死。一个哥哥，一个姐姐，幼小时均曾“抽风”。

检查：右眼无光感，左眼有光感。瞳孔约3mm，右眼对光反应消失，左眼对光反应存在。双眼视神经乳头颞侧色稍浅，其他正常（散瞳检查）。

脉象：浮数。

舌象：舌质红。

诊断：双眼青盲，肢体痿软。

辨证：血虚肝郁型。

治则：疏肝解郁，养血活血，芳香辟秽为主，适加清热降火之品。

方药：（1）逍遥散加减。柴胡 6 克　薄荷 3 克　当归身 6 克　白芍 6 克　丹皮 6 克　杞子 6 克　菊花 6 克　甘草 6 克　炒栀子 6 克　双钩藤 6 克　桑寄生 6 克　炒麦芽 9 克，3 剂，水煎服。

（2）安宫牛黄丸，每日 3 克，分 2 次温水调服。

二诊：1968 年 5 月 23 日。安宫牛黄丸只服 2 天，改用牛黄千金散每日 1 克，体温 36.6℃，神烦已减。下肢仍软，不能单独坐，大便稍溏，1 日 1 解，口干已轻。脉细数，舌质淡红。治宜舒肝养血，开窍明目为主。方药用逍遥散验方加减：柴胡 6 克、薄荷 3 克、当归身 6 克、白芍 6 克、丹皮 6 克、杞子 9 克、炒栀子 6 克、甘草 3 克、茯苓 6 克、杜仲 5 克、牛膝 6 克、白术 6 克、九节菖蒲 5 克、炙远志 3 克，7 剂，水煎服。

1968 年 6 月 1 日韦老查房：患儿已能看到较大物体。智力欠佳，常有饥饿感，大便 1 日 2～3 解，进食多，神烦，多汗。脉稍数，指纹淡。舌质正常，苔净。病后气阴两虚，肾阴不足则髓海失充而智力欠佳；肝阴不足，则肝阳偏亢，而神烦；心阴不足故汗多；胃阴不足则胃火偏盛，故消谷善饥。治以益气健脾，滋阴活血为主，辅以健筋活络。

方药：伸筋草 9 克　党参 6 克　炒白术 6 克　黄芪 3 克　牡蛎 6 克　杞子 9 克　五味子 3 克　丹皮 6 克　杭菊 6 克　当归身 6 克　茯苓 6 克　柴胡 3 克　牛膝 6 克　明天麻 1.5 克　双钩藤 6 克，7 剂。

1968 年 6 月 8 日二次查房：全身情况好转，搀扶下能站立。大便已正常，食欲正常，双眼已能看到钢笔。仍按前法，原方去五味子、龙骨、牡蛎，加青葙子6克、桑叶6克，以助清肝明目之力，每日1剂。

1968年6月13日三次查房：视力明显见好，两天前已能从地上捡取2分硬币，昨天开始看见窗外飞虫，能拾起33cm远的火柴棒，能看见4m远的直径6.5cm黄色塑料球。

检查：双眼33cm远抓取2mm×2mm白色纸屑，66cm远捡取白床单上大头针，牵着母亲衣襟已能走数步。续服原方，每日1剂。

1968年6月17日四次查房：患儿单独已能走1m左右，胃纳佳，便溏1日2解。改用丹栀逍遥散去栀子、薄荷，加天麻3克、钩藤9克、杜仲6克、牛膝6克、党参6克、黄芪3克，每日1剂。

1968年6月24日五次查房：饥饿感已明显好转，大便正常。前方加减，原方去牛膝、柴胡、白芍、黄芪，加伸筋草9克、桑寄生9克、炒稻芽9克、覆盆子6克、白蒺藜12克，每日1剂。

1968年6月27日六次查房：患儿已能看到1mm大纸屑及头发丝，能单独慢慢走10m左右。说话较前多。脉细苔薄白。仍按原方，每日1剂。

1968年7月6日出院前复查：患儿能看到窗台上的蚂蚁，夜间能拣起缝针及头发丝，单独走10m左右，口齿清楚。

检查：视神经乳头鼻侧稍浅，颞侧淡黄，筛板清楚，其他大致正常。脉平，指纹色淡，舌苔薄。

出院带药：（1）加味金钢丸50粒，1日2次，每次1丸。

（2）明天麻3克　双钩藤9克　杜仲6克　桑寄生6克　党参6克　杞子9克　杭菊6克　当归6克　白蒺藜9克　炒白术6克　山萸肉6克　五味子3克，7剂，巩固疗效。

6. 重型破伤风脑病后（1例）

罗某，女，8岁，门诊号：22195。

初诊日期：1967年9月15日。

代诉：双目失明4天。

病史：2个月前突然抽风，当即送医院抢救，次日昏迷不醒，经检查确诊为重型破伤风脑病，呼吸一度窒息，经治疗抽风已止。4天前神智开始清醒，但发现双眼失明。2天前因停镇静药，又抽风1次。现每6小时服眠尔通0.4克，同时加服其他镇静剂，时有小抽，下肢瘫痪，四肢强直不能屈伸。目紧上视、瞳神散大、口噤、智力差、喜笑不止。

检查：双眼视力黑蒙。双瞳孔约7mm大，对光反应消失。双眼视神经乳头色淡黄，边缘不清，动脉较细，黄斑中心凹反射可见，周边未见异常。

脉象：细数，指纹青紫透现气关。

舌象：舌质淡红。

诊断：双眼青盲。

辨证：肝经风热型。

治则：清热解毒，芳香辟秽，息风定惊为主，辅以滋补肝肾。

方药：（1）安宫牛黄丸，1日2次，每次2克。

（2）银花12克　连翘6克　薄荷2克　桑寄生12克　全蝎2克　白僵蚕9克　双钩藤9克　牛膝6克　五味子5克　杞子9克　白附子3克，水煎服，7剂。

二诊：1967年9月22日。神智开始清醒，其他大致同前。仍守前法，原方加茯苓9克，10剂。并服安宫牛黄丸，每日3克，分2次服。

三诊：1967年10月4日。患儿已能单独坐起，搀扶下开始走路。较大物体已能看到。智力进步，抽风已止，双手颤抖，其他症状已全消。

检查：双眼瞳孔约6mm大，对光反应灵敏。双眼视力眼前指数。脉数，舌淡红。仍守前法，原方加减：桑寄生12克、白附子3克、全蝎3克、僵蚕9克、牛膝6克、钩藤9克、五味子6克、党参6克、麦冬9克、忍冬藤12克、杞子9克、生地12克，14剂。

末诊：1967年10月18日。从25m外已能看见人。自己能走路，纳可。

检查：双眼视力分别检查，33cm远捡取桌上红白二色3mm×3mm细珠，6m远追随注视6.5cm红色皮球。右眼视神经乳头颞侧淡黄，鼻侧色正，左眼视乳头色全淡黄，边缘欠整，血管出乳头处有白鞘，黄斑中心凹反射弱，周边未发现异常。双眼瞳孔大小已正常，反应灵敏。脉细而微数，指纹淡紫透现风关。舌质色淡红，舌苔白腻。治以舒肝养血，益气健筋以善其后。

方药：丹栀逍遥散去炒栀子、薄荷，加菊花3克、桑寄生12克、僵蚕9克、忍冬藤9克、牛膝6克、党参5克，7剂。

停止治疗，未再复诊。

7. 中毒性痢疾后（2例）

【**病例一**】孙某，女，1.5岁，门诊号：66191。

初诊日期：1961年5月12日。

代诉：双目失明 18 天。

病史：今年 4 月 24 日高烧、昏迷、抽风即送某医院，检查确诊为中毒性痢疾，抢救 2 天后苏醒。发现双目失明，经某医院治疗无效，来本院求治。现双目失明，双耳失聪，烦躁不安，口噤。病前四肢功能正常，现不能站立。

检查：双眼视力眼前手动，双眼底视乳头色全淡黄，下方边界稍模糊，其他正常。

脉象：弦数，指纹青紫透现风关。

舌象：舌质绛，苔薄白。

诊断：双眼青盲。

辨证：血虚肝郁兼见肝经风热之证。

治则：舒肝解郁，清热解毒，平肝息风为主。

方药：逍遥散验方加黄芩 5 克　丹皮 3 克　银花 6 克　生地 12 克　葛根 5 克　白僵蚕 9 克，水煎服，5 剂。

二诊：1961 年 5 月 17 日。药后视力进步，能拾较大物体。神烦已减，下肢能挪动。脉弦细稍数，苔薄白。原方去丹皮，加防风 3 克、石斛 3 克、橘络 3 克，水煎服，7 剂。

三诊：1961 年 5 月 22 日。视力明显进步。已能走路。仍烦躁，小便黄。证属营分有热，心肝余热未尽。按前法，适当加清热降火之品。上方加车前子 6 克（包煎）、淡竹叶 3 克，水煎服，5 剂。

四诊：1961 年 5 月 29 日。患儿已能看到各种东西。四肢活动自如，烦闹已减。脉弦细稍数，指纹青紫透现风关，舌质红，苔薄白。余热未尽，肝风内动，治以疏肝清热，滋阴益肾，通络明目。

方药：逍遥散加减。柴胡 2 克　薄荷 5 克　炒栀子 6 克　菊花 3 克　银花 6 克　连翘 5 克　白芍 5 克　杞子 3 克　生地 9 克　白术 3 克　橘络 6 克　葛根 5 克　车前子 6 克（包煎）　生甘草 3 克，水煎服，7 剂。

末诊：1961 年 6 月 9 日。双眼视力基本恢复，能准确捡取桌上米粒。烦闹已消。

检查：捡取桌上 2mm × 3mm 大白纸片。脉细数，舌淡红，苔薄白。玄府通利，神光恢复，原方去炒栀子、白术、银花、连翘、葛根、生地、车前子，加白僵蚕 6 克、石决明 9 克、夜明砂 6 克（包煎）、五味子 2 克，水煎服，14 剂。并服明目地黄丸，每日 3 克。

【病例二】田某，男，2 岁，门诊号：74640。

初诊日期：1964 年 6 月 6 日。

代诉：双目失明已 1 周。

病史：今年 5 月种牛痘后持续发烧 12 天。7 天后又发烧，同日下午抽搐，逐渐频繁加重，即送当地医院抢救，经大便培养有痢疾杆菌，诊断为中毒性痢疾。转北京儿童医院治疗。住院期间请神经科会诊，诊断为中毒性脑病，症状性癫痫。同月 25 日发现视力不好，1 周前完全失明，曾请某医院会诊，建议来本院治疗。现烦躁不安、摇头、咬牙、口噤、下肢瘫痪。

检查：双眼黑蒙。双瞳孔中等大小，对光反射消失。双眼底视乳头色浅，颞侧明显，筛板可见，边缘清楚，动脉稍细，其他大致正常。

脉象：弦数，指纹青紫透现气关。

舌象：舌质色绛，苔根腻。

诊断：双眼青盲。

辨证：肝经风热。

治则：清热解毒，平肝息风，辟秽开窍。

方药:（1）钩藤息风饮加减。银花 9 克　连翘 6 克　钩藤 6 克　全蝎 3 克　白僵蚕 9 克　防风 3 克　桑叶 3 克　桑寄生 9 克　薄荷 2 克　地龙 3 克，水煎服，13 剂。

（2）安宫牛黄丸 9 克，每日 1 克，温水调服。

（3）紫金锭 30 克，日服 2 次，每服 2 克。

二诊：1964 年 6 月 19 日。药后视力好转。已不抽搐。双手不能拿东西，已能抬头，神烦爱哭。证属心肝余热未尽，治以疏肝养血息风活络。

方药：逍遥散验方加白僵蚕 9 克、全蝎 3 克、伸筋草 9 克，水煎服，14 剂。

三诊：1964 年 7 月 10 日。上方共服 21 剂，视力显著好转，能看到地上蚂蚁。神烦已减，走路不太稳。

检查：双目有神，能准确踩到地上 1mm×1mm 大的纸屑。原方续服 14 剂。

末诊：1964 年 7 月 28 日。视力完全正常。走路稳，烦躁已减。

检查：双眼视力，33cm 远捡取桌上 0.5mm×0.5mm 大的红白纸屑。双眼散瞳检查，视乳头颞侧稍浅，其他大致正常。脉细，舌质稍红。现玄府通利，神光恢复，仍以原方加减。

方药:（1）原方去伸筋草、全蝎、白僵蚕，加石决明 12 克（包煎）、夜明砂 6 克（包煎）、焦三仙 18 克，水煎服，12 剂。

（2）石斛夜光丸，5 丸，每日半丸。

8. 外伤后（2 例）

【病例一】何某，男，1 岁，病历号：4028。

初诊日期：1958 年 4 月 18 日。

代诉：双目视力急剧下降近 1 年。

病史：去年3月从床上摔下，头部外伤即送医院，诊断为：颅脑闭合性损伤，蛛网膜下腔出血，眼底视网膜出血。经本市某医院抢救治疗，上述病症痊愈，但双眼视力减退，转中医治疗。

检查：双眼视力光感。双眼瞳孔大小反应正常，双眼底视神经乳头色全淡，动脉较细，其他正常。

脉象：细。

舌象：舌质稍红，苔薄腻。

诊断：双眼青盲。

辨证：头部外伤后脉络受损郁闭，目窍失养而青盲。

治则：舒肝养血、补益肝肾。

方药：（1）逍遥散验方加熟地9克，10剂。

（2）石斛夜光丸，每日3克。

二诊：1958年6月26日。服药后视力进步，能捡取桌上曲别针，但不准确。近来食欲不振，纳谷不化。脉细，指纹淡，舌质淡红，少苔。病后正虚，兼之住院期间服药较多，脾虚气弱，脾胃虚寒，故食少便溏，纳谷不化。治以补益肝肾为主，辅以健脾开胃，清肝明目。

方药：杞菊地黄汤加麦芽（炒）9克　建曲6克　青葙子9克，10剂。

末诊：1959年1月5日。患儿因消化不良，经常腹泻，故未及时复诊。现脾胃好转，体质很弱下肢无力。脉沉细，舌质淡。病后气血不足，肢体失充，故体弱下肢无力。治宜益气升阳，滋补肝肾。方用补中益气汤加五味子2克、牛膝6克、女贞子9克、石决明15克。服药14剂后，精神转佳，视力明显进步，能准确捡取桌上曲别针。原方10剂。后未复诊。

【病例二】崔某，男，1岁3个月，门诊号：229567。

初诊日期：1969年3月29日。

代诉：外伤后双目失明已57天。

病史：今年2月2日被火车撞倒，严重脑震荡，昏迷不醒，脑水肿（头大如斗），在当地医院抢救，因颅内出血和颅压增高，囟门穿刺放血5次，抢救40多天，转危为安，但双目失明。

检查：双眼视力眼前手动。双瞳孔大小、反应均正常，双眼视神经乳头色泽淡黄，筛板和边缘模糊欠清。动、静脉比例大致正常，黄斑中心凹反射未见。

脉象：细稍数，指纹淡紫略透风关。

舌象：舌质淡红，边稍暗。

诊断：双眼青盲。

辨证：头部外伤，络脉受损，瘀血内阻，清窍失养。

治则：滋阴补肾，活血行瘀为主，辅以益气健脾，清肝明目。

方药：杞子9克　覆盆子3克　菟丝子5克　黄精9克　丹参9克　丹皮3克　党参5克　炒谷芽6克　白蒺藜3克　决明子3克　丹皮3克　泽泻3克，水煎服，7剂。

二诊：1969年4月4日。服药第4天开始看到较大物体。大便稍溏。

检查：将手电、钢笔等置于眼前知准确抓取。脉舌指纹同前。原方去决明子，加柴胡3克、当归身3克，续服14剂。

三诊：1969年4月17日。视力明显进步，能看到火柴棒。精神佳，走路较慢。

检查：33cm远准确捡取3mm×3mm大白色纸团、曲别针及1分硬币。原方加桑寄生9克、牛膝3克，以补肝肾、强筋骨。

末诊：1969年4月24日。双眼视力已恢复正常。

检查：33cm远捡取桌上大头针、2mm大白色珠。双眼底同前。仍按前法，原方20剂，巩固疗效。未再复诊。

9. 急性球后视神经炎后（2例）

【病例一】李某，男，11岁，门诊号：1003（某医院）。

初诊日期：1956年6月26日。

主诉：双眼视力下降已1个多月。

病史：1956年5月21日双眼视力急剧下降，经某某医院神经科、眼科检查诊断为急性球后视神经炎，对症治疗无效，转中医治疗。

检查：双眼视力0.07，近视力耶格表不能看见。双眼视野检查看不见视标。双眼底视乳头颞侧色淡，其他大致正常。

脉象：弦细。

舌象：舌质色稍红。

诊断：双眼暴盲。

辨证：神情忧郁，默默不欲言，证属肝郁气滞，玄府郁滞而目失濡养。

治则：疏肝解郁，通利玄府。

方药：逍遥散去生姜。14剂。

二诊：1956年7月10日。药后视力进步，其他同前。按原法治疗，方用丹栀逍遥散加杞子、石决明、夜明砂。共服64剂。

末诊：1956年10月10日。双眼视力已恢复正常。

检查：右眼视力 1.5，近视力耶格表 1；左眼视力 1.2，近视力耶格表 1。双眼视神经乳头颞侧色苍白，其他同前，停止治疗。

【病例二】雷某，男，13 岁，门诊号：229264。

初诊日期：1969 年 2 月 13 日。

主诉：双眼视力减退已 1 个月。

病史：今年 1 月 11 日双眼视力突然减退到眼前手动，当地医院诊断为急性球后视神经炎，住院治疗视力进步不明显，来北京求治，曾去某医院，诊断为部分视神经萎缩。

检查：右眼视力 0.08，近视力耶格表 5；左眼视力 0.07，近视力耶格表 5。双眼底视乳头颞侧色淡，动脉较细，其他正常。

脉象：细数。

舌象：舌苔微腻。

诊断：双眼视瞻昏渺。

辨证：肝气郁结，脉络受阻。

治则：疏肝解郁为主，辅以平肝清热，益气升阳。

方药：逍遥散验方加减。柴胡 5 克　当归 9 克　炒白术芍各 9 克　茯苓 9 克　炙甘草 5 克　菊花 6 克　党参 9 克　生石决明 18 克　生黄芪 9 克，14 剂。

二诊：1969 年 2 月 28 日。全身有灼热感，其他同前。

原方去黄芪，加女贞子、覆盆子、丹参各 9 克　菟丝子 12 克，以助活血行瘀，补肝益肾之力。每日 1 剂。

三诊：1969 年 3 月 28 日。上方共服 28 剂，视力进步。灼热感已消。口干不喜饮。

检查：右眼视力 0.1，近视力耶格表 7；左眼视力 0.1，近视力耶格表 4。双眼验光不能矫正。脉细濡，舌质淡红。证属肝肾不足，气阴两虚。治宜益气活血，补益肝肾。

方药：（1）党参9克　丹参9克　丹皮6克　菟丝子9克　覆盆子9克　杞子9克　女贞子9克　黄精12克　泽泻9克　白蒺藜9克，隔日1剂。

（2）犀角地黄丸。日服2次，每服1丸（9克）。

末诊：1969年7月23日。药后近视力已正常。

检查：右眼视力0.7^{-2}，近视力耶格表1；左眼视力0.7，近视力耶格表1。试镜视力双–0.75S=1.5。双眼底同前。原方15剂，巩固疗效。并给犀角地黄丸60丸（日服2次，每服1丸）。明目还睛丸30袋（日服3次，每次6克）带回原地交替服用。1年后复查。

1970年7月29日来京复查：1年来视力稳定，未再下降，上药服完后未再服药。要求验光配镜。

检查：右眼视力0.7^{+3}，左眼视力0.8^{+2}，双眼近视力耶格表1。验光配镜双–0.75S=1.5。双眼底视乳头鼻侧全淡，颞侧苍白，动脉细，动静脉比例为1∶2，黄斑中心窝反射可见。未再服药。

10. 麻疹高烧后（1例）

刘某，女，10岁，病历号：788728。

初诊日期：1959年4月17日。

代诉：视力下降2个月。

病史：两个月以前患麻疹发高烧，愈后双眼视力下降。现纳差，烦躁。

检查：双眼视力0.08，双瞳孔稍大，对光反应存在。视神经乳头颜色颞侧苍白，鼻侧淡黄，边界清楚，其他大致正常。血液华氏反应阳性。

脉象：细数。

舌象：舌质红，苔薄白。

诊断：双眼视瞻昏渺。

辨证：肝阴不足，肝有郁热，肝脾不和。

治则：疏肝解郁，平肝明目。

方药：逍遥散加减。柴胡3克　薄荷9克　丹皮3克　当归身6克　白芍6克　炙甘草3克　茯苓6克　炒栀子9克　白菊花3克　杞子6克，生石决明12克　夜明砂9克　土茯苓12克，水煎服，14剂。

二诊：1959年5月4日。服药7剂，视力明显进步，能看到大头针，能穿针线。神烦已减，食欲增加。

检查：双眼视力0.4，近视力耶格表3。仍以原方14剂。

三诊：1959年5月18日。视力正常，情绪好。

检查：双眼视力1.0，近视力耶格表1。脉弦细，舌质稍红，苔薄白。治宜滋肝补肾明目，方用杞菊地黄汤加减：杞子6克、白菊花6克、熟地12克、怀山药9克、丹皮3克、茯苓6克、归身3克、土茯苓12克、五味子2克、石决明9克、夜明砂9克，水煎服，14剂。

末诊：1959年6月8日。视力已正常，双眼视力1.5，近视力耶格表1。双眼底大致同前。血华氏反应阴性。原方7剂巩固疗效。停止治疗。

11. 原因不明者（2例）

【病例一】孙某，女，4岁，门诊号：229966。

初诊日期：1969年5月15日。

代诉：双眼失明已1个半月。

病史：1个半月前双眼突然失明，曾在沈阳、北京等地医院治疗，确诊为原发性视神经萎缩。

检查：双眼视力半尺数指。双眼视神经乳头色泽近于苍白，筛板可见，边缘清楚，动静脉比例大致正常，黄斑中心窝反射可见，周边部未发现异常。

脉象：细而稍数。

舌象：舌质红，苔薄白。

诊断：双眼暴盲。

辨证：肝郁气滞，玄府郁滞。

治则：舒肝解郁，补益肝肾为主。

方药：逍遥散验方加减。柴胡 5 克　白芍、白术各 5 克　桑叶 6 克　白菊花 6 克　丹皮 6 克　焦栀子 9 克　茯苓 9 克　枸杞子 9 克　女贞子 6 克，14 剂。

二诊：1969 年 5 月 30 日。双眼视力已明显进步，能捡桌上米粒。

检查：16cm 远捡取桌上 2mm×2mm 的白纸屑，远视力 7m 远追抓 5mm×6cm 的绿色塑料球。仍守前法，原方加党参 6 克，7 剂。

三诊：1969 年 6 月 9 日。患儿在家 2m 远能看到飞蝇，能迅速捡起桌上的米粒。

检查：捡取 16cm 远桌上 1.5mm×1.5mm 的纸片。双眼底大致同前。原方 7 剂。

末诊：1969 年 6 月 17 日。双眼视力已恢复正常。全身情况良好。

检查：33cm 远捡取桌上 1.5mm×1.5mm 白纸屑。双眼底同前。脉细数，舌质淡红。仍按原法治疗。

方药：柴胡 3 克　白芍 5 克　白术 5 克　白菊 3 克　杞子 9 克　焦栀子 3 克　当归 6 克　桑叶 6 克，30 剂，每日或隔日 1 剂。以巩固疗效。服药期间，如大便溏稀，上方可去焦栀子、白菊。

【病例二】廖某，女，8 个月，门诊号：210264。

初诊日期：1973 年 12 月 6 日。

代诉：发现双眼视力失明已 5 个月。

病史：出生 3 个月后发现双眼不会随灯光注视，也不知道看人。右侧肢体痿软。

既往史：曾有感冒发烧史。

家族史：母亲怀孕期间经常有宫缩，有高血压史。

个人史：足月顺产第 1 胎。

检查：双眼无光感。双瞳孔约 6mm 直径，对光反应消失。双眼球水平震颤。双眼底视乳头苍白，略灰污，筛板不清，边缘欠整齐，动脉细。黄斑部因不合作未见。

脉象：平，指纹略紫透现风关。

舌象：舌质正。

诊断：双眼青盲，双眼辘轳转关症。

辨证：玄府郁闭，肝肾不足。

治则：舒肝养血，平补肝肾为主，辅以息风通络。

方药：柴胡 2 克　白芍 3 克　茯苓 3 克　甘草 2 克　杞子 3 克　丹皮 2 克　全蝎 1 克　钩藤 3 克　菖蒲 3 克　葛根 2 克　党参 3 克，每日或隔日 1 剂，连服 30 剂。

二诊：1974 年 2 月 6 日。患儿在当地医院检查眼底，据述视乳头颜色有好转，视力有进步。

检查：用手及原珠笔逗眼知瞬目。指纹淡紫略现，舌苔薄白。仍守前法，原方去党参，加牛膝 3 克、覆盆子 3 克，30 剂（回原地购服），每日或隔日 1 剂。

三诊：1974 年 10 月 15 日。服药后视力明显进步，惟注视时出现眼球内斜。右手握力欠佳，近来胃纳差。

检查：33cm 远抓取 2mm × 2mm 红白纸片、白线及头发丝。右手欠灵活。眼底大致同前，未见明显改变。指纹淡，舌质正，舌尖红有刺。玄府通利，神光恢复，病后气阴两虚，邪退正虚。治宜滋阴养血，补益肝肾，益气健脾。

方药：（1）四物五子汤加减。熟地9克　白芍6克　当归6克　川芎3克　覆盆子6克　菟丝子6克　杞子6克　女贞子3克　党参6克　僵蚕6克　全蝎2克　牛膝3克　杜仲6克　菖蒲9克　炒麦芽9克，服30剂，隔日1剂。

（2）石斛夜光丸30丸，隔日2次，每次半丸和汤药交替服，巩固疗效。

（三）评析

我科在学习韦老经验的基础上，从1956年6月至1978年8月，对12岁以下儿童视神经萎缩进行临床研究，共113例计217只眼，有效率为92.63%。在长期反复实践中，摸索出治疗规律和有效方剂，韦老对本病的辨证分型以及治法，基本归纳为四种类型，每一类型的证候不一定全备，其中有两种主证一种兼证者，即可做为辨证用药之依据。

1. 辨证分型

（1）肝经风热型

主证：双眼青盲，目紧上视，瞳神散大，睑废或目偏视，烦躁不安或神烦多语，肢体强直或屈伸不利。兼见项强口噤，手足震颤，肢体瘫痪，脉弦数，指纹青紫透现风关和气关，舌绛或红，苔薄黄。

辨证：温热病后，热邪壅盛，玄府热闭，清窍闭塞，目失荣养而致青盲；热极生风，肝风内动，故目紧上视，瞳神散大，烦躁不安，项强；心肺热邪郁结，故神烦多语，邪蒙心窍而口噤；肝主筋，肾主骨，风热郁结于筋骨则肢体强直，屈伸不利或手足震颤。如气血凝滞于筋骨则触痛明显。

治则：平肝息风，清热解毒，芳香开窍（或芳香辟秽）。

方药：钩藤息风饮加味。生地、钩藤、全蝎、僵蚕、银花、连翘、薄荷、蝉衣、石菖蒲。选服紫金锭、安宫牛黄丸（或散）或局方至宝丹。

如有低烧，寒热往来，伴项强口噤抽搐者，属邪在少阳，肝热生风，治宜清透少阳，和解为主，方用小柴胡汤加全蝎、僵蚕、钩藤等息风定惊之品。

随症加减：痰多壅阻加天竺黄、胆星清热涤痰开窍；呕吐加半夏燥湿化痰降逆止呕；咳痰不畅可橘红、半夏同用，软坚化痰；夜卧不安常用安宫牛黄丸（或散）选加朱茯神、灯心草、远志补心宁神；热病后阳明腑气燥结，韦老常用紫雪丹，因本药较缺，可重用大黄，酌加番泻叶等通腑泻热；如热伤阴津、大便困难，选加火麻仁、决明子、淡竹叶等润便泻热；肢体强直，屈伸不利选加桑寄生、伸筋草、牛膝、木瓜补肝肾，强筋骨、通血脉；肢体触痛明显，血凝气滞于筋骨，触痛明显者，选加白芍养血柔肝止痛，丹参、鸡血藤活血通络止痛。

（2）血虚肝郁型

主证：双眼青盲或视瞻昏渺，神烦，瞳神散大，脉弦细或细数，舌红苔薄。兼见肢体震颤或偏瘫，手指屈伸不利。

辨证：温热病后，治疗不及时或不彻底，余邪未尽，热留经络，玄府郁闭，目失濡养而青盲；肝风未熄故瞳神散大；热病伤阴，阴虚肝旺而神烦；肝主筋，肝阴不足，筋骨失养而肢体颤抖或偏瘫，手指屈伸不利。

治则：舒肝解郁，养血活血，平肝补肾。

方药：验方逍遥汤为主，适加健筋活络，息风定惊之品。同时选服石斛夜光丸，犀角地黄丸、明目地黄丸、杞菊地黄丸。

随症加减：低烧已退，表邪已解可去薄荷；大便溏稀去栀子加党参、白术益气健脾；瞳神散大选加五味子、山萸肉、磁珠丸（或磁石）补阴收敛，镇肝缩瞳；肢体屈伸不利或偏瘫，选加杜仲、牛膝、桑寄生、伸筋草、鸡血藤、丹参强筋壮骨，补益肝肾，活血通络，调和营卫，使肢体恢复。肢体功能久不恢复者，可并服健步虎潜丸。

（3）脾虚气弱型

主证：面色萎黄，食少气短，懒言少动，消化不良或完谷不化，大便溏薄，脉沉细舌淡而胖。兼见眼睫无力，双耳失聪，目偏视或睑废，肢体萎软。

辨证：病后调护失宜或服寒凉镇惊之药太过而伤脾胃。脾为后天之本，五脏六腑之精气皆赖脾运而上承于目，脾虚气弱，运化失健，清阳下陷，脏腑精气不能上承于目，故双眼青盲或视瞻昏渺；清窍失充而双耳失聪；脾虚则面色萎黄，消化不良或完谷不化，眼睫无力，大便溏薄；胃弱则食少气短；中气不足，脉络空虚，风邪乘虚而侵，血脉涣散，逐至目偏视或睑废；脾主肌肉、四肢，气血双亏则筋骨失养，肢体失养故四肢痿软。

治则：益气升阳，调脾健胃。

方药：补中益气汤为主。如双耳失聪，则用益气聪明汤加石菖蒲益气聪耳，开窍明目。

随症加减：纳差或完谷不化者，先服香砂六君子汤（或丸）选加炒麦芽、炒稻芽、神曲健脾开胃，纳食转佳后再服主方；大便溏稀者，先服参苓白术散；目偏视或睑废（即眼肌麻痹）重用党参、黄芪，选加鸡血藤、全蝎、僵蚕、伸筋草养血活血，舒筋通络，息风解痉。

（4）肝肾不足型

主证：双眼干涩，手足颤抖，足软无力，脉细数或弦细，舌红少津，苔净。兼见肢体不灵，虚烦少寐，小便频数，口干舌燥，智力不好。

辨证：高烧伤阴耗液，肝肾阴虚，精血不足，故双眼干涩，口干舌燥，筋骨失养而手足颤抖，足软无力，肢体不灵；髓海上通于脑，脑为髓之海，肝肾不足，髓海失充故智力不足；肾虚则膀胱气虚而摄纳无权，约束失灵而小便频数；肾水不足，肝失滋养，阴虚肝旺而虚烦少寐。

治则：滋补肝肾为主，养血活血为辅。

方药：杞菊地黄汤、明目地黄汤、四物五子汤。

随症加减：病程较久，手足颤抖，足软无力者，选加丹参、鸡血藤、杜仲、牛膝、木瓜、桑寄生、路路通、橘络等养血活血，补益肝肾，强筋壮骨活络；口干舌燥，神烦少寐者，选加知母、黄柏、石斛、麦冬、玉竹、北沙参、天花粉，滋阴降火，润燥生津；小便频数加补骨脂、覆盆子；津液不足而便秘者加决明子、淡苁蓉、火麻仁等清肝润肠通便。

以上分型，既治疗眼病，又兼顾全身，更注意分型转化，韦老强调“法随证转”，治疗过程中，患儿证候转化，则立法、用药亦随之而变，体现出辨证论治的实质。

2. 分型年龄和疗效的关系

韦老认为“肝经风热型”多为实证，病程短，临床尚有风热的证候，根据“热极生风，热解风自熄”的理论，辨证和辨病相结合，不但视力恢复，而且全身症状亦相应地好转和恢复，标本兼顾，疗效最好。如本型治疗不及时或不彻底，多数转化为“血虚肝郁型”，临床尚有余热未尽之证候，治以舒肝解郁，养血活血为主，并根据“热邪劫阴，累及肝肾”的理论，辅以平补肝肾，标本兼治，虽疗程较长，但疗效满意。“脾虚气弱型”多为病后调护失宜或住院抢救阶段服用寒凉镇惊药太过，根据“虚则补之”“缓则治本”的理论，进行辨证论治，本型病程长，脾虚则吸收不好，故疗效较以上证型差。“肝肾不足型”多由高烧惊风伤阴耗液所致，根据古人“肝肾之气充，则精彩光明”及“乙癸同源”的理论，给以滋补肝肾，培本补元。本型病程长，虽有一定疗效，但较上述两型为差。

年龄小，病程短，治疗及时，预后多好。综合古人的记载，参看现代医学年龄划分，结合小儿各个时期的特点，根据现有资料，我们将年龄分为三个阶段，即 3 岁以内婴幼儿，3 ～ 6 岁学龄前期儿童，7 ～ 12 岁学龄期儿童。小儿生理特点是脏腑娇嫩，气血未充，心神怯弱，卫外机能不固，对疾病抵抗力很弱，外易为六淫所侵，内易为饮食所伤。但其另一个特点是“生机蓬勃，发育迅速”。基于小儿“形体不足，功能不全”的生理特点，在病理上则反应为“易虚易实，易寒易热，传变迅速”；但小儿“病因单纯，神气安宁”，只要及时治疗，用药恰当，调护适宜，病情易趋康复，所以疗效比成人好，从上述验案亦证明这一论点。

3. 验方逍遥汤的作用机理

本方是韦老治疗儿童视神经萎缩的主要方剂，药味组成是丹栀逍遥散去生姜加杞子、甘菊、石菖蒲。丹栀逍遥散有疏肝理脾，清热凉血的作用。《审视瑶函》用以治疗“怒气伤肝，并脾虚血少致目暗不明”的暴盲症。韦老于该方中减去辛温耗散的生姜，加养肝益精明目的杞子、清肝明目的甘菊花、芳香开窍明目的石菖蒲，大大增强了本方明目作用。对于温热病后，余热未尽，热留肝经以致血虚肝郁而双目失明的儿童视神经萎缩疗效显著，这是韦老在古方丹栀逍遥散的基础上，结合自己的临床经验，化裁加减在眼科的运用。

诊余漫话

补中益气汤升眼压治验

23年前，余至北京某医院眼科病房会诊。患者由西藏自治区转来，系全国群英会的西藏代表，素有“雪山英雄”的称号，赴京开会前夕因施工中雷管爆炸，致使面部及双眼严重外伤，转来北京某医院住院治疗。为竭力抢救患者双眼，使其重见光明，有关方面召集所有在京的著名中西医眼科专家会诊，共同研究治疗方案。讨论中，西医眼科专家认为必须尽快手术治疗，才能保住双眼，但因外伤造成房水外流，眼压太低，不能施行手术，故关键在于迅速提高眼压，创造手术条件，以便及时手术治疗。具体讨论到如何提高眼压，众医沉默寡言，殊少良策。余云：可以先服中药，使其眼压接近正常后再施手术。诊病人：体质中等，面部因外伤出血颜色略显苍白，神疲气弱。双目黑睛受损，神水外溢，当时伤口已封闭，目珠内陷，眼胞按之软而少抗力。脉虚大少力，舌淡边有齿痕，苔薄白。病属中气不足，目珠下陷之症。拟补益中气，提举清阳之法以提升眼压。处方：炙黄芪15克，炒白术10克，野山参6克，陈皮6克，升麻6克，醋柴胡6克，炙甘草10克，当归身12克，水煎服。服14剂后患者眼压升至5.5/5=17.30mmHg，全身情况好转。由于具备了手术条件，经及时手术治疗，视力恢复到0.8左右。

眼压低而目珠内陷为虚弱不足之症，房水与玻璃体禀受于先天，而依赖后天的濡养和补充。《灵枢经·口问》说："目者，宗脉之所聚也，上液之道也，……液者，所以灌精濡空窍者也。"这两段经文所提的"血气"和"液"与眼睛的泪水和房水以及玻璃体的形成都有一定的关系。五脏六腑之精皆上注于目，脏腑之气又以脾胃中气为物质基础。明·傅仁宇所著《审视瑶函》中记有补中益气汤"治两目日晡紧涩，不能瞻视，乃元气下陷。并治工作劳力，读书隽刻，勤劳伤神，饥饱失节。"并说："中气者，脾胃之气也，五脏六腑，百骸九窍，皆受气于脾胃而后治，故曰土者万物之母。"中气足则五脏六腑之气得充，况本方有提举中气之功，清气津液上承于目，双目得以濡养则眼压恢复可图。余在临床中遇有眼压低而兼气血虚弱，中气不足者，每用补中益气汤加减，多获良效。

（沙凤桐　整理）

补阳药小议

一些眼底疾患，如中心性视网膜病变、视网膜脉络膜炎、视神经萎缩、视网膜色素变性等，多属中医眼科文献中的视大为小、视惑、暴盲、青盲、视瞻有色、视瞻昏渺、阴风内障、高风内障等症的范畴，为内障眼病。临床治疗，当慎用壮阳药，特别是一些峻补之品鹿茸、附子、肉桂、巴戟天、淫羊藿、全鹿丸、参茸卫生丸之类一般慎用。确属阳虚非用不可者，也必须在养阴群药相伴之下，少用一二味温和之品，意图是在滋补肝肾之阴的基础上补阳，以免引动相火。

这类慢性眼疾，均非短期治疗所能奏效，患者整日闭居休养，无所用事，虽眼有病，但全身情况尚可，若滥用壮阳之品，往往造成思念过多，所欲无穷，每致成年之人房劳过甚，年轻未婚患者梦遗滑泄，欲火内动，火耗阴精，对眼不利。医者虽用药补，却如充填漏袋，随补随失，于病无益，每每目疾日甚，故壮阳之品应当慎用。

眼科疾患，内障病虚多实少，外障病实多虚少。内障眼病虽有阴虚阳虚之分，但以阴虚者居多。《素问·阴阳应象大论》说："阴在内，阳之守也；阳在外，阴之使也。"《素问·生气通天论》也说："阴者，藏精而起亟也；阳者，卫外而为固也。"阴为物质基础，阳为功能表现，二者有密不可分的有机联系，阳虚往往是从阴虚的基础上发展而来，阴虚日久必然会导致阳虚的结果。精明者所以能视万物审黑白辨短长，全赖五脏精血的濡养。肝开窍于目，内障病患，其病位在水轮内应于肾。肝属木主藏血；肾属水主藏精。二脏乙癸同源共藏龙雷之火，是为全身真阳所在。真精充沛真阳才能旺盛，所以治疗内障眼病应用补药时，在照顾脾胃勿使过腻的前提下，滋阴养血益精明目的药物可重用；补阳壮阳的药物当慎用轻用。阴为物质基础，欲补其虚，达不到一定的数量就不能引起质的改变；阳是阴精的作用表现，补阳应取其巧，在补阴的基础上略加补阳之品，即可起到开启发机的作用，体用并补，机能也就恢复了。若妄用壮阳峻药，非但不能补阳，反因燥烈而引动相火，遂致相火炎炎，热灼阴伤，肾关不固，真精受戕，形成恶性循环，目病随之加重。考先贤仲景金匮肾气丸中以滋养肾阴之六味为基础，仅加桂、附二味益阳，则能补益命门之火，其制方意图亦在于此，医者不可不明此理。

（沙凤桐　整理）

审方有感

余20多年前曾去某医院会诊。治一患者，系房山县一男性农民，因割麦时不慎，麦芒刺伤右眼黑睛，而变凝脂翳，进而黄膜上冲（前房积脓性角膜溃疡）。该患者年轻体壮，症见心烦口渴，溲赤便秘，舌红苔黄脉实等，故辨证为黑睛破损，外邪乘隙侵入，热毒壅盛，上攻目窍，以致黑睛凝脂一片，因三焦实火上灼，故兼有黄液上冲。治以清热解毒，泻火破瘀为主，辅以养阴生津之法。方用自制眼球灌脓方：生大黄15克，枳实3克，元明粉6克，黄芩9克，瓜蒌仁9克，银花12克，生石膏15克，夏枯草

9克，天花粉9克，淡竹叶9克，水煎服，3剂。犀黄散1瓶点患眼，1日3次。并嘱药后再诊。3日后复诊时患者云：取药时曾与药房司药争吵，因司药接过处方一看，问：此方是人吃还是牛吃？患者甚为生气，答曰：我是人，不是牛，服死不要你管。司药查对签字是中医研究院韦老签名，就照方配给了。余闻后甚为诧疑，查原处方，才知是抄方者误将大黄五钱（旧制）抄成五两，余未详查，便予签字。争问患者药后如何？云：服药后第1天腹泻两次，后两日每日1次溏便，略有腹痛，患眼视力显著进步，视物较前清晰。检查：患目风轮凝脂明显好转，前房积脓消失。仍以原方3剂进服收功。

诊后自忖：盖生大黄味苦性寒，归脾、胃、大肠、肝、心包诸经，可攻积导滞，泻火凉血，活血祛瘀，利胆退黄。其性猛烈，故古人有“将军”之称。《本经》谓其“下瘀血，血闭寒热，破癥瘕积聚，留饮宿食，荡涤肠胃，推陈致新，通利水谷，调中化食，安和五脏”。然久煎则其泻下通腑之功不著而清热解毒活血破瘀之效尚存。故用于通腑泻下则煎时当后入或沸水泡服，用于清热祛瘀可与诸药同煎，若避其泻下通便之功更可先煎本品。本例方中大黄剂量误重10倍，但因农家惜药，每每久煎多服，其泻下之功大减而清热通瘀之功发挥作用，加之患者体壮热盛，故幸免至祸。

大黄五两用之于人，实属太过，余每念及此事余悸尚存。医者悬系病家性命攸关，当胆大心细，审证求因，慎审处方，不容丝毫差错，特别是对攻下峻药，剂量更要严格斟酌审查，才能无误。今记于此，以为共戒。

（沙凤桐　整理）

谈谈“逍遥散验方”

余从事中医眼科临床60余年，在实践中通过借鉴先贤、禀承家技及个人观察总结，制韦氏逍遥散验方，用于治疗一些眼底疾患，疗效尚著，今述于此，望各同道予以指正。

逍遥散验方是从宋代《太平惠民和剂局方》中的“逍遥散”加减化裁而来。此方原为治疗肝郁血虚所致妇人诸疾之剂，明代王肯堂、张景岳等分别在《证治准绳》《景岳全书》等书中谈到本方有治疗目疾的作用。明末著名眼科医生傅仁宇在《审视瑶函》中以加味逍遥饮（即逍遥散去姜、薄荷，加栀子、丹皮）治疗肝郁气滞的暴盲症。其后，清·黄庭镜在《目经大成》中承赵养葵以加味逍遥散加萸酒炒黄连清心以凉肝之旨，再加羚羊角、犀角，定名羚犀逍遥散，“治气伤肝，血郁目暗”，其制方法度颇具匠心。刘松岩在《目科捷径》中以逍遥散原方重用，治疗“羞明伏地”“瘀后目久不睁，眵多泪如脓”等眼疾，很有独到之处。总之，逍遥散加减在眼科极为常用，可谓左辅右弼之方，为历代医家所重视。余在前人经验的基础上，结合现代医学诊查手段，通过长期总结观察，反复摸索，化裁自制“韦氏逍遥散验方”，本方由柴胡6克、当归身6克、白芍9克、焦白术6克、茯苓12克、炙甘草6克、丹皮6克、焦山栀6克、甘菊花6克、枸杞子9克、石菖蒲10克组成。用于外感热病后或七情内伤，肝失调达所致的青盲症和暴盲症等（近于现代医学的视神经萎缩、皮质盲、视神经视网膜炎、急性球后视神经炎等），经临床验证，疗效很好。特别是对儿童视神经萎缩和皮质盲的血虚肝郁型，经20余年的临床观察，疗效更为满意。本方对以上眼底诸疾，除眼科症状外，凡是情志抑郁，头目眩晕，余热未尽而见口渴或苦，心烦，急躁易怒，或肝风内动，手足抽搐，肢体屈伸不利、萎软、脉弦数或弦细，苔白舌微红者，均可加减应用。下面具体谈谈本方在眼科的临床应用范围。

1. 视神经萎缩

本方适用于视神经萎缩的“肝郁气滞型”，因本病的病因病机往往和肝肾精亏、脾胃不足有关，故成人患者兼肝肾精亏者配用明目地黄汤；兼脾胃不足气血虚弱者配用益气聪明汤。儿童患者兼先天不足可合以四物五子汤（四物汤加五味子、车前子、枸杞子、菟丝子、覆盆子）；后天虚弱，脾胃不足合以八珍汤加减，若兼服石斛夜光丸更佳；属头部外伤后，络脉受损，目窍失养，导致视神经萎缩者，加丹参、丝瓜络、归尾、菟丝子、覆盆子等活血通络、补益肝肾之品；热病神昏，肝风内动之后仍有手足屈伸不利或强直者，可选加全虫、僵蚕、钩藤、荆芥、防风、蝉衣等祛风解痉之品；手足萎软加炒杜仲、桑寄生、川断、怀牛膝等补益肝肾、强筋壮骨之品。

2. 皮质盲

皮质盲属中医暴盲、青盲的范畴，多为小儿急性热病的后遗症。因高热惊风抽搐之后，余热未尽而络脉受损，肝窍郁闭，以致双目失明。若兼发热口渴烦躁等症，是为肺胃阴伤，可加石斛、麦冬、芦根、生石膏等养阴清热之品；肝风内动，手足抽搐亦可加全虫、钩藤、荆芥、蝉衣等；手足萎软，加用健步虎潜丸，每获良效。

3. 球后视神经炎

属于热病高烧昏迷而引起本病者，使用本方的效果很好。若余热尚存，肝风未熄，四肢抽搐拘挛者可加羚羊角（或生石决明）、全虫、僵蚕、钩藤、桑叶等平肝息风解痉之品；起病急骤而致暴盲者，重用石菖蒲以开窍明目；先天不足者亦可合用四物五子汤补益肝肾。

4. 视神经视网膜炎

在辨证论治的前提下，凡本病属肝失条达所致者，可用本方治疗。若见视网膜水肿明显者，选加车前子、茯苓、木通、赤小豆、泽泻、通草、地肤子等以利水消肿；视网膜渗出难以吸收常加海藻、昆布、夏枯草以软坚散结，促进吸收；视网膜静脉怒张迂曲者，加丹参、归尾、牛膝、丝瓜络以活血行瘀通络；有眼底出血者加阿胶、地榆、白及、茅根、仙鹤草等；陈旧性出血久不吸收者加丹参、三棱、莪术等破血消瘀。

盖精明者所以能视万物，全赖五脏六腑之气血的濡养。《灵枢经·大惑论》云："五脏六腑之精气，皆上注于目而为之精。"脏腑之中，与两目关系最密切的是肝。《灵枢经·五阅五使》曰："目者，肝之官也。"肝主疏泄，喜条达而恶抑郁；肝藏血，目受血而能视。肝在舒畅条达的情况下，才能使肝血上荣于目，若肝失条达疏泄，两目不得肝血之养，必致两目视力失常。另外，气机紊乱，气血不调或气虚常常导致肝脏机能失常，以致清阳不升，清窍失养，造成双目失明或视物模糊。《素问·生气通天论》曰："阳气者，烦劳则张，精绝辟积，于夏使人煎厥。目盲不可以视，耳闭不可以听。"《灵枢经·决气》亦曰："气脱者，目不明。"由此可见，视物不清的内眼疾患，病机与五脏失和、肝气郁结、气血不调、血虚气弱、清阳不升等多种因素有关。温热病之后，伤阴耗气，五脏之真受戕，肝失疏泄，气血功能紊乱，玄府郁闭，目失所养，乃致双目失明。七情郁结，肝气不舒而失条达疏泄，清阳不升，肝血不养，同样也可导致双目失明或视瞻昏渺。总之从物质基础方面主要是气血不足，清阳不升不能养目；从机能表现方面主要是肝郁而导致气血逆乱，造成玄府郁闭，双目失明。因此治疗必须抓住解肝郁、开玄府、调补气血、升清益阳这几个环节。逍遥散验方的制方意图也正是从这几个目的出发的。

方中柴胡疏肝解郁，升举阳气；茯苓、白术、甘草补脾调中益气；当归、白芍养血兼可柔肝；石菖蒲开窍宁神明目；枸杞子养血益精明目；丹皮、栀子活血散瘀，清热除烦；甘菊花疏风清热，凉肝明目。诸药作用，协同配合形成一体，当归补血活血，补中有行；白芍养阴柔肝，酸敛育阴；二药配合，补中有调。柴胡得归、芍之配则不致升阳散发太过而解郁舒肝之功更彰。焦白术、茯苓、甘草之益气得柴胡之升阳则可使清阳上注于目；得归、芍之养血则使气血调和。丹皮、栀子清热除烦，配菊花则能透泄余热；配柴胡可宣解郁热。菊花、枸杞清肝养肝而明目，与柴胡、白芍协同则使清肝养肝寓于疏肝柔肝之中。在以上诸药疏肝、理气、养血、益气等作用的基础上，石菖蒲芳香开窍，巧启其机，可谓本方画龙点睛之处。

（沙凤桐　整理）

治疗角膜病的药物——赤石脂

赤石脂是一种红色的高岭土，因色红滑腻如脂而得其名，性味甘涩微温，具有涩肠止血，收敛生肌的作用，是一种常用收涩药。临床上多用以治疗久泻、久痢、便血、脱肛、遗精、崩漏、带下、溃疡不敛等病证。《本草求真》说：赤石脂“甘温质重色赤，能入下焦血分固脱，及兼溃疡收口，长肉生肌也……石脂之温，则能益气生肌；石脂之酸，则能止血固下。至云能以明目益精，亦是精血既脱，得此固敛，始见目明而精益矣。催生下胎，亦是味兼辛温，化其恶血，恶血去则胞与胎自无阻耳。故曰：固肠有收敛之能，下胎，不无推荡之峻”。从上论述可知赤石脂除有敛收固肠的作用之外，尚有化恶血通脉络的活血化瘀之功。所以赤石脂是一种具有活血化瘀作用的收敛药，既可收敛生肌，又可活血祛瘀，用于眼科角膜溃疡的治疗，颇有佳效，试举二例说明之。

例一：花翳白陷

霍某，8岁，男孩。左眼畏光、流泪、白睛发红，黑珠上有翳已一个半月。曾求治于某医院，诊为“左眼树枝状角膜溃疡”，因其疗效不佳，病势日重，转我院治疗。观患儿左眼畏光流泪，睁眼困难，气轮发红，呈明显抱轮红状，风轮上有一纵形条状白翳，旁有分支，用荧光素染色观察，呈明显树枝形状。口干舌燥，饮食欠佳，便干尿黄，脉弦数有力，舌质红，苔薄白。风热之邪，上犯目窍，风轮受损，成为花翳白陷。治以疏风清热，退翳明目，用自拟红肿痛方加味：生大黄10克，黄芩10克，枳壳6克，夏枯草10克，柴胡6克，薄荷6克，生地10克，赤芍10克，木贼6克，川芎6克，白芷6克，青葙子6克。

服药3剂，口干舌燥脉数、舌红等症稍减，左眼花翳如前，以前方减大黄、枳壳、柴胡、薄荷，重加赤石脂、蒙花。服药2剂左眼症状明显好转，服至5剂上症全消，左眼已能睁，白睛已不发红，花翳白陷已愈，唯遗有角膜云翳，以退翳之品善其后。

例二：凝脂翳（匍行性角膜溃疡）

华某，男性，51岁，河南省干部。因患右眼凝脂翳，辗转河南、北京等地治疗，57天以来病情不能控制，溃疡继续发展而来我处求治。观患者右眼白睛抱轮红赤，畏光流泪，视物困难，黑睛鼻侧有脂状物附着。失眠多梦，口苦咽干，尿黄便结，脉数舌红。肝肺积热，复感风热毒邪，热毒之邪上犯目窍，风轮受损，发为本病。以清泻肝肺之热，退翳明目为治，主以自拟红肿翳障方：石决明20克、赤石脂10克、夏枯草6克、川芎6克、黄芩6克、细辛6克、甘草6克。

服药14剂，诸症减退，白睛已不红赤，眼部其他症状亦已全退，唯黑睛遗有斑翳。予以犀黄散外用点眼，嘱其返河南治疗。10年后患者来京出差，前来复查，右眼斑翳明显减轻，自述两眼正常，一直未再复发。

总之，赤石脂一药，能收敛，能化瘀。经多年实践证明，赤石脂用于角膜溃疡治疗，具有促进溃疡愈合和控制病情发展的良好作用，是治疗角膜溃疡的一种重要药物，临床上应予以重视。应用时应在辨证论治的基础上，重加赤石脂则效果显著。

（邱德文　整理）

治疗眼病要注重胃气

人的两目，乃五脏六腑之精气。而精是藏于肾的，所以眼与肾脏有密切的关系。又因肝开窍于目，《内经》中有“肝气通于目，肝和则目能辨五色”和“肝受血而能视”的说法，故而治疗眼病，着眼于肝肾者甚多。其实，根据中医的五轮学说，以及人体是一个统一整体的道理，其他诸脏和眼的关系也是甚为密切的，特别是脾胃之气，应时时处处注意其健旺与否。东垣说：“五脏六腑之精气，皆禀受于脾，上贯于目。脾者，诸阴之首也，目者，气血之宗也。故脾虚则五脏之精气皆失所司，不能归明于目矣。”可知气血之强弱，精气之盈亏，眼目之明晦，都直接受着脾胃之影响。所以临床上不管何轮之疾，一旦出现脾胃症状，都要立即调理脾胃，使生化之源充足，而有利于眼病的痊愈。

我在临床上体会到，治病最要紧的是注重病人的胃气。胃气强，食欲佳，脾气盛，运化健，则气血旺盛，即使重症眼疾，也有恢复之望；相反，脾胃虚弱，虽系轻症，往往也不易治愈。因为脾胃极虚之时，连服下之药物也难运化开来，疾病何能向愈？有些慢性病如青盲之类，须要长期服药才能收效。但服药日久，常常损伤脾胃之气，引起食欲不振、痞塞满闷等症，甚至有呕吐不能纳谷者。此时应停攻病之药石，进以养病之饮食，以养脾胃之气。遇久病服药者，我常用轻剂，并嘱其隔日 1 剂，以免伤胃。治至将愈，也常嘱其停药，靠饮食调理以收功。

扶助胃气，是重要的补虚方法。胃气强则饮食进，饮食进则血气生，血气旺盛则五脏之精充盈而眼目明。扶胃气首先要考虑病人的运化能力及饮食喜恶，切忌蛮补。关于药物的用量，我的体会是不宜过重。因吃药亦如吃饭，消化不良的人进食过饱则伤胃，而若遇脾胃虚弱之人，投重剂补药，因消化无力，徒伤脾胃，反致病情加重。所以调理脾胃，须用轻剂助脾醒胃，增进饮食，使饮食有思，运化有权，用药方能见效。

在补肝肾或补心肺时，必须注意脾胃的强弱，不可过用甘寒黏滞之品，以免碍胃。要注意配伍醒脾胃、疏气血之药，使胃纳增加，脾胃之生气健旺，运化有力，方能滋养肺阴，并能使心、肝、肾精血充足。若不顾病人运化能力，一味蛮补，反而损伤脾胃。即使在病之后期，当余邪未尽之时，误补易使病邪稽留，造成病势缠绵。此时倒不如以米麦之属代补药，使正气恢复，病邪可望自退。

（卢丙辰　整理）

番泻叶治疗目赤眵泪

番泻叶味苦而性寒，质黏而润滑，是一种使用方便的泻下药，能入大肠经泻积热而润肠燥，可用于热结便秘之证，惟近代才被用于临床，古书并无记载，用于治疗眼疾的资料则更为罕见。

我的体会，本品不但能利肠通便，而且可治目赤红肿、眵多壅结之证。曾遇一在西藏工作的干部，其两目微赤，而两眦常有大量眼眵壅结，视物昏花不清，我给与番泻叶30克，嘱其每用2～3克，泡水代茶饮之，尽剂而病愈大半，又服30克，则两目完全恢复正常。

盖目眵壅结，多属肺经实热。又因肺与大肠相表里，泻大肠即可清肺热。本品入大肠而泻热导滞，故可导肺经之实热下行，从大便而解。所以，凡见白睛红赤，疼痛羞明，眵多泪热之证，均可用番泻叶治疗。而且本品可用开水浸泡代茶，服用甚为方便，颇受患者欢迎。应当注意的是本品的用量：小量使用可清肠胃之热而开胃进食；用5～10克即可在2～3小时内发生肠鸣、腹痛而致泻；过量则会引起恶心，甚或呕吐。所以，若非胸腹胀满，便秘不通而需要峻下者，用量一般在3克以下为宜。

（卢丙辰　整理）

浅谈“釜底抽薪”法

临床上常有这样的情况，即不少急性外眼病，用下法治疗常常收到满意的效果。这说明外眼病属于实火热毒者甚多，临床上要首先考虑是否适用于下法。如果病人兼有烦躁不宁、大便秘结的症状，或无大便秘结而眼部属于热毒交炽者，只要病人体质壮实，均可用下法直折其势。待病人畅泄多次，其眼部红肿疼痛、畏光羞明等症状，常可立即减轻，而收到立竿见影之效。就好比抽去锅底正在燃烧的柴草，以降低锅内的温度，是一种十分迅速、灵验的退热方法，故名

“釜底抽薪”法。

眼目虽然居于头面，但其通过经络的联系，和五脏六腑有着十分密切的关系。如胃之经脉，起于目下，入齿、环唇，循咽喉，下膈、属胃。胃肠积热，可直接通过其经脉上干目窍。泻其肠胃之热，则能直折其上炎之火势，使目赤胞肿、虬脉纵横、热泪如汤、翳膜遮睛、头痛如劈，甚或目珠灌脓等眼病急性症状，均能得以迅速控制。

眼科疾病，特别是外眼病，常常是由实火热毒所致。金代名医张子和说过：“目不因火则不病。”这种说法虽不免过于片面，却说明了眼病属实热邪毒为害者甚多。而“釜底抽薪”属于寒下法，是用寒性而有泻下作用的药物通泄大便，从而泻出体内实热的治法。此法不但能清除肠内的宿食燥屎，还能荡涤实邪热毒从大便而出。所以说“釜底抽薪”是治疗外眼病重要的方法之一。

我在眼科常用的泻下剂有如下数方：

1. 泻火解毒方

生锦纹 12 克　生枳壳 6 克　玄明粉 9 克

此方可用于热盛毒深之角膜溃疡、角膜炎、巩膜炎、急性结膜炎、急性泪囊炎、麦粒肿等。

2. 眼珠灌脓方

生绵纹 12 克（后下）　枳壳 6 克　玄明粉 9 克　瓜蒌仁 9 克　银花 10 克　黄芩 6 克　生石膏 12 克（先煎）　夏枯草 6 克　天花粉 6 克　淡竹叶 6 克　甘草 3 克

本方可用于角膜溃疡而前房积脓，兼见大便燥结、小便短赤者，有清热解毒，泻火破瘀，养阴生津之功。

3. 破赤丝红筋方

生锦纹 12 克　玄明粉 9 克　生甘草 6 克　生枳壳 9 克

当归尾 9 克　赤芍 6 克　菊花 6 克　蒙花 6 克　红花 3 克

本方中生锦纹、玄明粉、枳壳即泻火解毒方，功能泻火解毒；助活血祛瘀药归尾、红花、赤芍等，以助行滞消积之力；菊花、蒙花能清肝明目退翳。全方可用于前房积脓性角膜溃疡、因炎症所致的球结膜混合充血经久不退者。

下面介绍几个病例：

例一：陈某，男，10 岁，门诊号：79607。

患儿因双眼红肿眵多，畏光流泪 10 天，而于 1964 年 8 月 22 日就诊，当时观其双眼白睛红赤，痛涩难睁，灼热羞明，眵多而黏稠。兼有大便燥结，小便色黄，舌苔薄黄而腻，脉象弦数，诊为暴风客热，证属脾肺风热壅盛，治宜泻火通腑，兼以清热祛风之法，用大承气汤合退红良方加减：生锦纹 12 克、炒枳壳 6 克、玄明粉 6 克、生地 15 克、草决明 9 克、黄芩 5 克、炒栀子 9 克、连翘 6 克　荆芥 5 克、生甘草 3 克。

此方共服 5 剂，则大便通畅，小便变清，羞明涩痛减轻，眵泪减少，唯白眼稍有充血，证属风热未尽，又给荆芥、蝉蜕、防风、苏叶、木瓜、黄芩、桔梗、连翘、草决明等疏风清热药数剂而愈。

例二：赵某，女，14 岁，门诊号：63317

患者 1961 ～ 1963 年患巩膜炎多次复发，1963 年 9 月 26 日因右眼红肿疼痛、畏光、伴有流泪，在北京某医院治疗 1 周，因对链霉素、阿托品等药过敏而改中药治疗。就诊时右眼睑中度红肿，痉挛，风轮周围抱轮红赤，白睛上血丝满布，舌质较红，苔薄白，脉象细数。证属肺热乘犯肝经，热毒壅盛，阻血运行，脉络瘀滞，故红肿痛剧。给疏风清热、平肝明目之药如防风、荆芥、苏叶、木瓜、黄芩、连翘、决明子、焦栀子、桑白皮、石决明等，连服7剂，并外用犀黄散点眼，效果并不明显，7日后症状基本同前。因悟到肺与大肠相表里，泻大肠即可以泻肺热，用“釜底抽薪”法收效不更快？于是又给泻火解毒方合桃红四物汤加减煎服：生锦纹10克、玄明粉6克、生枳壳5克、桃仁3克、红花2克、赤芍10克、当归尾5克、生甘草3克、白菊花5克、密蒙花5克。

上方内服5剂，则自觉诸症悉减，大便通畅，白睛上血管充血及抱轮红赤均已减轻，因峻下之剂不可久服，后改用祛风凉血之剂，如广牛角、白芍、生地、丹皮、黄芩、白菊花、苍术、六一散等，数剂而愈。

例三：20年前曾遇一60岁老妇，患黄液上冲症，风轮内黄色脓液已掩及瞳人，黄仁和风轮上之凝脂白翳粘连在一起，瞳仁偏向一侧，兼见抱轮红赤，头目剧烈疼痛难忍，叫苦不迭。我对她说：“视力已经不能恢复，但红赤疼痛可除。”于是处以前述眼珠灌脓方5剂，其中大黄用至21克。当时有医生在侧，吃惊道：“患者年纪高迈，服如此峻下之剂岂不有虚脱之虞？”我说：“经言‘有故无殒，亦无殒也’。此人年纪虽高，但体质壮实，服之无碍。而且如此毒热壅盛之候，不峻下何以折其凶猛之势？患者依言服，药后仅拉稀屎数次，并无大泻，而头目疼痛大减。连服5剂之后，风轮后脓液竟获全消，疼痛及抱轮红赤诸证均已消失，又处以清热养阴之剂以善其后。惜风轮所留冰瑕翳及瞳孔欹侧之症，已属不能恢复之疾。

应当注意的是，上述峻下之剂只可暂服，不可久用，以免损伤脾胃，使正气耗损而病势缠绵。万一有服上述泻剂而泻下过多者，可饮冷开水一碗，泻即立止，不必惧怕。下后再结合具体情况，权衡标本缓急，采用适当的治疗方法。总之，治病贵在随证变通，不可偏执一端。

（卢丙辰　整理）

年谱

韦文贵，1902 年 9 月出生于浙江东阳县一个眼科世家，祖父韦德生，父亲韦尚林，医术名扬江南。

1909 ～ 1914 年在东阳白火墙村私塾学校念书。

1914 ～ 1917 年随父到杭州，其父韦尚林在杭州市中山中路 676 号自开文明眼科医院，但只让文贵干些杂活，体验学艺的艰难。

1918 ～ 1922 年正式随父学医

1923 年，在父亲严格指教下，兄弟三人已能独立行医和完成金针拨白内障。父亲送给他一根赤金拨障针，嘱其勤奋实践，为民造福。当年结婚，其妻徐淑明贤良美丽，给他以后的专业发展极大帮助。

1924 ～ 1936 年，独立挂牌应诊。其间先租用原老义大参店开设眼科门诊，后在该店对面自立复明眼科医院，并设简单床位，解决远道病人住宿及针拨白内障病人暂住。

1937 年时局混乱，携带全家逃难到东阳县樟村租借住房，并继续行医诊疗眼病。

1945 年抗战胜利，举家返回杭州中山中路 676 号，恢复门诊和简单病房，仍取名为文明眼科医院。父女协同开展中医眼内科及眼外科诊疗，西子湖畔颇负盛名。

1950 年杭州解放后，被选为杭州中医学会理事及中城区中医、西医分会组长，积极参与振兴中医公益事业，常在自开的医院大厅内组织学习和讨论。

1954 年 10 月参加浙江省首届中医代表会议，在党的中医政策感召激励下，冲破秘传家规，在全省第一个毫无保留地献出家传经验方，公开金针拨障术。当时浙江医学院教授和杭州各大医院均派代表参观、学习。带头宏扬了中医眼科学术，并使针拨术广为流传。

1955 年，浙江医学院特将韦氏文明眼科医院做为在杭实习、观摩医院。迄今仍有一些曾在韦氏医院实习过的眼科教授活跃在眼科界。

当年，省立杭州医院眼科丁鸣钲医师专程跟韦医师学习中医后，更具体理解了中医学的光辉成就。

1955 年，卫生部中医研究院开始筹建。在周总理的亲自关心下，全国各地名医纭集北京，卫生部中医司领导来杭州调研考查后，通过省卫生厅热情邀请韦文贵到京工作。

1955 年 11 月，应卫生部邀请赴北京中医研究院外科研究所（后改广安门医院）首任眼科主任。

1955 年 12 月 2 日《浙江日报》标题“和眼疾作斗争”，长篇报道了韦文贵的医疗事迹。

1957 年起任全国中华眼科学会常务委员。

1957 年分别在《中华眼科杂志》（1957 年 3 号）及《中医杂志》（1957 年 7 号）首次发表“前房积脓性角膜溃疡的

中药疗法”及“中医治疗视神经萎缩证简介”两文，引起眼科界极大关注，对促进中医眼科学术发展有很大推动作用。

1957～1962年，先后被聘请到北京同仁医院和中国医学科学院协和医院眼科开设中医眼科门诊，并和协和医院共同开展儿童视神经萎缩临床科研，任中医组组长，当年《人民日报》专题发表了消息（见韦玉英年谱）。

1958年11月5日人民日报标题“让盲人重见光明”，报道了韦文贵的医术。

1959年7月加入中国共产党。

1959年参加全国医药卫生技术革新交流大会，获得中央卫生部奖给的“技术革命先锋”金质奖章和奖状。当年被评为主任医师。并聘为中医研究院学术委员会委员。

1961年为阿尔巴尼亚部长会议主席穆罕默德·谢胡诊疗眼病。此后谢胡主席3次访华时都曾问候韦老。

1963年5月，受卫生部委派，由卫生部黄树则副部长带领专家医疗组前往广东为越南共产党主席胡志明看病，韦氏父女代表中医界参加了医疗组，出色完成任务。直到1966年，胡主席还派专人送来越南特产及亲笔签名的贺年卡。

1965年，经改进后的针拨白内障术通过部级鉴定。

1965年后，先生虽体弱多病，仍坚持担任从中央到部委、各兵种领导的保健工作，参加各大医院疑难眼病的会诊工作。

1977～1980年，招收我国首届中医眼科硕士研究生3名，先生精心带教，直至病重住院时还给身边的研究生讲课。此间，先生几次因脑血栓等病住院抢救。稍一康复，又坚持由学生搀扶上班。

1979 年冬不慎跌倒骨折，住院治疗期间原全身病加重。

1980 年 5 月 2 日溘然长逝，享年 78 岁。当月在八宝山革命公墓礼堂举行追悼会，中西医眼科专家、同道，有关部局及各兵种均派代表参加追悼会，谨致哀悼。原卫生部中医局长吕炳奎特书挽联赞扬韦文贵同志“重医德德高质朴誉满南北获众望，承家技技颖胆识障退银海赞金针”。儿孙后辈书挽联“富春钱塘昆明湖六十春秋俯首甘为孺子牛，儿辈孙辈重孙辈遵循教诲献身四化志不移”。

《健康报》《中华眼科杂志》及《中医杂志》分别报道了先生病故消息，称“他的逝世是我们中医眼科界的一大损失”。

1980 年 11 月由中医研究院广安门医院编著，韦玉英主要执笔的《韦文贵眼科临床经验选》由人民卫生出版社出版。此后，《上海中医杂志》《浙江中医杂志》及《贵阳中医学院学报》，分别以“承前启后，活水有源”等题目，刊登了该书的读后感。

1988 年 2 月 4 日健康报《名医荟萃》栏及 1990 年第 6 期浙江中医学院学报，分别载文介绍中医眼科专家韦文贵。

附　录

韦文贵眼科学术经验探讨

韦文贵老中医从事中医眼科60余年，积有丰富的临床经验，无论诊断、治法、处方用药及金针拨障术等均有其独到特点。韦老平生治学严谨，孜孜不倦，数十年如一日，于眼科医术，从不自秘。家传秘方、个人体会、验方及金针拨内障等公诸于世，志在发扬祖国医学，培养后学。对学生训勉备至，嘱专心学习，要有“勤求古训，博采众长”的学习态度，使后学者受益甚深。

本文就个人的学习体会，仅窥一斑，对韦老的一些学术观点及临床经验做一肤浅探讨研究。

（一）认识眼疾强调统一整体观

韦老认为眼科诸病，虽然疾患表现于目，但其根本是因全身脏腑经络气血失调所致，治眼病断不可对全身情况置于不顾而单纯治眼，认识目疾，不能单以两眼的局部症状为依据，必须结合全身症状表现，综合分析，审证求因，溯本求源，运用辨证方法，抓住事物的本质，才能施治无误，这一观点在他的学术思想和医疗实践活动中处处可以体现出来。

人体是一个有机的统一整体，各脏腑之间有着相互依赖、相互制约的密切联系；在正常功能状态下，以气血运动的形式维持其相互间的联系，眼睛之所以能视万物、辨五色，全赖五脏六腑精气上行灌输营养。《灵枢·大惑论》说：“五脏六腑之精气皆上注于目而为之精，精之窠为眼，骨之精为瞳子，筋之精为黑眼，血之精为络。其窠气之精为白眼，肌肉之精为约束，裹撷筋骨血气之精而与脉并为系，上属于脑，后出于项中。”又说：“目者，五脏六腑之精也。”说明双眼正常的视功能和五脏六腑的正常运行息息相关。肝主藏血，开窍于目，目依肝血之养而能视；心主血脉，血脉输通，血气才能循经至目；脾主肌肉，为后天之本，生化之源，清阳之气生生不息，使目得其煦养；肺主一身之气，气为血之帅，气行则血行，血气运行全赖气机推动；肾主藏精，为先天之本，是涵养瞳神的重要物质基础。脏腑之中，肝与眼的关系尤为密切，《灵枢》《素问》中曾多次论及，如“五脏常内阅于上七窍也……肝气通于目，肝和则目能辨五色矣。”（《灵枢·脉度》）；“肝受血而能视。”（《素问·五脏生成》）；“东方色青，入通于肝，开窍于目。”（《素问·金匮真言论》）。

从经络循行与眼的关系分析，也可以得出同样的结论。《灵枢·邪气脏腑病行》说：“十二经脉三百六十五络，其血气皆上于面而走空窍，其精阳气上走于目而为睛。”《灵枢·口问》也说：“目者，宗脉之所聚也。”十二经脉中，有八条经脉的循行与眼直接或间接有关。

人体的气血津液循经络运行转输，上注以养目，脏腑经络的病变也必然影响双眼，所以眼疾往往是内在的脏腑经络气血病变的外在反映。

（二）辨证求因尊“五轮学说”而灵活机动

辨治眼病重视脏腑定位，是韦老的临床特点之一。眼病多为脏腑病变、气血失调、经络阻滞、阴阳失调、外邪侵袭等因所致，其中脏腑病变是病因病机的关键。只有找出脏腑失调的症结所在，才能从根本上治疗眼疾。临证中根据眼的局部症状，结合全身情况及详细分析病史，审证求因，定位于脏腑，定性于寒热虚实，才能做到“治病求本”。

中医学眼科的五轮学说认为：角膜、虹膜为黑睛，属风轮，在脏属肝，肝胆相表里，故黑睛病变多与肝胆有关；球结膜及巩膜的前部为白睛，属气轮，在脏属肺，肺与大肠相表里，故白睛病变多与肺、大肠有关；上下眼睑、睑结膜、睑板腺、轮匝肌等为胞睑，属肉轮，在脏属脾，脾胃相表里，故胞睑疾患多与脾、胃有关；内外眦及附近结膜和巩膜浅层血管、泪器等为血轮，在脏属心，心与小肠相表里，故血轮病变多与心、小肠有关；瞳孔、晶体、玻璃体、视网膜等属瞳神，为水轮，在脏属肾，肾与膀胱相表里，故瞳神疾患多与肾、膀胱有关。韦老认为：“尽管五轮学说对于眼病的脏腑定位给人们提示了一个普遍规律，说明了眼与脏腑的密切联系，在很多情况下能解释眼的生理病理现象，对临床有一定指导意义。但应用时不能拘泥于五轮。”主张“在临床中对眼病的脏腑定位尊重五轮学说而不执一不变，墨守成规。”因为千变万化的临床现象既包括了普遍规律，又有特殊规律的存在。例如“角膜翳”的病变部位在黑睛，属风轮病变，按五轮学说应当定位于肝，但症见视物疲劳，眼睫无力，全身有肢体疲倦，不思饮食，便溏，脉细无力等，是为脾胃虚弱，中气不足之过，当以益气健脾和胃之法为治。又如中心性浆液性视网膜脉络膜病变，病变部位主要在黄斑区，黄斑位于瞳神内，从内而蔽，外不见症，属“内障”范畴，病在水轮，但若症见病程已久，视物模糊，视惑，视力迟迟不恢复，眼底黄斑水肿，渗出明显，全身兼见神疲气短，少言懒动，或纳少便溏，头痛绵绵，面色萎黄或稍有浮肿，舌淡胖，边有齿痕，脉沉细或虚大无力，上述情况韦老则按脾虚气弱论治，而不拘于“水轮属肾”之说。

总之，韦老在临证中对眼病的脏腑定位，审证求因是根据眼部的症状，结合全身情况及现代医疗器械的检查结果，灵活机动地运用五轮学说，具体问题，具体分析，通过综合分析定于某脏某腑。这种辨证方法切病实际，条理清楚，重点突出，而且给确定治疗大法提供了有力的依据。

（三）眼局部症状诊要

韦老根据古人经验，结合自已长期临床实践中的观察体会，再通过对眼病局部症状的观察和了解，为辨证论治提供依据方面积累了丰富的经验，现将韦老的一些经验之谈分述如下：

1. 白珠病变

白珠红赤，凡见赤脉粗大而鲜红，用手隔眼睑压之可暂退，充血以球结膜周边为主（结膜充血），多为外感风热之实证；若赤脉细小密集，色暗略紫，环绕黑睛一圈，以手压之不易退色者（睫状充血）为“抱轮红”，多属肝肺郁热所致；白睛一片紫红，略高起球结膜平面而痛甚者，多为肺肝火郁而兼气血瘀滞所致；不痛不痒，无泪无眵，白睛一片胭脂样血红者，多属络脉损伤或血为邪滞，凝而不行所致；白睛淡红一片，多属阴虚火旺之证。

2. 眼部肿胀

眼部肿胀，状若鱼胞，为肺火炽热；肿胀发于睑胞，红硬臃肿，属脾胃实热；“胞虚如球”，肿软而不红者，属脾虚气弱；红肿糜烂，为脾胃湿热。

3. 眼痒

眼痒发于内眦多为泪窍病变；睑缘发痒兼赤烂肿痛为湿热蕴蒸；痒如虫行，年年复发为风邪上攻；刺痒灼热为风热壅盛；诸痒并重乃血虚生风之象。

4. 泪眵情况

热泪如汤为风热；冷泪长流属肾虚，眵多痂结为实热，眵多微黄稀薄为虚热，眵多白黏为湿甚。

5. 疼痛情况

双目隐隐而痛时作时止，为阴虚火亢；痛如针刺持续无间属实火上炽；眼干涩而痛为肝肾阴亏，精血不足之变；双眼痛，经期尤甚者是为血虚；久视劳倦，眼无力兼前额隐痛者是为气虚。赤痛而多眵多泪为风热壅盛；目淡赤而隐痛，少眵泪，二便通利者，为虚火上越；目赤而痛，二便不利为实火内蕴；眼痛欲脱，头痛呕吐，多为肝火上炽。

6. 视力变化方面

能近怯远，属心气不足；能远怯近，多为肾气亏损。视瞻昏渺，逐渐失明者为青盲，以虚证居多，常为肝肾不足，气虚血少所致；突然丧失视力，甚至失明者为暴盲，以实证居多，常为肝胆实火，血溢络外，气滞血凝或络脉受阻所致。

7. 视觉形色异常方面

云雾移睛，眼前黑花飞蝇，为肝肾阴虚或肝胆炽热；视正反斜，视大反小，视直为曲，多为阴虚血少或脾运失健，湿浊上泛，痰火上扰之证。

8. 瞳仁形态

瞳仁干缺，瞳仁紧小属肝胆郁热，或肾水亏乏；瞳神散大，不伴眼珠红痛者为肝肾不足；伴目珠红痛者为肝火内炽；瞳仁内发白，阳看则小，阴看则大（圆翳内障），多为肝肾两虚或气血不足之证。

上述症状的判断，须参考眼部其他症状并结合全身情况综合分析，才能得出全面客观的结论。

（四）治法特点

1. 治外眼病以祛邪为先导，治内眼病以补肝肾为要务

韦老认为，起病急剧的外障眼病，多为风火痰湿，血瘀等实邪所致，治疗必须以祛除邪气为先，乘病初起正气未衰，利在速战，开门逐盗，驱邪外出，方能邪去正安，以解病厄。《审视瑶函》中说：“与其闭门捉贼，不若开门待去之一法也。”又说：“设或群盗猖獗，又不若开门逐之为愈也；资财虽损，竭力经营，尤可补其损也，若一闭门，必有激变焚杀之势。”形象地说明了治外眼病祛邪的重要性。治法上常采用（1）泻下通腑；（2）清热解毒；（3）祛风疏络；（4）行气活血等法。主张在治疗中除邪务尽，不留后患。如对于天行赤眼症的治疗，采用泻火通腑为主，祛风清热为辅之法，方用大承气汤结合退红良方化裁加减；对暴风客热症，以散风清热为主，选加泻火通腑之品，方用泻火解毒方加减。又如火疳症、白睛具青症，轻者为心肺火郁而滞结，重者是肺肝实火上蒸，络脉瘀滞所致，治疗的关键是早期泻火除邪，如果拖延，可使病情加重。或因日久正衰，邪气深入滞留不去，造成反复发作。对本病的治疗原则是清热泻火（或平肝泻火），活血祛淤为主，辅以祛风止痛。再如花翳白陷或凝脂翳，若白睛抱轮暗赤，畏光疼痛，热泪如汤而兼见溲赤便干，舌红苔黄脉数有力者，是属肝肺风热壅盛，移热大肠，急宜釜底抽薪，使热邪下泻，而达上病下治之目的。以上各例都说明了韦老治外眼病以祛邪为先导的特点。

特别提出，对于火热之邪充斥内外所致的外眼病，因其发病急、来势猛、变化快，韦老认为单纯用清热解毒或清热祛风法治之，尤如杯水车薪，扬汤止沸，药不胜病。唯用釜底抽薪之法，方能使火灭风熄，病机转化。应用时必须注意“适可而止”。即所谓“大毒治病，衰其半而已”，用此法为先导，中病即止，继而酌情调改治法，以缓剂图功。若过量或久用峻泻之法则使正气受损，邪气留恶而病久不去。

起病较缓的内障眼病，多为肝肾不足所致，所以《银海精微·序》中说：“肝肾之气充，则精采光明，肝肾之气乏，则昏蒙眩晕。”内眼病，病于瞳神之内，属水轮范围，内应于肾。而肝属木，主藏血，开窍于目；肾属水，主藏精，二者联系密切，故有“乙癸同源”之说。治疗当以补益肝肾为主，以逐渐充养精血，缓取疗效。韦老治疗内障眼病，首重肝肾二脏症状，通过辨证，定为肝肾不足者以补肝肾为治自不必论，即使属其他证型者，往往也在处方中加用杞子、女贞子、二地等养血填精，固本培元之品，他认为补益肝肾既可以使精血充沛，上荣于眼，起到直接治疗内眼病的作用，又可以通过补益正气，调动机体的能动性，达到扶正驱邪的治疗目的。对于缩短疗程，提高疗效极为有利，应用中当注意，凡有实邪者，如血溢络外，瘀血滞留，气机阻滞，痰湿不化等均不宜早补或单纯补，以免滞腻敛邪。脾胃虚弱，纳谷不佳者，当佐以理气健胃消食之品。

以上是韦老治疗外眼及内眼病的常法，是普遍规律。韦老常谓："治疗眼疾，必须有常有变，知常才能达变。"也就是说，不能对所有的外眼病均治以祛邪之法，对所有的内眼病均治以补肝肾之法，如对外障眼病的凝脂翳（角膜溃疡），若久病不愈，全身兼见阴亏虚火旺证候者，虽为外障眼病，但应以补益肝肾，滋阴降火为治。又如内障眼病中的视网膜静脉周围炎性眼底出血，属久瘀不化者；视神经炎属肝火痰夹者；视神经萎缩属肝经风热，肝气郁结者，均应以祛邪为治，而不能混于治内眼病以补肝肾为要务之说。临床中应以"证"为依据，治则治法治方，既要掌握普遍规律，又要随时不忘具体问题具体分析，这样才能做到"知常而达变"。

2. 重视调理脾胃，采取多种形式

韦老治疗眼病一贯重视调理脾胃，他说："脾为后天之本，诸阴之首，万物之母，脾伤则五脏失资，不能运精归明于目，因脏腑之精华皆禀受于脾土而上贯于目，脾虚则五脏之精气皆失所司，不能归明于目。"在辨证时每多注重脾胃功能情况，做为拟定治法的参考。属脾胃失常的患者，则调治脾胃无疑。一些眼病，虽其病机主要矛盾不在脾胃，但在治疗过程中，根据不同情况也辅以调理脾胃，因为脾胃之气旺，气血充盛，升降有序，脏腑和谐，有利于眼病的恢复。他常强调：病久而长服中药者，药性的寒热温凉走窜、滋腻之偏难免损及脾胃，故治慢性眼病不知顾及脾胃者，是治之失著。他调理脾胃的形式多种多样，以治中土为主者，补脾健胃、益气升阳、温中健脾、利湿化痰、补脾摄血等多种治法，酌情选择；属兼顾中土者，或将调脾胃之品佐于组方之中，或另开丸药辅佐汤剂，或分阶段暂停用他药而专事调理脾胃于一时，或病后收功，专门调理脾胃，以巩固疗效，总之重视后天之本，并采取多种形式调理脾胃，以适应病情，这是韦老在治法上的特点之一。

（五）制方用药特点及经验

1. 以轻灵见长

韦老制方用药，以轻灵见长，他对“轻可去实”有自己的独特见解和经验，认为眼为清灵之府，精微机巧，嫩弱娇脆，若过用峻烈砍伐之品，必致上窍受损。所以主张用药以缓和为宗，不尚矜奇炫弄，擅长以平淡无奇之品取得良好的效果。韦老制方用药轻灵主要表现在以下几个方面：

用药量轻。这是韦老用药特点之一。羌活、细辛、蝉衣、薄荷、黄连、桔梗、砂仁、沉香、肉桂等药 1 ～ 3 克，荆芥、防风、白芷、辛夷、牛蒡子、桑叶、豆豉、栀子、黄芩、黄柏、胆草等品也只在 3 ～ 6 克之间，用甘菊、木瓜、草决明、青葙子、蔓荆子等品多用 9 克左右。

药性轻扬。从韦老自制的验方可以看出，药性属宣解发散、清扬上浮、透泄疏通等升浮轻扬之品占重要地位。使用轻扬发散宣透药多，和眼科的特点有关，韦老认为，目为上窍，欲治其病，必以升浮轻扬之品，才能在上窍奏效。取吴鞠通《温病条辨》中“治上焦如羽，非轻不举”之意。

组方精悍。制方短小精悍，从不庞杂，可用可不用的药尽量不用。分析韦老自制57个验方，14味药以上的2首，13味药者2首，12味者6首，11～10味者22首，9味至7味者15首，6味以下者10首。其中偏正头痛方药仅6味（防风5克、荆芥穗5克、木瓜3克、苏叶5克、蝉蜕3克、炙甘草5克），但对青光眼头痛及顽固偏正头痛均有很好的止痛疗效。菊栀散热饮药仅7味（甘菊6克、焦栀子6克、蒙花9克、黄芩6克、连翘6克、桑叶6克、草决明10克），但有良好的清热降火，凉肝平肝作用，对于急性结膜炎、巩膜炎、角膜炎等均有较好的疗效。逍遥散验方，由11味药组成（归身9克、焦白术6克、甘草3克、柴胡6克、丹皮6克、茯苓12克、焦山栀6克、白菊6克、白芍9克、枸杞9克、石菖蒲10克），药物虽属平淡一般，但对眼科疑难症的视神经萎缩、视神经视网膜炎、皮质盲及急性球后视神经炎等眼底诸疾属肝郁血虚、玄府郁闭者，均可加减应用，经韦老20余年的临床验证，有显著疗效，上述诸项，可谓古人“轻可去实”之说，在眼科的具体体现。韦老认为“用药之道，贵在切病”，所谓切病，既要求辨证的准确，又要求对药性有透彻的了解，而且要按照法规把药物组成方剂，这样才能做到用药切病。

用药轻灵，制方简洁，不等于不敢用药，遇病甚邪盛者，辨清寒热虚实之后，虽芩、连、知、柏不畏其寒，桂、附、理中之属不畏其热，参、芪、胶、地不嫌其补，硝、黄不恶其泻，如果缩手缩脚，不敢用药，不但隔靴搔痒于事无补，而且药不达病所，姑息养患。

2. 眼科用药心得

韦老在临证中，既重视整体观指导下的辨证施治，又不忽视眼科专用药的作用，通过长期摸索筛选，逐步形成自己的用药规律，分述如下：

治疗角膜炎、角膜溃疡时，若见眵多泪少者选加银花、连翘、公英、地丁、野菊花等，兼便秘者选加大黄、元明粉、番泻叶，泪多眵少者选加防风、荆芥、细辛、羌活等，头顶痛加藁本，偏头痛加羌活、荆芥、木瓜、细辛，眉棱骨痛加白芷，眼眶眼球痛并牵及齿痛及不定位头痛者，常加生蔓荆子，前额压痛加川芎，后脑疼痛加葛根。另外，赤石脂、石决明二药，是韦老治疗角膜病的常用之品，通过临床观察二药合用对角膜溃疡有减轻炎性渗出、促进溃疡愈合和消退角膜翳作用。

对早期白内障常选用桑麻丸、石决明、磁石、五味子、首乌、菟丝子、杞子、黄精、朱砂、凤凰衣、蛇退等，以助滋阴益肾，退翳明目之力。使用中因磁石、石决明、朱砂等均为镇降质重难化之品，多服常有损脾碍胃之弊，用之当佐以神曲、香附、炒麦芽、炒山楂等品，脾胃虚弱者不宜久用，朱砂久服过量可致头晕、牙龈肿痛等症，于年老体弱，下元亏损，更当慎用。

眼底出血病人，每每加用槐花，本品有清热凉血止血之功，尤对老年高血压患者更宜。现代药理研究，本品用于高血压患者，有降压和改善毛细血管脆性和通透性的作用，动物实验证明槐花煎剂有暂时而明显的降压作用，能缩短出凝血时间，炒炭后作用更加明显，年轻的出血患者，常用白及止血，多研末冲服，寒热虚实之证，均可应用。阴虚火旺导致出血者常加生地、元参；血热妄行，出血甚者常选用丹皮、三七粉。对于止血药中的各种炭药，韦老认为适用于早期大量出血或反复出血不止的病人，每次应用炭药不必堆集过多，亦不宜久服，因炭药虽有止血之功，但其性燥，久服易伤阴化火，或致后期瘀血难去，反而引起反复出血。反复出血者多为久病正虚，常重用党参、黄芪以益气摄血。积血迟迟不能吸收者，选加丹参、三七、莪术，破血消积，并以桃仁、红花、归尾、赤芍、茺蔚子，鸡血藤活血行瘀。眼底出血属实证者常加火麻仁缓下大便，他认为通下可以解其上危，因其气血菀于上，破络脉而妄行，缓下可以使上盛之气血得以平缓，对出血的治疗极为有利。

眼底黄斑部水肿的治疗，常选用车前子、茯苓、赤小豆、木通、泽泻、通草、地肤子等品，兼气虚证者配以党参、生黄芪，脾虚湿盛者常选用苡仁、芡实、苍白术，硬性渗出久不吸收者，常加海藻、昆布、三棱、莪术以软坚消积。

3. 对补药及泻药的应用经验

应用补阴药时，常伍以理气开胃之品，以免碍胃损脾，生湿敛邪。如熟地配枳壳，炒枣仁配沉香，生地配神曲等，特别是补阴药与眼科常用的一些轻清宣扬之品协同应用既可标本同治，又可防止滋腻碍胃敛邪。如炙鳖甲、龟板配桑叶（养阴平肝止痛方），何首乌、冬虫夏草配以蔓荆子（平肝息风降压方），熟地、当归配羌活、防风（养阴清热明目方）等均是。对于补阳药，特别是一些峻补壮阳之品，如鹿茸、附子、肉桂、巴戟天、淫羊藿、全鹿丸、参茸卫生丸等，一般慎用。因为火性炎上，实热邪火可循经上扰于目，以致罹患目疾。阴虚火亢，虚火上炎，亦多导致目疾，故古人有“目为火户”之说，综观临床眼证，从寒热的角度分析，其中，以热证居多，寒证虽有，但毕竟为少数，故补阳之品，必须慎用。在用药方面，主张在照顾脾胃的前提下，滋阴养血益精明目的补阴药可以适当重用，温里助火壮阳药应当轻用慎用，因为阴为物质基础，是有形之质，欲补其虚，没有一定的数量就不能引起质的改变；阳为功能表现，是无形之用，补阳应取其巧，在补阴的基础上略加补阳之品，剂量宜小不宜大，使其起到启开发机的作用，才能达到补阳而不动邪火的目的。若妄用壮阳峻补之品，非但不能补阳，反因补阳而引动相火，既有伤灼耗精之害，又有肾关不固，真精受损之危。在治疗小儿眼疾时，助阳之品更为慎用，对于12岁以下儿童慎用炙黄芪，因小儿为纯阳之体，黄芪性温补气，有助火之弊，易导致鼻血。

具体方法上，应用补益药如人参、黄芪、熟地、阿胶、女贞子、肉桂等，剂量均从轻到重，逐渐加量，因为病者体质虚弱，虚不受补，徒不受药，纵然重用，于病无益，甚至因补阴而滋腻碍胃，因助阳而引动相火。剂量从小到大可循序诱导，待正气渐起，吸收运化功能恢复，再重施补品，才能达到益气补阳养血填精的治疗目的。应用泻药（包括泻火解毒药），如大黄、元明粉、番泻叶、黄连、竹叶等使用剂量是从重到轻，初用重剂，一二剂后酌情而减。因为实证初起，邪盛而正尚未虚，只要辨证准确，必须当机立断，刹住邪气猖獗之势，方能逆流挽舟，缩短病程，泻火清热攻邪，正是扶正的具体措施，若因循坐误，必遭邪盛伤正之虞。泻后邪盛之势遂减，若再猛攻峻下，则药过病所，必伤于正气，所以应该逐步减量，而致平和。

（六）对一些眼病的临床治疗经验举例

1. 巩膜炎

本病多因“火”“热”“瘀”“风”而发，以实证居多。治疗多从泻火，清热，通瘀，祛风四个环节入手，其中泻火清热之品初起可以稍重应用，若白睛紫暗而痛，是络脉瘀阻之故，选方常以洗心散或红肿痛方为主，兼以活血破瘀合入桃红四物汤为治，有较好的退赤止痛之效；热泪如汤，畏光涩痛，为风热二邪相杂，兼用偏正头痛方，有止痛止泪的良效；兼见小便短赤涩痛，是为热移下焦，合入导赤散导热下行；热病伤阴，阴虚火动而致白睛淡赤者，可施用养阴清肺或滋阴清肝养血之法，方用养阴清肺汤。若病久不愈，邪气尚盛，正气已衰，治宜扶正祛邪，标本兼顾，辅以养阴益气，润肺生津之品，如用适量冰糖炖银耳，每日 3 克，连服两周，对本病的治疗和防止复发有辅助作用。

病案举例：黄某，男，37 岁，病历号：3250

左眼红肿畏光，流泪难睁，视物模糊，伴左侧偏头痛已有月余，5 年及 2 年前均曾患过类似眼病，但发作较本次为轻。检查：视力右 1.0，左 0.6，左眼睫状充血显著，巩膜近角膜缘 11 ～ 12 点处有局限性扁平结节隆起，色紫暗，压痛明显。角膜相应位置有灰白色舌状浸润，周围角膜雾样混浊，表面无光泽。舌绛暗，苔微黄而薄腻，脉象弦数。诊断左眼火疳。辨证属肝肺郁热，肺络瘀滞，又复感风邪，随用清肝泻火，破瘀导滞为主，祛风滋阴明目为辅。投以红肿痛方加减：柴胡 6 克、黄芩 6 克、薄荷 5 克、赤芍 6 克、川芎 9 克、夏枯草 6 克、生锦纹 12 克、枳壳 9 克、木贼草 9 克、白菊 9 克、蝉衣 9 克、生地 15 克，水煎服 7 剂。并点犀黄散1日3次。二诊：左侧头痛已减轻，左眼睫状充血稍减，脉弦数，舌红且暗，苔薄白，证属郁热尚盛，瘀滞未解。治宜祛风清热，滋阴活血，退翳明目，用红肿翳障方7剂水煎服，犀黄散继续点患眼。三诊根据左眼症状，改用祛风清热，活血破瘀方药：连翘9克、蒙花9克、白芷9克、石决明15克（先煎）、生地12克、当归尾9克、赤芍9克、白菊花9克，5剂水煎服。至五诊时左眼视力进步，眼痛已消，脉弦细，舌质淡红，苔薄白，按风热未尽施治，改为平肝清热，祛风明目法治疗。方药：石决明25克、黄芩6克、连翘6克、青葙子10克、蝉蜕3克、荆芥穗6克、蒙花10克、苏叶2克，水煎服14剂。末诊：偏头痛及眼痛已消，全身无不适。先后共复诊5次，治疗两个半月余。末诊检查：右眼视力1.0，左眼视力1.2，双眼近视力耶格表1。左眼睫状充血全部消退，结节已消，无压痛，角膜11～12点处可见少许瓷白色陈旧混浊。仍以原方为主，去青葙子、苏叶，加决明子继续服14剂，以巩固疗效，停止治疗。

2. 角膜病

角膜病临床上的共同特点是白睛混赤，或抱轮红赤，睛珠疼痛，目涩难睁，畏光头痛，脉多弦数等。按其病位五轮所属，黑睛属肝，白睛属肺，证属肝肺风热壅盛，治疗当以祛风清热为主，佐以滋阴活血，退翳明目之法，常用红肿翳障方或羌活胜风汤加减。如眵多泪少，眉棱骨痛，口苦溲赤，舌苔黄，脉弦数，为肝胆火炽兼风邪外袭，风火交炽上乘目窍，治以泻肝清热为主，方用红肿痛方，或龙胆泻肝汤加减。若热毒壅盛，畏光涩痛剧烈，大便燥结，急宜釜底抽薪，折其邪毒猖獗之势，使热毒下泄，方用泻火解毒汤。若热毒内攻化火，三焦实火上灼风轮，神水混浊，化而成脓，发为“黄液上冲”（前房积脓），急用眼珠灌脓方。热毒已减，白睛红赤转淡，症见口干舌红脉细，是属正邪俱虚，或阴虚而余热尚存，法当滋阴降火，平补肝肾，方用知柏地黄汤或明目地黄汤加谷精草、木贼草、蝉衣、蒙花等清肝明目退翳之品为治。若白睛红赤迟迟不退，是为肺经余邪未尽兼有瘀滞，当破瘀退赤，方用破赤丝红筋方。后期热减风熄而黑睛遗留翳障，治法改为退翳明目，方用新老翳障方或四物退翳汤等。成药明目蒺藜丸、拨云退翳丸等亦可并用。因本病多为实热风证，邪热易伤津耗液，加之治疗过程中应用辛燥风热药较多，故应防止伤阴，韦老常用生地、元参养阴生津，阴虚火动者可加知母、黄柏以滋阴清热降火。白睛红赤，头痛目胀，是为瘀滞，常加归尾、桃仁、赤芍、红花、川芎、丹皮、茺蔚子等。久病体虚，年老体弱者，当顾及脾胃，培补后天，注意调养，治疗中韦老常嘱病人避免急躁、急怒及房室过度等，饮食方面当忌酒、椒、蒜、葱等生热化火刺激之品及鸡鸭鱼蟹类发物，这对缩短疗程和预后有很大益处。

病案举例：甄某，女，27岁，门诊号：65202

双目红赤已有两月，畏光疼痛流泪，晨起眵多，经治不效。近日诸症加剧，并伴有眉棱骨痛，舌红，尖有刺，苔黄，脉弦数。检查视力右0.9，近视力耶格表1，左1.2，近视力耶格表1，双眼球结膜高度混合充血，右眼角膜3～7点，左眼角膜3～6点处均有溃疡，荧光素染色（+），诊为双眼花翳白陷（角膜溃疡），先以泻火解毒之法结冻其邪，继以祛风清热，滋阴活血之法退翳明目。

方药：（1）泻火解毒汤1剂。（2）红肿翳障方3剂。（3）犀黄散1瓶，点双眼1日3次。二诊：药后诸症减轻，畏光仍重，右眼角膜溃疡范围缩小，左眼同前，舌红苔薄黄，脉细数。属邪热之势已减，治则清肝泻火，滋阴退翳明目，方用退红良方加减：龙胆草6克、生地15克、蒙花6克、连翘6克、甘菊花16克、山栀6克、夏枯草5克、黄连3克，水煎服5剂。三诊：眼部症状基本消失，已无不适感。检查：双眼视力1.2。双眼角膜溃疡已愈，荧光素染色(－)。再以上方继服5剂，以巩固疗效。药后停止治疗。

3. 视网膜静脉周围炎

韦老对本病根据眼底表现，结合全身症状，多以血证论治。本病除视力减退或暴盲外，若兼见目赤口苦，心烦易怒，胁胀，溲赤，脉弦数等，是为肝经实热，迫血妄行，溢于络外，治以清肝泻火，凉血止血。方用瘀血灌睛方。偏于肝郁者，可选用丹栀逍遥散加减。若兼见潮热盗汗，心烦失眠，舌尖红，脉细数等，是属阴虚火旺，虚火妄动，血不归经之故，治以滋阴降火，清心凉血，方用滋阴降火四物汤。反复出血，病程已久，多属气阴两虚，宜滋阴益气兼以活血，方用眼底出血三方，或坠血明目饮。肾阴不足，相火妄动者，酌用知柏地黄丸或六味地黄丸加减。若平素脾胃虚弱，食少便溏，乏力气短，脉细或虚大等是属中土不足，脾不统血，血溢络外，治以补脾摄血，方用柴胡参术汤加减。眼底出血日久，舌质紫暗或有瘀斑，脉涩不利等，是属瘀血积久难化，治以活血化瘀，养血滋阴，方用血府逐瘀汤或桃红四物汤加减。积久不化，反复出血，则用滋阴平肝，活血破瘀，辅以益气之法，方用眼底出血二方或眼底出血三方。

病案例举：兰某，男，34岁，门诊号：15195

病史：右眼底于7年前曾出血，视力因之一度失明，经服用中药后好转，自后眼前有蚊蝇状黑影浮动。4个月前视力明显减退，眼前一片云雾遮睛，眼胀，舌淡稍暗，苔薄白，脉弦细稍迟。检查：视力右 0.3^{+2}，左 1.2。眼底：右眼玻璃体混浊，视乳头边清色正，静脉怒张纡曲，末梢静脉有白线伴随，沿中周边静脉径路有大片火焰状出血，波及后极部，色暗红，黄斑中心窝反射未见。左眼底正常。诊断：右眼云雾移睛（右眼视网膜静脉周围炎、右眼玻璃体出血）。证属阴虚火旺，肝热血瘀。眼底出血日久，难以吸收，治以滋阴平肝，活血破瘀，益气明目。方用坠血明目饮：生地 15 克、川芎 6 克、赤芍 6 克、当归尾 10 克、牛膝 6 克、山药 6 克、生石决明 15 克、白蒺藜 10 克、防风 6 克、细辛 3 克、知母 6 克、党参 10 克、五味子 3 克，水煎服 20 剂。二诊：药后视力进步，舌淡红，略紫，脉弦细。余如前。检查：右眼视力 0.5，右眼底出血部分吸收。患病日久，积血经久不化，防其正虚，治以滋阴益气，平肝明目，方用眼底出血三方。服 14 剂后，因睡眠不好，原方去三七粉，加炒枣仁 10 克、夜交藤 15 克，再服 7 剂。三诊：视力进步，但仍双眼胀痛，睡眠好，口干神烦，舌红少苔脉细而数。检查：右眼视力 0.9^{-2}，近视力耶格表 2。右眼底出血已全部吸收，周边部分末梢静脉血管尚有白鞘。证属阴虚火旺，治以滋阴降火，清肝明目为主，佐以凉血止血，以善其后，防其复发。方用知柏地黄汤加味：炒知柏各 6 克、熟地 20 克、山萸肉 10 克、怀山药 10 克、茯苓 10 克、丹皮 10 克、泽泻 10 克、青葙子 10 克，水煎服 15 ～ 20 剂。

药后眼胀已消，全身自觉无不适，停止治疗。

4. 儿童视神经萎缩

韦老认为，儿童视神经萎缩的病因病机与成人有别，儿童因情志不舒致肝气郁结者虽少，但患儿郁热内闭，阴血被耗，气机阻滞，可使肝气疏泄失常，玄府闭塞，目失涵养而致本病。

发于急性热病之后，风热之象未解，症见双目青盲而上视，瞳神散大，身热神烦，肢体强直或屈伸不利，或项强口噤，手足震颤，舌红苔薄黄，脉细数，指纹青紫。为风热未息，扰动肝风之象，治以息风平肝，清热解毒之法，方用钩藤息风饮加减。热甚神昏者，佐以开窍之法，合用安宫牛黄丸或局方至宝丹。项强抽搐，寒热往来，低热不退者，为邪在少阳，热动肝风，宜和解清透息风，方用小柴胡汤加钩藤、僵蚕、全蝎。

虽发于热病后，但风热之象已解，症见双眼青盲或视瞻昏渺，瞳神散大，神烦，肢体震颤或偏瘫，时见患儿用手打头，舌红苔薄，脉弦细或细数。属余邪未尽郁于肝经，玄府郁闭目失所养所致。治以舒肝解郁，养血明目之法，方用逍遥散验方为主。肢体震颤或偏瘫是为肝肾不足，常加杜仲、怀牛膝、桑寄生、伸筋草等，亦可酌情选健步虎潜丸、石斛夜光丸、杞菊地黄丸等并用。

若无明显热病史，或病程已久，平素脾胃虚弱，症见青盲或视瞻昏渺，眼睫无力或睑废，面色萎黄，毛发不华，少气懒动，食少便溏，舌胖而淡，脉细弱或指纹色淡。是属脾虚气弱，中土不足，治以补益中气，方用补中益气汤或益气聪明汤加石菖蒲。睑废者重用党参、黄芪，目偏视选全蝎、僵蚕、伸筋草等。

热病后日久，风热已息而见双目青盲或视瞻昏渺，双眼干涩，手足震颤，步迟齿迟，智力差，脉细无力或指纹色淡，为热病伤阴，肝肾不足，治以补益肝肾，养血活血，方用四物五子汤、明目地黄汤、杞菊地黄汤等加减。

头部外伤之后，昏厥或眼部出血，清醒后患儿视力减退，甚至青盲，常兼偏头痛，食欲不振，神情呆滞，肢体不灵等，为髓海受损，玄府郁滞，目无所养之故，治以舒肝养血，补益肝肾，活血化瘀之法，方用逍遥散验方加丹参、熟地。外伤后经久不愈，兼见脑积水者，治以益肾活血利水，方用四物五子汤加丹参、丹皮、党参、泽泻、白蒺藜等。体弱气虚，神疲乏力者，治以益气升阳，滋阴补肾，方用补中益气汤加五味子、怀牛膝、石决明等。韦老认为小儿肾气未充，脑为髓海，肾精化髓，脑与肾关系密切，“肝开窍于目”，辨治此类外伤疾病不可忽视补益肝肾，这是与一般外伤的治法不同之处，故临证治疗中多以补益肝肾为主（眼底有出血者除外），以活血化瘀为辅，往往取得满意的效果。

病案举例：巴某，男，3 岁，病历号：45458

两月前开始发烧，精神烦躁，夜卧不安，纳差呕吐。继而痉挛抽搐，昏迷不醒，后经治好转。1 月前发现患儿双目失明，经某医院确诊为“双眼球后视神经炎，双眼早期视神经萎缩，右眼内斜”。刻下双眼视力黑蒙，瞳孔散大，对光反射消失。双手颤抖，项强，下肢瘫痪，时有寒热往来，舌红苔白，脉弦细。眼底检查：双视乳头颞侧色浅，动脉稍细。证属高烧热病后余热未尽，热留经络，玄府郁闭，以致清窍失养；肝肾阴虚，经脉失养，故有肝风内动之象。随以清透少阳，平肝息风定惊之法。方用：小柴胡汤加减。柴胡 6 克、黄芩 3 克、党参 2 克、甘草 2 克、茯苓 2 克、石决明 12 克、白僵蚕 6 克、全蝎 3 克、木瓜 3 克、麦冬 2 克，水煎服 9 剂。并服紫金锭每日两次，每次 1 克。二诊：药后神烦已减，项强手颤大减，已稍能站立，余同前。检查：双眼光感不确，瞳孔中等度大，对光反射迟钝。证属少阳已透，肝风已减，但余热未尽，热留经络，玄府郁闭，以致青盲。治以疏肝解郁，平肝息风，健筋活络之法，方用丹栀逍遥散加减：柴胡3克、当归3克、白芍3克、茯苓2克、白术3克、甘草2克、焦栀子4克、薄荷2克、丹皮3克、白僵蚕3克、牛膝4克、全蝎2克、木瓜3克、石决明12克，水煎服7剂。继服紫金锭，每日2次，每次1克。三诊：药后视力明显进步，可以辨认母亲，手已不震颤，扶着能走路，但腿发抖，脉数苔净。检查：双眼瞳孔已正常，对光反应灵敏，能见较大的物体。仍宗前法治疗，原方去全蝎、僵蚕、加杞子6克、夜明砂9克、伸筋草5克，牛膝改用6克，服7剂。成药继用。末诊：药后视力进步，能捡取桌上2mm×2mm大的白色纸片。近日下午腹泻，有时易惊，下肢较软略抖，舌淡苔薄白，脉细数。检查：眼底双视乳头色泽正常，黄斑中心反光可见，周边部未见异常。仍以原法进取，方用丹栀逍遥散加减：柴胡3克、当归3克、白芍3克、茯苓2克、炒白术3克、甘草2克、丹皮3克、川断3克、牛膝6克、木瓜3克、桑枝7克、炒麦芽9克。上方服14剂后双眼视力恢复正常，能捡取芝麻大的纸屑，面色正，形态活泼，行动自如，停止治疗。

10年后随访，孩子视力正常，已上学，智力佳，平时活泼淘气。

（沙凤桐　整理）

韦文贵眼科学术思想初探

韦文贵老中医世代习医，祖传“金针拨白内障术”，使不少患者重见光明。临床上内治外用治疗不少疑难重症眼疾，对眼病留下不少验方和医话，先师平时临证用药，审时度方有独特见解，本文就此试作探讨。

（一）“风”“火”立论

先师治疗眼疾，对于外障，究其病因，以“风”“火”为主。由于机体受外邪侵袭，六淫和时气所伤；而“风”为阳邪，百病之长，巅顶之会，风邪所致，上先受之，常为外眼疾患之先导。它可袭于肌表，留于腠理，肉轮、气轮、风轮、血轮均因风邪夹兼其他而见红赤肿胀，溢泪羞明等症状。

先师认为：“眼病初起，不分内外，总有风邪作祟，目为肝窍，常先受之，治应祛风散邪究病之归属，防其传变。”平时用药按病审因，选药入方，荆芥、防风，发散风邪不伤阴分，荆芥又散血分之热。对泪多眵少，抱轮红赤，首选蝉衣、菊花疏散风热。退障明目常用于风轮疾患，蔓荆子不同于青葙子、决明子之降，惟它独升，可升散开窍，合细辛散风热头痛。羌活、白芷祛风胜湿，疗目赤肿痛。先师认为内障初起，风邪亦为先导，故不论因热、因火、或气机郁滞、肝肾亏损等病因，亦应加入疏散宣导药。如瘀血灌睛方治血灌瞳仁，方中有荆芥、白芷；正如坠血明目饮中有白蒺藜、防风、细辛。先师以此类方药治疗初发玻璃体出血常常奏效。

对于风药应用，作用有三，“肾肝之病同一治，非风药引至不可也”，寓补中有疏通宣导，舟揖之用，载阴精而达脏腑，同时配苦寒之剂以升降并行，相反相成，相互制约，如消炎退障方中大黄、黄芩、枳壳合薄荷、牛蒡、白芷。如风药配以甘温之剂，有升提之功合东垣之意。

“火”有虚实之分，六淫时邪，疠气时疫，侵犯肌表，经卫、气、营、血而入里可以化火；内伤七情，气郁化火，阴虚血少，肾阴不足，相火偏炽为虚火。外风易引内风，虚火易召风邪，目病亦多火，目为火之门户，目不因火则不病。故临床常以犀黄散清热镇痛，退赤消肿。在凝脂翳医案中，泻火解毒方用硝黄导热下行，再加祛风清热，退翳明目之品。对偏头痛，大小雷头风，以风火痰湿论治，本虚标购实，病发急骤初以龙胆泻肝汤加硝、黄，继则阴虚不足，肝肾阴亏常用青光眼三方清肝泻肝，疏风止痛，方中用黄芩、生地、石决明、羌活、防风、白芷。因感受时邪，疫疠之气而患小儿青盲症，认为风邪余热未清，热留经络，脉络壅遏，以钩藤息风饮清热养阴，平肝息风。这些均为“风”“火”之辨证关系。

（二）理血为要

人受五谷之养，经脾胃而运化精微。“中焦受气取汁，变化而赤，是谓血”，“五脏六腑之精气皆受禀于脾，上贯于目”，“肝开窍于目”，“目得血而能视”。肝和则能辨五色，故眼能发挥其正常生理功能。而目能视万物，辨五色全赖心血充足，肝血畅达，脾之统摄生化。邪正相争必然发生气血变化，而十二经脉，三百六十五络脉，其血气皆上面而走空窍，经络内气血郁滞不畅，必致目病发生；营行脉中，卫行脉外，因气滞血瘀，化瘀活血为先。先师平时以四物汤化裁应用得心应手，外障眼病，邪热壅盛，风火热毒，除首应祛风清热，泻火解毒外，必加凉血之品方可。如红肿痛方治疗火疳，肝肺郁热，方中有生地、川芎、赤芍；天行赤眼中重用生地、大黄，佐以荆芥、连翘疏风清热理血；凝脂翳为风邪热毒上攻，以石决明、蒙花、夏枯草、赤石脂，配于生地、川芎、赤芍。曾见1例，为深层角膜炎伴角膜溃疡，经治不愈，先生以此方7剂获效。

风轮疾患有寒凉太过易留翳障之虑，先生先以峻下攻逐，釜底抽薪，后以平肝凉血，使营血流通，经络壅滞得以疏散，起到活血退翳功效。

不通则痛，因气血郁滞，目珠疼痛，虽外观如常，检之无明显异样，常以四物加羌活、防风、白芷、龙胆草泻肝经实火之疼，加石决明合生地治肝经虚火之疼。因出血所致暴盲，更以四物汤活血化瘀进行组合配伍；肝经郁热适宜清热泻火，凉血止血；因阴虚心血亏损而反复出血则养阴平肝，凉血止血；因脾虚气弱血不循经以滋阴益气，和营止血；肾阴不足，相火偏亢以和营止血，滋阴补肾。因发病早晚不同，先师理血之法，早期以清泻，中期以滋阴和营，晚期瘀阻较久，旨在化瘀软坚，认为重用凉血有留瘀之弊端，当以流通为贵。

治小儿青盲肝经郁滞，玄府闭塞的验方逍遥汤亦不失理血之旨，重在调肝。

（三）通玄府，治沉疴

小儿青盲（儿童视神经萎缩）大多为热病后转变所致，现代医学认为极难治疗，虽有一些方法，疗效甚微。先师自1955年来院后治疗不少患儿，应用验方逍遥汤治疗儿童视神经萎缩获得奇效，为中西医界所推崇。

先师立论，热病伤阴，热留经络，壅闭玄府，精华不能上升于目。历代医家，对玄府一词有《素问·调经论》："上焦不通利，……玄府不通，卫气不得泄越故外热。"经文之意玄府即汗孔，鬼门也。《审视瑶函·青盲症》："此症目内外并无翳障气色等病，只自不见兮，仍是玄府幽深之源郁遏，不得发此灵明耳。……若伤于七情，则伤于神，若伤于精血，则损于胆，皆不易治。"《眼科金镜》："小儿青盲，此证极危，盖因病后热留经络，壅闭玄府，精华不能上升荣养之故。"按此文所述，玄府有别于"鬼门"，眼科之玄府，通于肝胆，若伤精血，损于肝胆。

先师认为玄府郁闭为小儿青盲重要病机，提出了疏通调达玄府郁滞，又兼养血补肝肾，用验方逍遥汤（归身、白术、甘草、柴胡、丹皮、茯苓、山栀、白菊、白芍、枸杞子、石菖蒲）用之临床，儿童视神经萎缩血虚肝郁型有效率达92%以上，便是明证。

（四）重后天之本——脾胃

古人论病，皆推崇脾胃。李东垣首创脾胃论，"脾胃之气既伤，而元气亦不能充，而诸病之所由生也"，"脾……不及，则令人九窍不通。""胃气一虚，耳、目、口鼻为之病"。先师平时注意摄护脾胃，常常告诫，"药石易伤胃气，小儿尤当注意，无胃纳脾输，药物之所治亦成空话。”认为脾胃后天之本，生育营卫生津调布，一有所病，九窍不利，中气一旺，百病可减，脾气一虚，清阳不升，目窍闭塞，脾胃虚，则百脉不充，目无所养。

临证善理气色，强调食不可太精，偏食尤为所忌。临证用药，中病即止，用承气汤时常嘱病人多喝稀粥，儿童用药常选木香、山楂、炒谷芽、炒麦芽，推重七味白术散，虽然平时善用六味地黄汤化裁治内障诸病，但常令流通之品防滞防腻，避免损伤脾胃。在病的转化上，认为初病易治，伤及肝肾，病延日久，如又累及脾胃，元气虚弱，则病属难治之例。

韦文贵老中医毕生临床实践，忙于应诊，留给后人许多经验，笔者有幸名列门情，谨以此文，缅怀老师昔目教诲，知来者之可追，有不当之处，望各位批评指正。

（沈德础　整理）

遣方用药，自树一帜

韦文贵老中医继承先贤，学术有源，但尊古而不泥古，自成一家风格。不论对病的辨证或处方用药，均有其难能可贵的独到之处。

如他认为，外障眼病实邪为多，故常用峻下、清热、疏风、活血等法，以祛邪为急。对火热邪毒充斥内外的外障，必须釜底抽薪。内障病发较缓，主张养血填精，固本培元，寓祛邪于扶正之中。而对虚中夹实为患者，又强调当扶正祛邪兼顾。又如对青光眼的治疗指出，首辨缓急虚实，认为发病急，疼痛剧者多属实证，当疏风清热，平肝活血。反之为虚证，但切忌纯补，可在滋补肝肾的同时，佐祛痰除湿，活血行气、和胃止呕之品，以提高疗效。

韦老遣药制方更有如下几个特点：

1. 方简量轻：在其自制57个经验方中，用药14味以上者仅2首，12味6首。还有10方均不足6味药，而疗效似灿然可观。这种不术广原猎兔，但求单刀直入的组方思想值得重视。韦老对叶桂所云："诸香皆泄气"；"香气如云烟，先升后降"的观点颇有同感，故对轻扬芳散诸如蝉、薄、羌、细等药及辛温沉降的砂仁、沉香、肉桂等品的用量极轻，仅投1～3克，而荆、防、蒡、芷、辛夷、桑叶亦仅3～6克。对苦寒之品如栀、连、黄柏、胆草等，亦很少超过5～9克。

2. 喜投辛散：因目为上窍，用药非轻则难直达病所，辛散之品多轻扬上浮，故其极喜投之。在57个经验方和69个常用的前贤方中，有30方用防风，16～22方用羌活、荆芥、柴胡；11方用了细辛、白芷。这样广泛选用风药，除因"诸风药，升发阳气，以滋肝胆之用……使火发散于阳分而令走九窍也"（《脾胃论》）之外，还为了避免苦寒伤胃之嫌，且与苦寒降逆之品，共收升降转枢中州气机的作用。东垣曾赞当归为"和血之圣药"（《兰室秘藏》），韦老虽亦取其养血安神，活血通脉之功，而作为治眼疾良药，考虑到川芎升发清阳和引经报使作用尤胜当归，故在43方中均选用了。韦老对某些病的治疗，完全以辛散药为主，如治青光眼急性发作期的偏正头风方，风热头痛方，退红方，和胃止呕方，青光眼三方，慢性青光眼方（亦治急性发作）几乎无一例外地用了荆、防、蝉、芷、藁、羌、柴、细、桑、菊等辛散疏风解表药。这种独辟蹊径的用药法，我们须推而广之。

3.精研配伍：韦老因对药性了如指掌，故在制方时能结合临床经验，精究药物的配伍，如他根据《三家注》所云："……石脂具湿土质，而有燥金之用"，及《本草汇言》云赤石脂可"去湿气、敛疮口"之理，将他人很少用治眼疾的赤石脂与细辛相伍，取其一沉一浮，一合一开，一敛一散，相反相成，配制在自订的红肿翳障方中用治角膜溃疡，确别具一格。

另，细辛虽前贤亦用治眼疾，但多作为祛风药而用于外障眼病。韦老却从《别录》云其可"安五脏、益肝胆、通精气"，《药性论》"止眼风泪下，明目"及《药品化义》"入芎辛汤，疗目痛后羞明畏日，隐涩难开"等悟出，如适当配伍亦可用治内障眼病。在治青光眼的13方中，有3方均用了细辛。尤其是和补气药白术相伍的青光眼三方，以及与养阴药生地、石斛相伍的慢性青光眼方，均用治眼压较低的慢性单纯性青光眼，为该药在眼科的运用开拓了新路。再如由大柴胡汤化裁出的红肿痛经验方（柴、芩、枳、芍、芎、薄、生军、生地、夏枯草），取柴胡配黄芩和解枢机，薄荷伍枳壳行上导下以理气，川芎合生军行上导下而调血，可谓精巧别致，尤妙在大剂用量轻的祛邪药中，独用生地20克以滋阴扶正，深得标本同治之奥。这些均颇值学者深研和后辈学习。

摘自《贵阳中医学院学报》1986年4期

韦氏治疗青光眼十三方分析

本文就韦文贵老中医治疗青光眼方13首加以分析，以图从中探讨其治疗经验和用药规律。

兹先将韦氏原方介绍如下：

1. **偏正头风方：** 防风、荆芥穗、苏叶、甘草各5克，蝉蜕、木瓜各3克。主治急性充血性青光眼或慢性单纯性青光眼急性发作，兼见全身风寒外感症状明显者。

2. **湿热头痛方：** 淡豆豉、桑叶、茯苓各10克，防风、浙贝母各5克，荆芥、甘草各3克，杏仁9克，金沸草（包）、元参各6克，地栗5个。主治慢性单纯性青光眼，兼见全身湿热症状明显者。

3. **风热头痛方：** 蔓荆子、桑叶各10克，木瓜、川芎、蝉蜕、细辛各3克，荆芥、防风、苏叶各5克，藁本、白芷各6克，升麻1克，钩藤12克。主治急性充血性青光眼或慢性单纯性青光眼急性发作或亚急性发作，兼见风热表证者。

4. **退红良方：** 生地15克，龙胆草、连翘、桑叶、菊花、焦栀子、密蒙花各6克，夏枯草5克，黄芩3克，草决明10克。主治急性充血性青光眼里热盛者。

5. **治暑湿头痛方：** 藿香、佩兰、滑石、白蒺藜各9克，木贼草6克，陈皮、黄芩、菊花各5克，生熟苡仁各12克。主治慢性单纯性青光眼，暑天用之尤宜。

6. **和胃止呕方：** 柴胡、黄芩各5克，姜半夏、淡豆豉各10克，川朴6克。主治急性充血性青光眼或慢性单纯性青光眼急性发作，恶心呕吐症状明显者。

7. 青光眼三方：石决明 24 克，白蒺藜、白术各 10 克，决明子 15 克，防风、羌活、蝉蜕、密蒙花、白芷各 6 克，细辛 3 克，生地 20 克。主治慢性单纯性青光眼，眼压在 35mmHg 以下者。

8. 慢性青光眼方：防风、羌活、川芎、菊花各 5 克，细辛、蝉蜕各 3 克，石决明 24 克，生地 15 克，石斛、密蒙花各 9 克，僵蚕 6 克。主治慢性单纯性青光眼，或慢性单纯性青光眼急性发作。

9. 养阴平肝止痛方：炙鳖甲、炙龟板、（盐水炒）沙苑蒺藜、制女贞各 10 克。主治慢性单纯性青光眼，头痛较甚者。

10. 平肝息风降压方：生地、制首乌各 15 克，女贞子 9 克，明天麻、钩藤、川芎各 5 克，潼蒺藜、蔓荆子各 10 克，冬虫夏草、僵蚕各 6 克，决明子、神曲各 12 克。主治慢性单纯性青光眼，兼血压高，头晕、头痛明显者。

11. 青盲方：制首乌 12 克，制女贞子、当归、茺蔚子、天麦冬、蔓荆子各 9 克，桑叶 6 克，龟板 15 克，天麻、藁本、荆芥、山萸肉各 5 克，熟地 24 克，菊花、杜仲各 5 克。主治慢性单纯性青光眼，兼有阴虚内热，视力减退者。

12. 犀角地黄丸：犀角、川芎各 100 克，当归、熟地、菊花、山药、远志、白蒺藜、白芍、茺蔚子、菟丝子、石菖蒲、黄柏、青葙子、巴戟天、蝉衣、知母各 60 克，石决明、女贞子各 240 克，杞子 200 克，五味子、肉苁蓉、青盐各 30 克，研细，蜜丸，每丸重 10 克，辰砂为衣，日服 2 次，每服 1 丸。主治慢性单纯性青光眼，视力减退明者。

13. 明目还睛丸：生熟地各 500 克，枳壳、石斛、防风、杏仁、牛膝、川芎、夜明砂、青葙子、女贞子各 250 克，石决明、茯苓各300克，研细末，炼蜜为丸，辰砂为衣，日服3次，每次6克，可长期服用。主治慢性单纯性青光眼兼肝肾阴虚者。

方义分析：青光眼是眼内压间断或持续升高，对视功能危害较大的一种常见眼病，属于中医学五风内障、瞳神散大、雷头风、偏头风等范围。其发病原因：一是外感风邪，闭塞玄府，体内郁火不能外发，上攻于头目而成；二是内伤脏腑，肝肾精气亏损，不能上注于目，渐成本病。现代医学将青光眼大致分急性充血性和慢性单纯性两大类：前者多属实证；后者虚实互见。韦氏13方中用于急性发作期共6方（即1、3、4、6、7、8号方），从方药组成分析：疏风解表药如防风、荆芥、苏叶、蝉衣、羌活、藁本、白芷、细辛、升麻、柴胡、豆豉、桑叶、菊花等每方均列；平肝药如天麻、石决明、白蒺藜等3方中用之；清热药如龙胆草、山栀、夏枯草、黄连、黄芩、连翘、生地、决明子、密蒙花等则4方中用之；而治慢性单纯性青光眼共7方（即2、5、9、10、11、12、13号方）以补益药占首位，如鳖甲、龟板、生熟地、白芍、杞子、石斛、苁蓉、菟丝子、五味子、潼蒺藜、首乌、女贞子等，同时参用平肝清热，疏风解表之品。以上不难分析，不论急性充血性或慢性单纯性青光眼在急性发作期，韦老以疏风清热为主，平肝活血为辅。若慢性单纯性青光眼，则侧重补益肝肾以养正，适当照顾治标祛邪。

初步体会：通过上述13方的分析，可以看出韦老对于青光眼的治疗首辨缓急虚实。凡发病急速，疼痛明显者多属实证；病程缓慢，疼痛不明显者多属虚证。在正确辨证的前提下，灵活用药。除实证用疏风清热，平肝活血；虚证用标本兼治的大法以外，还可根据具体情况，佐以祛痰除湿，活血行气，和胃止呕之品，以提高疗效。

急性充血性青光眼或慢性单纯性青光眼急性发作，其临床表现多伴见头痛剧烈，目珠胀痛，痛引头额眼眶，眼球坚硬如石，抱轮红赤，瞳仁散大，视力下降，兼见恶心呕吐，尿黄便干，舌红少苔，脉弦劲有力等症。其病因病机，多由风邪闭塞腠理，内火郁结而上攻。“火郁发之”，张景岳谓：“因其势而解之、散之、升之、扬之，如开其窗，如揭其被，皆谓之发。”疏风解表使腠理开，郁火泄，病情得以缓解。复加清肝泻热药表里同治，其效显著。如不注意疏风，全用大剂苦寒直折，则火邪被抑，内郁更盛。《罗氏会约医镜·论眼目》说：“火邪既客于目，从内出外，若外用寒凉以阻之，则火内郁，不得散矣。”是知韦老治眼病的用药法则，多从古人经验结合本人临床实践锤炼而得，确有独到之处。

至于慢性单纯性青光眼，眼疲劳较明显，常因久视失眠或劳累过度所致，此外有头昏痛，眼胀不适，视力下降，视野逐渐缩小，瞳仁散大，并伴有耳鸣、腰膝疲软等全身症状。病由脏腑内伤，精血耗损，不能上注于目，正虚则邪凑，风亦客之，故发为本病。《审视瑶函·青风障症》说：“此症专言视瞳神内有气色昏蒙，如青笼淡烟也，然自视尚见，但比平时光华则昏蒙日进，急宜治之……阴虚血少之人及竭劳心思，忧郁忿恚，用意太过者，每有此患。”《罗氏会约医镜·论眼目》也说：“昏弱不欲视物，内障见黑花，瞳人散大，皆里也，由血少神劳，肾虚也，宜养血，补水，安肾以调之。”若虚风内动，宜平肝息风；风热外扰，宜疏风散邪，治疗时应作全面考虑。（编者注：原发性青光眼仍按传统分类法，发表于 1980 年 9 月号《浙江中医杂志》。）

（邱德文　沙凤桐　卢丙辰　整理）

韦文贵老中医经验方及常用方

中药方剂的范围很广，不论单味多味，凡对中药进行一定方法的加工炮制，并制成一定的剂型，即能用于临床者，均可称作方剂。

单味中药制成的方剂，称作单方。适用范围比较明确，作用比较单一，便于就地取材，便于分析研究药物的性能、作用和有效成分等，是组成中药复方的基础。

二味或更多的中药配合制成的方剂，称作复方。一个方剂的组成，不论是古方或今方，都有一定的治则和适应症。根据中医辨证施治的原则，在临床应用方剂时，要随着病情的变化，体质的强弱，年龄的大小，灵活加减运用。

中药方剂的常用剂型是汤、丸、散、膏、丹五种。后四种属于成药，即通常所称的“丸、散、膏、丹”，其中一些虽有丸散之名，实际多作为汤剂应用。

韦文贵老中医几十年来，在长期医疗实践中，摸索出一些有效的经验方，有些是根据前人经验成方，通过临床实践，化裁增减，删繁就简，使之取精用宏，扩大了治疗范围。韦玉英主任医师幼承庭训，将先父诸多经验方归纳分类，融为己见，验之临床，又在继承的基础上有所创新、发展，总结出独具特色的有效经验方，现一并编集两代医师的经验方及常用方，分内服与外用两大类。内服方药中，为了便于临床参考，又大致归纳为疏风、清热、泻下、祛痰、利水祛湿、舒肝、平肝、理血、补气、补血、温中、滋阴、和解、治疳、退翳、宣窍等16种常用治法，135首方剂。其中经验方 70 首，常用方 65 首，另有附方 12 首，均为韦氏两代医家喜用或常用方药。另列韦玉英主任医师所创内服方剂 9 首。

一、内服药

（一）汤剂

俗称汤药和煎剂，将药物用水煎成汤液（有时加酒少许），去渣存汁温服，叫做汤剂。具有吸收快，作用速，照顾全面，适应复杂的病证，调整局部和整体的关系，补泻兼施，标本兼顾，且有随症加减，灵活使用等优点。在临床应用中，化裁方便，是各种剂型中最为常用的一种。

1. 疏风剂

风有外风、内风之分。外风，是指外感六淫之风邪引起的病证；内风是肝脏功能平衡的失调而发生的病证。

本章讨论的是外感之风邪，风为阳邪，百病之长，其性开泄，善行而速变，具有主“动”、主“升”的特点，四季均可发病，且寒、热、燥、湿诸邪均可依附风邪而侵犯人体，为外感疾病的先导，故称“风为百病之长”。

风邪伤人，容易侵犯人体的上部和肌表，所谓“巅顶之上，惟风可到”。《内经》谓：“伤于风者，上先受之。”因此和眼科关系尤为密切。眼科常见病中，伤于风热者较多见，特别是外障眼病更多见。风热之证，除了眼部出现红、肿、痛、羞明、流泪，间或伴有头痛、发热、恶风、咽痒、鼻塞流涕，脉浮数等全身性症候。风邪常可见夹寒、夹湿，夹痰的变化，可依眼部和全身症状灵活应用。

临床治法，风盛者以疏风为主；有表证者解表为主；

热盛时以清热为主，但应分辨表热、里热，表热者应辛凉疏解，里热时应兼清里热，表里俱实，风热两盛，则应表里双解，风热兼治。疏风解表药多辛散而燥，久服易伤阴津，所以表虚不固，或阴虚体弱者，均宜慎用，或在方剂中加扶正祛邪和滋阴生津之品，以标本兼顾，有利病机转化。

（1）经验方

①偏正头风方

组成：防风 5 克　荆芥穗 5 克　木瓜 3 克　苏叶 5 克　蝉蜕 3 克　甘草 5 克。

功用：发表散寒，祛风止痛。

主治：外感风寒所致的偏头痛或偏正头风。常和其他方剂参合应用。可治疗风邪偏盛的上巩膜炎、角膜炎、角膜溃疡、慢性单纯性青光眼兼偏正头痛者。

方义：荆芥穗、苏叶发表散寒，祛风止痛；防风祛风除湿止痛；木瓜和中去湿，舒筋止痛：蝉蜕散风除热；甘草和中。

②湿热头痛方

组成：淡豆豉 10 克　防风 5 克　浙贝母 5 克　荆芥 3 克　杏仁 9 克　金佛草 6 克　茯苓 10 克　桑叶 10 克　玄参 6 克　甘草 3 克　地栗 5 个。

功用：祛风清热，润肺化痰。

主治：外感风邪，内有湿热之角膜炎、单纯性青光眼、急性结膜炎。韦老医生常用本方治疗上述眼病兼有痰湿内阻，久而生热，湿热上冲之头痛。

方义：荆芥、桑叶、防风、淡豆豉发表散寒，祛风止痛；贝母、杏仁、金佛草润肺泄热，化痰行气；玄参滋阴润燥；茯苓、地栗补脾清热化痰；甘草和中。

③风热头痛方

组成：蔓荆子10克　木瓜3克　荆芥5克　防风5克　苏叶5克（后下）　蝉蜕3克　川芎3克　藁本6克　白芷6克　桑叶10克　细辛3克　升麻1克　钩藤12克。

功用：祛风止痛，活血破瘀，舒筋活络。

主治：感受风热，络脉瘀滞之眼胀，眼眶及眉棱骨痛、头顶痛者。常用本方治疗风热重兼有瘀滞之巩膜炎、角膜炎、青光眼、眼底出血等。

方义：蔓荆子、荆芥、防风、藁本、白芷、细辛祛风止痛为主药。蝉蜕、钩藤、木瓜，平肝息风，舒筋活络而止痛为辅助药。川芎活血破瘀止痛；桑叶散风热，清肝明目；升麻提升阳气而解表，兼治风火头痛；苏叶解表散寒。

④见风流泪方

组成：生石膏20克　黄芩6克　瓜蒌仁6克　白菊花6克　细辛3克　车前子10克（包煎）　焦栀子5克　川连3克　羌活5克。

功用：清热降火　清肝止泪。

主治：心肺有热兼有风邪之眼流热泪者，如巩膜炎、角膜溃疡等。

方义：生石膏、焦栀子、川连清热降火止泪为主药。羌活、菊花、细辛疏风平肝清热为辅助药。黄芩清热燥湿而止泪；瓜蒌仁清火化痰，润肺下气而通便；车前子利尿渗湿，清肝明目。

⑤平肝止泪方

组成：川芎6克　木贼6克　荆芥6克　防风6克　羌活6克　甘草3克　白菊6克　生石膏12克　石决明24克

蝉蜕3克。

功用：祛风止泪，平肝清热。

主治：肝经风热壅盛所致流泪，如虹膜睫状体炎、角膜炎、角膜溃疡等。

方义：荆芥、防风、羌活、木贼、蝉蜕疏风清热止泪为主药。生石膏清热降火；草决明、白菊清肝肺之热止泪为辅助药。川芎活血破瘀退赤止痛；甘草和中。

⑥双眼肿胀如桃方

组成：牛蒡子3克　黄芩5克　川连5克　防风6克　羌活5克　连翘6克　薄荷3克　荆芥6克。

功用：清热解毒，疏风消肿。

主治：风热外侵，热毒壅盛所致眼睑水肿，临床用于过敏性眼睑炎、麦粒肿、急性结膜炎等。

方义：薄荷、羌活、荆芥、防风祛风清热，解表止痛而消肿；牛蒡子散风消肿；连翘清热解毒消肿都是主药。黄芩、川连清热降火，燥湿消肿为辅助药。

⑦治蟹珠方

组成：党参10克　生石膏15克　赤芍10克　桔梗3克　黄芩6克　甘草3克　细辛3克　防风5克　远志6克。

功用：清热降火，益气活血，祛风止痛。

主治：邪正俱虚的角膜溃疡穿孔，虹膜脱出者。

方义：根据韦老医生的经验，蟹珠症起病急剧，角膜溃疡穿孔，虹膜脱出，肿痛难忍，急宜泻肝经实火，痛消珠平，重在扶正祛邪。本方以石膏、黄芩清肝肺之热而降火；党参、赤芍益气活血而扶其正；用防风、细辛祛风散寒，止痛都是本方的主药。甘草和中；远志宁心安神；桔梗载药上行。补泻兼施，标本兼顾。

⑧补肝散

组成：车前子9克（包煎） 黄芩9克 羌活6克 细辛3克 玄参9克 党参6克 茯苓9克 防风6克 生石膏15克（先下）

功用：祛风清热降火，益气扶正，清肝明目。

主治：肝肾不足，外受风邪，症见视物昏蒙变色和视一为二。常用于中心性视网膜病变、眼肌麻痹、早期白内障等。

方义：羌活主散肌表游风；防风祛风而不燥；细辛散风祛寒，通窍止痛；党参益气健脾而扶其正；为本方主药。石膏清热降火；黄芩清热燥湿，兼有清肝明目之力，为本方辅助药；玄参滋阴润燥清热；车前子利尿渗湿，清肝明目。本方祛风而不燥，补中有泻，泻中有补，补泻兼施。

（2）常用方

⑨羌活胜风汤（《原机启微》）

组成：白术2克 枳壳 羌活 川芎 白芷 独活 防风 前胡 桔梗 荆芥 甘草各1克 柴胡2克 黄芩2克。

功用：祛风解表，清热止痛。

主治：风盛热浅，太阳巅顶头痛、少阳头痛、眉棱骨痛，鼻塞流涕，睑肿热泪如汤，外障疾患。适用于流行性结角膜炎、角膜溃疡、巩膜炎、虹膜睫状体炎等。

方义：羌活、独活、白芷、防风、荆芥祛风散邪止痛；柴胡、前胡疏少阳与上焦之风邪；黄芩清上焦风热，兼有清肝明目之功；桔梗疏风载药上行；白术、枳壳、甘草健脾和中。

⑩防风羌活汤（《审视瑶函》）

组成：防风6克　羌活6克　姜半夏6克　黄芩6克　制南星6克　细辛2克　炒白术9克　甘草3克。

功用：祛风散寒，除湿化痰止痛。

主治：因风寒而致头痛、后枕骨痛、眉棱骨痛或因痰湿上泛引起头痛目胀。可用于慢性单纯性青光眼、睑板腺囊肿、风热型结角膜炎。

方义：羌活、防风祛风治太阳头痛；细辛散寒治少阴头痛；川芎活血行瘀治前额、巅顶部头痛；黄芩、半夏辛开苦降而化湿痰；南星祛风化痰；白术、甘草健脾化湿，以保胃气。

⑪驱风一字散（《审视瑶函》）

组成：制川乌6克　川芎9克　防风6克　荆芥6克　羌活6克。

功用：祛风散寒，活血止痒。

主治：“痒如虫行，病属心肝”，韦老医生用本方治疗风湿偏重的春季卡他性结膜炎。

方义：川乌温通经络，有祛风散寒，燥湿止痒之功；川芎活血通络止痒；羌活、防风、荆芥祛头面之风邪而止痒。

⑫驱风散热饮（《审视瑶函》）

组成：连翘9克　牛蒡子10克　羌活10克　薄荷5克（后下）　大黄（酒浸）6克　赤芍10克　防风10克　归尾10克　甘草3克　炒栀子9克　川芎9克。

功用：清热泻火解毒，祛风活血破瘀。

主治：感受风热之邪的急性结膜炎、角膜炎、角膜溃疡的早期及外麦粒肿红肿期。

方义：大黄、连翘、炒栀子清热泻火而解毒为主药。防风、羌活、薄荷、牛蒡子祛风散热解表为辅助药。归尾、川芎、赤芍活血破瘀消肿；甘草和中。

⑬除风清脾饮（《审视瑶函》）

组成：大黄6克　黄芩6克　黄连6克　玄明粉5克（冲服）知母6克　连翘9克　玄参9克　陈皮6克　桔梗6克　荆芥6克　防风6克　生地10克。

功用：清热化湿，滋阴凉血，祛风泻火。

主治：脾经风热蕴结，羞明、流泪、沙涩难睁之沙眼、睑缘炎。

方义：防风散风除湿；荆芥祛风止泪；生地、玄参、知母滋阴清热，凉血降火；连翘清热解毒，风热消退则羞明流泪亦随之而消，故均为主药。陈皮、桔梗行气化滞，载药上行；大黄、黄芩、黄连、玄明粉清热泻火，荡涤肠中之湿滞。

2. 清热剂

清热剂是根据内经“热者寒之”的治疗原则组成的。通过清热、凉血、泻火、解毒以清除里热的一类方剂，属于八法中的“清法”。

热有实热和虚热之分。随着病邪的浅深、轻重和病人体质强弱的不同，有清泄气分、清营凉血、清热解毒、清热养阴、清透少阳、清热泻火之别。以脏腑辨证而论，又有泻心、泻肺、泻肝、清脾之异。分别适用于各种不同类型的里热证。

实热多因六淫外侵所致，症见目赤肿痛，眵多干结，热泪如汤，怕热羞明，壮热烦渴，口干唇燥，溲赤便秘，头剧痛或痛如斧劈，眼胀欲突，苔黄脉数等。热为火之渐，火为热之极，两者仅是程度上的差别，火热之甚则为毒，常称热毒或火毒，故有清热泻火，清热解毒和泻火解毒之法。临床上热邪又常与风邪，湿邪相夹，所以有清热祛风，清热利湿，清热化湿法。火热之邪上炎清窍，内灼脏腑，伤津耗液，而有化燥之变，治疗时必须照顾津液，因此有清热养阴或清热生津法，邪盛正虚时，又需益气养血，扶正祛邪。

清热剂为清里热之剂，表邪未解，不宜过早使用，先以解表，适加清热之品，否则有凉遏恋邪之弊。清热剂组成多为苦寒药，寒凉太过，易损脾气，中虚胃寒者应慎用。韦老医生常在清热剂中加炒白术、山药之类，以益胃气而扶后天生化之源。虚热皆由阴津不足或阴血亏损而生内热，久热亦可伤阴化火，治宜滋阴降火（详见补益剂滋阴法）。

（1）经验方

⑭红肿翳障方

组成：生地 15 克　赤芍 10 克　蒙花 10 克　白芷 6 克　石决明 25 克（先煎）　赤石脂 10 克　焦冬术 6 克　夏枯草 10 克　细辛 3 克　川芎 6 克　黄芩 10 克　甘草 5 克。

功用：祛风清热，滋阴活血，退翳明目。

主治：肝肺风热壅盛，羞明、流泪、疼痛等刺激症状明显的角膜炎和角膜溃疡。

方义：石决明、蒙花平肝清热，退翳明目，治目赤翳障是主药。生地、赤芍、川芎滋阴活血、退赤明目为辅助药。白芷、细辛祛风止痛；夏枯草、黄芩清肝散结明目；赤石脂收敛生肌，根据韦老医生的经验，对久治不易愈合的角膜溃疡有促进愈合之功；焦白术、甘草健脾和中，调和诸药。本方标本兼顾，药性平和，适用男女老少，是治疗各种角膜炎、角膜溃疡的主方。

⑮退红良方

组成：龙胆草 6 克　甘菊花 6 克　生地 15 克　焦栀子 6 克　蒙花 6 克　夏枯草 5 克　黄芩 3 克　连翘 6 克　桑叶 6 克　草决明 10 克。

功用：清肝泻火，滋阴清热，退翳明目。

主治：肝胆火盛之头痛目赤，口苦舌红，临床如巩膜炎、单纯性青光眼、角膜溃疡、色素膜炎等。

方义：龙胆草泻肝胆实火；夏枯草、炒栀子清肝泻郁火以助龙胆草之力，为主药。生地滋阴凉血，防火邪伤阴为辅助药。黄芩、连翘清肝解毒；草决明、蒙花清肝退翳明目；桑叶散风清热，退翳明目；甘菊花平肝清热，退翳明目。

⑯退眼角红方

组成：炒栀子 6 克　知母 5 克　黄芩 5 克　桑叶 6 克　菊花 9 克　生地 15 克　薄荷 5 克（后下）。

功用：滋阴降火，散风清热。

主治：适用于火盛伤阴，眦部红赤，涩痒兼作，舌红少津，脉细稍长者。常用于眦部结膜炎、疱性眼炎、上巩膜炎等。

方义：生地滋阴凉血，润燥而扶正；炒栀子清三焦郁火而退赤；黄芩清肺明目；桑叶、菊花平肝、清肝、退赤明目；薄荷散风清热而解表邪；知母滋阴降火而退赤。

⑰菊栀散热饮

组成：甘菊花 6 克　焦栀子 6 克　蒙花 9 克　黄芩 6 克　连翘 6 克　桑叶 6 克　草决明 10 克。

功用：清热降火，平肝退翳。

主治：用于郁火未解，眼红迟迟不退，羞明流泪，涩痒并重之沙眼性结膜炎、急慢性结膜炎、巩膜炎、角膜炎等。

方义：草决明、菊花、蒙花、黄芩、桑叶清热祛风退翳明目；连翘、栀子清热泻火。

⑱红肿痛方

组成：柴胡 6 克　黄芩 6 克　赤芍 6 克　川芎 6 克　夏枯草 6 克　生锦纹 12 克　苏薄荷 5 克　木贼草 9 克　枳壳 9 克　生地 15 克。

功用：泻火解毒，活血行瘀，清肝明目。

主治：红肿赤痛，眉棱骨痛，羞明流泪眵多，腑气不通，证属肝胆实火之角膜炎或角膜溃疡。

方义：柴胡、黄芩、夏枯草、木贼草清热泻肝；生锦纹、枳壳泻热行滞助清热泻肝之力，为本方主药。川芎、赤芍凉血活血而退赤；薄荷清头目风热；生地滋阴凉血。

⑲治脓漏眼方

组成：银花 9 克　川连 2 克　黄芩 6 克　防风 6 克　木贼草 6 克　丹皮 6 克　桑叶 9 克　白蒺藜 9 克　石决明 20 克（煅，先下）甘菊 6 克　蝉衣 3 克　焦山栀 10 克　羌活 6 克。

功用：祛风平肝，清热解毒。

主治：卡他性结膜炎、急性泪囊炎等。

方义：防风、羌活祛风解表；桑叶、菊花、蝉衣、木贼草、白蒺藜祛风平肝，退翳明目；石决明平胆明目；银花清热解毒；川连、黄芩、丹皮清热泻火凉血。

⑳经常流泪方

组成：羌活 6 克　滁菊 6 克　地骨皮 9 克　生锦纹 9 克　桔梗 6 克　桑叶 5 克　连翘 6 克　川芎 5 克　木贼草 6 克　甘草 3 克。

功用：祛风平肝止泪，清热泻火。

主治：常用于由炎症刺激引起的以流泪为主的眼科疾

患，如急性结膜炎、巩膜炎、角膜炎、角膜溃疡等，如无分泌物，可去生锦纹，连翘。

方义：羌活、菊花、桑叶、木贼草清热疏风，平肝止泪为本方主药。川芎活血、行血祛头面之风；连翘、生锦纹清热泻火；桔梗、甘草调和诸药，引药上行。

㉑消炎退障方

组成：柴胡6克　黄芩6克　川芎6克　白芷5克　薄荷6克　夏枯草6克　牛蒡子6克　生锦纹9克　木贼草6克　炒枳壳9克　石决明24克（先煎）　蛇蜕2克。

功用：清肝祛风，退翳明目，泻火导滞。

主治：本方适用于目赤疼痛，怕光羞明，眵泪交流，肝胆实火，大便干结之角膜炎、角膜溃疡。或角膜溃疡初愈黑睛翳膜未消，兼有上症者。

方义：柴胡、黄芩、夏枯草、生锦纹清肝泻火，破瘀退赤；川芎、白芷行血祛风止痛；薄荷、牛蒡子散风解热；石决明、木贼草、蛇蜕平肝祛风，退翳明目；枳壳宽中理气，助生锦纹导滞之力。

㉒眼珠痛如针刺方

组成：丹皮9克　地骨皮9克　龙胆草9克　杞子9克　川连5克　苍白术各6克　蝉衣3克　防风5克。

功用：平肝祛风，泻火止痛为主。

主治：心肝实火所致的眼珠针刺样疼痛。

方义：龙胆草、川连泻心肝实火而止痛，为本方主药。丹皮、地骨皮清虚热而凉血，为辅助药。蝉衣、防风清热散风而止痛；苍白术健脾化湿而扶中；枸杞子清肝益肾而明目。

㉓目珠突出方

组成：炒栀子6克　薄荷3克（后下）　赤芍10克　枸

杞子10克　苍术5克　车前子10克。

功用：清热散风，活血行瘀，清肝明目。

主治：韦老医生常用此方治疗眶内炎症所致眼球突出、视网膜母细胞瘤（猫眼期）。

方义：焦栀子清热泻火；薄荷散风清热；杞子清肝明目；赤芍活血行瘀；苍术健脾燥湿；车前子清肝利湿明目。

（2）常用方

㉔龙胆泻肝汤（《医宗金鉴》）

组成：龙胆草10克　黄芩6克　炒栀子6克　泽泻6克　木通6克　车前子3克　当归3克　柴胡6克　生地6克　甘草2克。

功用：清肝利湿，滋阴降火。

主治：胆经湿热内蕴，久而化火生风上炽清窍，头痛目胀，白睛红赤，胁痛口苦，耳鸣、耳聋，眉棱骨痛；如湿热下注则为小便淋浊，下肢红斑结节等。韦老医生常用于肝胆实火，兼有湿热的角膜溃疡、虹膜睫状体炎、毕夏氏综合征，以及急性闭角型青光眼的辅助治疗。

方义：龙胆草泻肝胆实火；黄芩、栀子助龙胆草清肝泻火之力；木通、车前子、泽泻清热利湿，引热下行；当归、生地养血滋阴而防火热伤阴；柴胡疏肝理气、发散抑郁之邪火。

㉕导赤散（《小儿药证直诀》）

组成：生地18克　木通10克　淡竹叶9克　生甘草梢6克。

功用：清热滋阴，利湿泻火。

主治：心经热盛，面赤神烦，口舌生疮或小便赤涩，尿道刺痛之眦部睑缘炎、疱性结膜炎、巩膜炎等。

方义：生地清热凉血；淡竹叶清心除烦；木通利尿降火；生甘草梢泻火止痛。数药相合，清心而兼养阴，利湿而能导热，为上病下治之法。

㉖三黄汤（《金匮要略》）（亦名三黄泻心汤）

组成：黄芩 12 克　黄连 9 克　大黄 9 克。

功用：泻火解毒，清热化湿。

主治：溃疡性睑缘炎、眼底出血、急性渗出性虹膜睫状体炎，凡湿热结滞，火热亢盛者均可用之。

方义：大黄苦降行瘀，有通腑泻火，止血之功；对血热妄行之眼底出血常用此方为基础化裁，因无留瘀之弊。

3. 泻下剂

泻下剂亦称攻里剂，属八法之一，具有荡涤肠胃，攻逐实积的作用。六腑以通为顺，眼科运用泻下剂，是借通腑导滞之法，泄头目之热邪毒火，从而达到上病下治，导热下行的目的，韦老医生称之为“釜底抽薪”法。临床热盛毒深之实热证，可适当选用泻下法，并与清热泻火，清热解毒法合并使用。

泻下剂所用药物多为猛烈克伐之品，易伤正气，凡年高体弱，胎前产后，妇女经期，大病后伤津亡血之体，确有里实，也要兼顾其虚，剂量适当减小。如大便畅行，热毒已减，峻下之剂则应停用。韦老医生常在方中加入全瓜蒌、火麻仁、决明子等，使之润肠通便而缓下。六腑和顺，五脏调和，气不滞而血不逆，头目邪热下行，病机转化，达到上病下治之目的。

（1）经验方

㉗泻火解毒方

组成：生锦纹 12 克　生枳壳 6 克　玄明粉 9 克。

功用：泻火解毒。

主治：热盛毒深之角膜溃疡、角膜炎、巩膜炎、急性结膜炎、急性泪囊炎、麦粒肿等。

方义：生锦纹泻火解毒，行瘀破积；玄明粉清火泻热，润燥软坚为本方之主药。枳壳破气消积以助药力，为辅助药。

㉘破赤丝红筋方

组成：生锦纹12克（后下） 玄明粉9克 生枳壳9克 桃仁3克 归尾9克 红花3克 赤芍6克 白菊6克 蒙花6克 生甘草3克。

功用：活血破瘀，泻火解毒为主，辅以退翳明目。

主治：前房积脓性角膜溃疡、因炎症所致球结膜混合充血经久不退者。

方义：生锦纹、玄明粉泻火解毒为主药。生枳壳、桃仁、红花、归尾、赤芍行滞消积，以助药力为辅助药。白菊、蒙花清肝消翳明目。

㉙眼球灌脓方

组成：生锦纹12克（后下） 枳实6克 玄明粉9克（冲服） 瓜蒌仁9克 银花10克 黄芩6克 生石膏12克（先煎） 夏枯草6克 天花粉6克 淡竹叶6克 甘草3克。

功用：清热解毒，泻火破瘀，养阴生津。

主治：本方应用于大便燥结，小便短赤之角膜溃疡所致前房积脓者。

方义：生锦纹、枳实、玄明粉泻火解毒，使头目热邪下泄而积脓自消，是釜底抽薪之法；银花清热解毒排脓都是本方主药。黄芩、夏枯草清肝明目；淡竹叶、生石膏清热泻火是辅助药。天花粉生津存阴清热除烦；甘草调和诸药。

（2）常用方

㉚大承气汤（《伤寒论》）

组成：大黄 12 克（酒洗，后下）　厚朴 9 克　枳实 9 克　芒硝 9 克（冲服）。

功用：泻火解毒，破气消积。

主治：眼科常用于热盛毒深之急性结膜炎、前房蓄脓性角膜溃疡、巩膜炎、各种急性传染病后双目失明、大便燥结、项强、四肢发痉或手足抽搐者。通里是手段，泻火解毒是目的，因此韦老医生常与清热解毒剂配合应用，引头面热毒下行。如温热病后邪实正虚，改用紫雪丹（详见宣窍剂）。

方义：大黄苦寒峻下，攻结散热；枳实破气消积；厚朴下气除满；芒硝软坚润燥。四药相配，能通结泄热，消痞软坚而存阴液。本方量重力猛，韦老医生特别提出，眼科病人，非实证莫用，孕妇禁用。

㉛泻脑汤（《审视瑶函》）

组成：防风 6 克　车前子 9 克　木通 5 克　茺蔚子 9 克　茯苓 12 克　熟大黄 9 克　玄参 15　玄明粉 9 克　桔梗 6 克　黄芩 5 克　连翘 6 克　六一散 9 克（包煎）。

功用：清肝泻火，破瘀利水。

主治：本方用于热毒亢盛，脉络瘀滞，目珠欲爆，犹鹘鸟之眼珠，目赤而不能转动，韦老医生常用本方治疗视网膜母细胞瘤眼内生长期（猫眼期）。

方义：黄芩、玄明粉、大黄清肝泻火；连翘清热解毒为主药。木通、茯苓、六一散、车前子、茺蔚子清热破瘀利水为辅助药。玄参养阴生津；防风祛头面之风邪；桔梗引药上行，直达病所。

韦老医生特别提出，如好眼尚未转移者，尽量劝说家长将患儿患眼摘除，然后再服上方，最多两周，以保好眼和生命。

4. 祛痰剂

祛痰法是通过化痰和涤痰，以治疗因痰致病的一种方法。

痰为人体功能失调的病理产物，同时又是致病因素。痰在人体内随气血升降，无处不到，病变多种多样，极为复杂。因此，前人称“痰为百病之母”，在肺则咳嗽气逆喘满；在脾胃则恶心呕吐痰涎；在心则痰迷心窍，神昏癫狂；在头则眩晕头痛；在肌肤经络则麻木不仁，或生痰核肿块瘰疬诸症等。眼科痰证如睑板腺囊肿（胞生痰核）、眼肌麻痹、青光眼、中心性视网膜病变、色素膜炎、玻璃体混浊等。

痰为津液，水湿所化，产生的原因不一，或为外感风寒，肺热所生；或为脾失运化，水饮停留；或为气滞血瘀，痰饮壅塞经络所致；或为肾阳不振，不能蒸化输布水饮所致。因此在治疗方面，化痰不离燥湿、渗湿、行气、健脾，使津液输布，水湿消散，其他如配合温阳、清热、润燥、消食、攻逐等法。

常用方

㉜正容汤（《审视瑶函》）

组成：羌活5克　防风5克　秦艽6克　胆星3克　白附子5克　姜半夏9克　木瓜3克　白僵蚕6克　黄松节（即抱木茯神）3克　甘草3克　生姜3片。加黄酒少许同煎。

功用：祛风化痰，舒筋活络。

主治：口眼歪斜。韦老医生常用本方治疗风痰阻络，筋脉挛急之麻痹性斜视；面神经麻痹所致口眼歪斜；急惊风后眼肌及动眼神经麻痹等。

方义：羌活、防风祛风化湿；秦艽活血祛风；木瓜舒筋活络而化湿；僵蚕、白附子、胆星祛风化痰，燥湿解痉，都是主药。姜半夏燥湿化痰；黄松节主治风痰，口面㖞斜，毒风筋挛不语，心神惊虚，是辅助药。生姜祛痰和胃。本方加黄酒少许同煎，上走头面，旁通脉络，以助药力。

㉝牵正散（《柏氏家藏方》）

组成：白附子　僵蚕　全蝎各等分，共研细末，每服3克，温酒调服。

功用：息风化痰，解痉活络。

主治：风痰阻络所致的眼肌麻痹、面神经麻痹、动眼神经麻痹。

方义：白附子祛头面之风而解痉；僵蚕息风化痰定惊；全蝎息风镇痉。热酒调服引药上行，直达头面，以助药力。

㉞二陈汤（《和剂局方》）

组成：制半夏10克　橘红10克　茯苓10克　炙甘草5克　生姜2片。

功用：燥湿化痰，理气和中。

主治：咳嗽痰多，恶心呕吐，头晕头痛。韦老医生用本方加味治疗湿痰内困，湿浊上泛之中心性视网膜脉络膜病变（黄斑部水肿渗出期）、湿浊上扰清窍所致的偏正头风和慢性单纯性青光眼、湿痰壅阻经络之睑板腺囊肿等。

方义：半夏燥湿化痰止吐，兼有软坚散结之效为主药。茯苓、陈皮健脾利湿，理气化痰为辅助药。生姜温中化痰；

甘草补中祛痰。

5. 利水、祛湿剂

湿邪的来源有二：一是外湿侵淫，如淋雨涉水，居处潮湿，或长期在水中作业；二是湿从内生，如过食生冷，饮酒不已，脾阳不振，运化失健，湿邪内困。湿邪又常与其他六淫兼见，有湿从热化、湿从寒化之不同；有夹风夹痰之异。湿邪在上则头重目黄；湿邪在外则寒热，关节疼痛或肢体浮肿；湿邪在中则胸痞呕恶，脘腹胀满或周身发黄；湿邪在下则足胫浮肿，或小便淋浊。湿邪在眼，症见眼睑湿疹、睑缘炎、湿浊上泛之中心性浆液性视网膜脉络膜病变黄斑区水肿期、早期青光眼等。

治疗方面，根据病因病机不同，参合脉症，分别选用燥湿化浊，利水化湿，清热利湿，温化水湿等法。但应注意燥湿之药过量或久服易伤阴耗津，利水渗湿之剂亦能伤阴劫液，因此，韦老医生临证处方常酌加生津养血之品，以护津液。

（1）经验方

㉟治暑湿头痛方

组成：藿香 9 克　木贼草 6 克　省头草 9 克　块滑石 9 克　白蒺藜 9 克　炒陈皮 5 克　黄芩 5 克　白菊 5 克　生熟苡仁各 12 克。

功用；芳香化浊，健脾利湿，平肝止痛。

主治：暑温湿困所致头痛眼痛为主症的慢性单纯性青光眼、球后视神经炎、中心性浆液性视网膜脉络膜病变等。

方义：藿香、省头草祛暑化湿，芳香化浊，为本方之主药。滑石清热利湿；陈皮、生熟苡仁健脾化湿，为清热利湿之要药；黄芩清热燥湿而有清肝明目之功；白菊、白蒺藜，木贼草平肝祛风止痛，且有明目之效，是本方之辅助药。

（2）常用方

㊱五苓散（《伤寒论》）

组成：泽泻10克　茯苓10克　猪苓10克　白术10克　桂枝6克。

功用：温阳化气，利水化湿。

主治：脾阳不振，湿浊内困，上泛清窍之慢性单纯性青光眼、中心性浆液性视网膜脉络膜病变（黄斑部有水肿及渗出者）、原发性视网膜脱离术前或术后恢复期、早期视网膜震荡（视网膜有水肿者）。经常与其他方剂配合使用。

方义：茯苓、猪苓、泽泻利水渗湿而消水肿，为本方主药。白术健脾燥湿；桂枝温阳化气，气化则水自行，为本方辅助药。

6. 舒肝剂

肝藏血，主疏泄，开窍于目。目受血而能视。肝气具有舒展、升发的生理功能，喜条达。气机调畅，则气血调和，升降有序。七情内伤和肝气郁结均能影响到肝气的条达，气机不畅升降失序，玄府郁滞或闭塞，精血不能上承，目窍失养而失灵明。

肝藏血，脾统血为生化之源。肝气条达，脾得健运，肝血畅旺，神光充沛。肝气不舒则易侮脾，使运化失健，津液气血之源受到影响。肝郁则气滞，久郁生热化火而肝气横逆。血随气涌上犯空窍，或血热妄行，邪害空窍均可引起眼底出血。因此眼和肝的关系最为密切。疏肝解郁，通利玄府是韦老医生治疗眼底病的重要方法之一。

（1）经验方

㊲逍遥散验方

组成：归身9克　焦白术6克　甘草3克　柴胡6克

丹皮6克　茯苓12克　焦山栀6克　白菊6克　白芍9克　杞子9克　石菖蒲10克。

功用：舒肝解郁，清热养血，平补肝肾。

主治：七情内伤所致肝郁气滞，或温热病后，玄府郁闭而致双眼失明，如球后视神经炎、视神经萎缩、皮质盲（近似中医青盲）、或突然失明如视网膜中央动脉阻塞、缺血性视神经病变、视网膜中央静脉血栓形成、视网膜静脉周围炎所致玻璃体出血（近似中医暴盲）。韦老医生在古方“丹栀逍遥散”的基础上，去生姜加杞子、菊花、石菖蒲化裁增减，扩大治疗范围。这是中医“异病同治”的特点。特别是儿童急性热病后视神经炎、视神经萎缩、皮质盲临床表现为“血虚肝郁型”者，均可用本方治疗，疗效十分显著。若表邪已解，亦无低烧，可去薄荷；药后大便溏稀者，可去栀子、菊花，加党参益气健脾，而扶其正。

方义：柴胡舒肝解郁；归身、白芍养血柔肝而和脾；茯苓、白术、甘草健脾燥湿和中；丹皮、栀子清热、凉血而泻郁火；菊花平肝明目；杞子清肝、益肾明目；石菖薄芳香开窍明目。韦老医生认为，本方应用于眼科上述疾患，不但有舒肝行气解郁之功，且有平肝、益肾明目之效。“木郁达之”，玄府通利，则目得濡养而神光充沛。

㊳止痛散

组成：瓜蒌根（即天花粉）10克　柴胡10克　甘草10克　生地12克　黄芩10克　生姜2片　大枣5枚。

功用：疏肝清热，滋阴润燥，生津止痛。

主治：肝郁气滞，久而化火，伤阴生燥；或肝火上炎，而犯清窍，症见头额部痛、眼胀痛，或目赤疼痛之虹膜睫状体炎、巩膜炎等。

方义：柴胡疏肝解郁，配合黄芩能清肝火而止痛；生地、天花粉滋阴生津而润燥；大枣和脾健中；生姜散寒止痛。

㊴和胃止呕方

组成：柴胡5克　姜半夏10克　川朴6克　淡豆豉10克　黄芩5克。

功用：疏肝、和胃、止呕。

主治：肝气犯胃，胸膈苦满，作逆呕吐。可用本方治疗妊娠呕吐和肝胃不和、浊阴上逆之青光眼、视网膜玻璃体出血以及小儿温热病后，肝强胃弱所致呕吐。

方义：胃失和降，气逆于上而发呕吐。柴胡、黄芩疏肝清热，和胃止吐，为本方主药。川朴化湿而除胸腹之胀满；豆豉解表除烦；姜半夏降逆止呕。古人有半夏“堕胎”和厚朴孕妇慎用的理论，韦老医生用于妊娠恶阻的眼病患者，均和砂仁配用，因砂仁有行气和中，止痛安胎之功，故服后无损胎儿。

㊵双目干痛方

组成：柴胡6克　荆芥5克　香附3克　车前子6克　防风5克　焦栀子9克　青皮5克　川芎6克。

功用：疏肝理气，祛风清热。

主治：肝气郁结，风邪乘虚外侵所致双眼干痛症。韦老医生常用本方治疗情志不遂，肝郁气滞或产后哭泣而致双目无病干痛者。

方义：柴胡、青皮疏肝理气，解郁；香附理气解郁，调经止痛，能除三焦气滞和通行经脉，是本方主药。栀子清热降火；车前子清热利水，而有明目之效是辅助药。川芎活血行瘀止痛；防风、荆芥散风清热止痛。

（2）常用方

㊶逍遥散（《和剂局方》）

组成：柴胡10克　当归12克　白芍15克　茯苓12克　白术10克　甘草3克　生姜3片　薄荷2克（后下）。

功用：疏肝解郁，健脾和营。

主治：情志不遂，肝气郁结，头晕目眩，两肋作痛，乳房胀痛，月经不调。本方加减可治疗多种眼内病。如肝郁气滞型的球后视神经炎、视神经萎缩、巩膜炎等。以本方为基础，一般均去生姜。

方义：柴胡舒肝解郁；当归、白芍补血养血都是主要药。茯苓、白术、甘草健脾益气和中；薄荷散风清热解表；生姜温中散寒止呕（如无中寒泛恶者去之）。

㊷丹栀逍遥散（《医统》）

组成：逍遥散加丹皮、栀子。

功用：疏肝解郁，健脾养血，清热凉血。

主治：除同逍遥散外，韦老医生常用本方治疗血虚有热，头痛目胀，肝经郁滞型急性球后视神经炎、儿童视神经萎缩、视网膜静脉周围炎引起的玻璃体出血、视网膜中央静脉血栓形成（早期）等。

方义：栀子、丹皮清热凉血、兼清肝火。其他同逍遥散。

㊸柴胡参术汤（《审视瑶函》)）

组成：柴胡5克　党参12克　熟地18克　白芍10克　白术10克　甘草3克　青皮3克　川芎5克　归身10克。

功用：疏肝理气，补养气血。

主治：肝经郁滞，气阴两虚的暴盲，如急性球后视神经炎、早期视网膜中央静脉血栓形成、暴怒伤肝后视网膜血管痉挛以及视神经萎缩等眼底病。韦老医生认为，本方和逍遥散类方剂相比，在舒肝基础上，更偏重于调养气血。

方义：肝经郁滞，“郁者达之”，故用柴胡、青皮疏肝理气解郁，气机通利，气血畅旺，目得濡养则神光充沛；党参、白术、甘草益气健脾和中；熟地、当归、白芍、川芎养血活血而明目。

7. 平肝剂

风邪外侵，上先受之，外感之风邪，法当疏解，而肝为风木之脏，又为刚脏，主藏血，以阴为本，以阳为用。由于阴阳失去平衡可以引起肝风内动，但原因不一，有肝阳上亢，肝热动风，阴虚动风等不同机理，均属本虚标实。肝阴不足则肝阳上亢，风阳上扰清窍，临证头目眩晕，头痛目胀，两目干涩，耳鸣，失眠健忘，肢麻，舌红少津，脉弦数，当以滋阴潜阳。如因肝热生风，症见头部抽痛，头晕眼花，手足震颤，目紧上视，瞳孔散大，咬牙蹋足，常用平肝息风、滋阴明目法治之。

本类方剂，药多重坠，金石蚧贝之类易损脾胃，因此脾虚胃弱者慎用或适减剂量。

经验方

㊹青光眼三方

组成：石决明 24 克　白蒺藜 10 克　决明子 15 克　防风 6 克　羌活 6 克　蝉蜕 6 克　蒙花 6 克　白术 10 克　白芷 6 克　细辛 3 克　生地 20 克。

功用：平肝清肝，祛风止痛，滋阴明目。

主治：对阴虚肝旺，兼感风邪之偏头痛、眉棱骨痛，眼胀，口干神烦，头晕耳鸣，时轻时重，时发时止之慢性单纯性青光眼（开角），眼压在 25～35mmHg 左右，常用此方，配合西药局部滴眼，对消除或减轻症状，缓降眼压有一定作用。

方义：石决明、白蒺藜、决明子平肝、清肝而明目，根据韦老医生的经验，同时有降眼压的作用，是本方主药。防风、羌活、白芷、细辛祛风邪而止痛，是辅助药。蒙花、蝉蜕疏风清热，兼有退翳明目之效。本方风药较多，易伤阴生燥，故用生地滋阴润燥明目；白术健脾燥湿而扶正气。标本兼顾，是韦老医生治疗慢性单纯性青光眼之主方。

㊺慢性青光眼方

组成：防风 5 克　羌活 5 克　细辛 3 克　蝉蜕 3 克　石决明 24 克　菊花 5 克　蒙花 9 克　生地 15 克　川芎 5 克　石斛 9 克　僵蚕 6 克。

功用：祛风平肝，滋阴活血，清热化痰。

主治：肝阳上亢，风邪外侵，兼有痰湿内蕴之偏正头风，适用于治疗慢性单纯性青光眼，兼有上述症状者。

方义：防风、羌活、细辛祛风邪而止痛；蒙花、菊花、蝉蜕平肝散风、退翳明目；生地、石斛、川芎滋阴生津，活血祛风；石决明平肝降压明目；肝热生风故用僵蚕平肝息风，清热化痰。

㊻平肝退翳明目方

组成：白蒺藜 9 克　青葙子 9 克　蔓荆子 9 克　珍珠母 15 克　谷精草 10 克　夜明砂 10 克（包煎）　山药 10 克　川芎 6 克　菊花 9 克。

功用：平肝活血，退翳明目。

主治：角膜溃疡后视物不清，眼球疼痛。

方义：黑睛留有云翳，故用白蒺藜、青葙子、珍珠母、谷精草、夜明砂平肝清肝、退翳明目；肝热生瘀，脉络受阻，血不养睛而视物模糊、睛珠疼痛，用川芎活血行瘀止痛；蔓荆子散风止痛；山药健脾益气扶正；菊花平肝明目。

㊼平肝养血明目方

组成：当归身 10 克　白芍 10 克　茯苓 10 克　谷精草 15 克　夜明砂 15 克　石决明 20 克　蔓荆子 10 克　黄柏 6 克　杞子 12 克　甘草 10 克。

功用：平肝退翳，养血明目。

主治：肝虚血少，血不养睛之双眼隐痛；或阴虚肝旺，视物昏暗至晚尤甚的维生素甲缺乏性夜盲症，以及视网膜色素变性、早期白内障等。

方义：石决明、夜明砂（合称决明夜灵散），有平肝退翳，益精明目之功，是本方主药。血不养睛而视物昏暗，睛珠疼痛，故用当归身、白芍养血、活血、止痛而明目是辅助药。谷精草、杞子清肝益肾明目；蔓荆子祛头面之风邪而治眼球痛；茯苓、甘草补脾宁心和中；阴虚而生热，因热而化火，故以黄柏清热降火。本方对角膜炎、角膜溃疡愈后视力久不恢复者，亦有促进视力恢复、退翳明目作用。

㊽养阴平肝止痛方

组成：炙鳖甲（先煎）24 克　炙龟板（先煎）24 克　石决明（先煎）24 克　桑叶 10 克　野菊花 10 克　沙苑蒺藜（盐水炒）10 克　天麻 3 克　白芷 5 克　蝉蜕 5 克　川芎 6 克　制女贞 10 克。

功用：清热养阴，平肝息风，祛风止痛。

主治：阴虚肝旺，兼夹风邪之头痛眼胀，如急性闭角型青光眼、慢性单纯性青光眼为上述证型者。

方义：肝阴虚则阳亢，肝阳上亢则头痛眼痛，故用鳖甲、龟板滋阴潜阳；以石决明平肝潜阳而止痛；桑叶、野菊花平肝清热，散风止痛；天麻平肝息风而止痛；川芎活血化瘀而止痛。古人有“肝虚不足者宜天麻、川芎以补之，更疗风热头痛”的记载；沙苑蒺藜、女贞子补益肝肾而明目；白芷祛风化湿而止痛。因此本方既有育阴潜阳，平肝息风之力，又有祛风止痛之效，内外兼顾，标本兼施。

㊾平肝息风止痛方

组成：石决明 24 克　菊花 10 克　桑叶 10 克　天麻 3 克　蝉蜕 3 克　茯苓 12 克　陈皮 5 克　谷精草 10 克　女贞子 10 克　生熟谷芽各 12 克。

功用：平肝清热，息风止痛。

主治：阴虚肝旺兼有风热之角膜炎、角膜溃疡、患者有头晕头痛等证候。

方义：石决明、菊花、桑叶平肝息风而散头面风热，兼能退翳明目；天麻平肝息风，为治阴虚肝旺眩晕之主药；蝉蜕、谷精草清肝明目，祛风消翳；陈皮、茯苓理气化痰；生熟谷芽调脾健胃；女贞子滋阴益肾明目。故本方对肝热头痛及虚风眩晕均有疗效。

㊿平肝息风降压方

组成：生地 15 克　制首乌 15 克　女贞子 9 克　明天麻 5 克　钩藤 5 克　僵蚕 6 克　潼蒺藜 10 克　蔓荆子 10 克　冬虫夏草 6 克　决明子 12 克　川芎 5 克　神曲 12 克。

功用：滋阴潜阳，息风止痛。

主治：肝阳偏亢的头痛头晕和眼胀，或痰湿内困的头痛头晕，临床应用于阴虚肝旺的慢性单纯性青光眼。

方义：生地、潼蒺藜、嫩钩藤、明天麻滋阴平肝息风，根据韦老医生的经验，对有高血压的青光眼患者效佳，上述四味是本方之主药。蔓荆子、川芎祛风止痛，活血行瘀；决明子清肝明目，都是辅助药。首乌、女贞子、冬虫夏草滋阴益肾明目，韦老医生认为冬虫夏草兼有化痰降压的作用；神曲行气消食，健脾开胃。

8. 理血剂

“营行脉中，卫行脉外”。气血运行周养全身经络脏腑，四肢百骸，从而维持人体的正常生理功能。《灵枢·大惑论》说：“五脏六腑之精气皆上注于目，而为之精。”《素问·金匮真言论》说：“肝，开窍于目。”《素问·五脏生成》说：“肝受血而能视。”说明肝和眼有密切关系。脏腑功能失调，气机不畅可以影响到眼的正常功能，发生气滞血瘀。而“目为火户”，因外感风热而伤肝阴或高烧伤阴，阴虚火旺以及外伤等均可引起眼内气血的运行失调，因热而迫血妄行，因气滞引起血瘀等病理改变。

眼部症情因为血瘀者，每见赤紫肿硬，虬脉满布，血灌瞳仁，目昏暴盲等症。由于病因不一，治法各异，临证因热者当凉血止血，辅以活血散瘀；因阴虚火旺者当滋阴降火，凉血止血为主，适加活血化瘀之品；因外伤而致气滞血瘀者当用疏肝理气，活血化瘀。“失血以滋为养，以行为用，守为顺，溢为逆，善理血者，枯者滋之，瘀者行之，逆者顺之”。这是单从血分而言，同时气血互依互存，善治血者必调其气，尤其在瘀阻之证更应配合行气之剂，如瘀阻重时适加破气逐瘀或破瘀消积之品。

早期出血应审证求因，不能单一凉血止血，血遇温则行，寒凉太过有留瘀之弊。

（1）经验方

㉛眼底出血四方

组成：石决明 24 克　决明子 10 克　益母草 10 克　归

尾10克　赤芍6克　滁菊5克　柴胡5克　五味子3克　天冬6克　山药10克　茯苓10克。

功用：活血破瘀，平肝清热为主；佐以滋阴明目。

主治：肝火上逆所引起的各种眼底出血，如视网膜静脉周围炎、血管炎、视网膜静脉血栓形成、高血压性及糖尿病性眼底出血等。

方义：肝藏血，脾统血，肝阴不足，肝火上逆，故以石决明、白菊花、决明子平肝清热为主要药。柴胡疏肝理气；归尾、赤芍、益母草活血和营，破瘀生新，为辅助药。五味子、天冬滋阴生津明目；怀山药、茯苓健脾益气而扶正。

㊾瘀血灌睛方

组成：生地20克　焦栀子10克　归尾10克　赤芍10克　炒荆芥3克　龙胆草3克　黄芩5克　黄连3克　炙甘草3克　白芷5克　槐花10克。

功用：清肝泻火，凉血止血，活血破瘀。

主治：肝胆火盛引起前房出血、高血压性眼底出血等。

方义：龙胆草泻肝火，黄芩泻上焦之火，川连泻心火，焦栀子泻三焦之火，均为主要药。生地滋阴凉血止血；归尾、赤芍活血破瘀而生新为辅助药。槐花凉血止血，能减弱毛细血管脆性，韦老医生对高血压性眼底出血常用槐花；炒荆芥入血分，清血热；白芷祛风止痛；甘草和中，调和诸药。

㊿泻火破瘀退赤方

组成：归尾9克　赤芍6克　桃仁3克　炒山栀5克　黄芩5克　木贼草9克　石决明24克　甘草3克　白菊6克　生地15克。

功用：活血破瘀，滋阴降火，平肝退赤。

主治：翼状胬肉手术后，球结膜充血水肿尚有炎症者。

方义：桃仁、归尾、赤芍活血破瘀而退赤；生地、栀子凉血清热泻火消肿退赤；黄芩泻肺火；石决明、菊花、木贼草平肝退赤，祛风消翳；甘草和中。

㊹活血芩连汤

组成：生地 15 克　赤芍 6 克　丹皮 5 克　归尾 6 克　黄芩 5 克　黄连 3 克　木通 5 克　焦栀 6 克　甘草梢 3 克。

功用：清热泻火，活血破瘀。

主治：肝胆火旺的抱轮红赤，赤丝虬脉。韦老医生常用本方治疗巩膜炎、角膜炎、角膜溃疡之睫状充血久而不退者。

方义：黄芩、黄连、焦山栀清热泻火；丹皮凉血化瘀，平肝；生地、赤芍、归尾活血破瘀；木通导热下行；甘草梢清热泻火。

㊺丹栀四物汤

组成：丹皮 9 克　炒栀子 9 克　生地 15 克　赤白芍各 15 克　当归 9 克　川芎 6 克。

功用：凉血活血，清热降火。

主治：阴虚肝旺，迫血妄行之眼底出血早期，如中心性渗出性脉络膜视网膜炎、老年黄斑变性及高度近视眼底出血。

方义：丹皮凉血散瘀；栀子清热降火；生地滋阴凉血、止血；赤白芍、当归、川芎养血活血。

㊻滋阴降火汤

组成：生熟地各 15 克　白芍 10 克　当归 10 克　川芎 6 克　炒知柏各 10 克　麦冬 10 克　黄芩 6 克　柴胡 6 克　甘

草梢5克。

功用：滋阴降火，养血活血。

主治：阴虚火旺，血热妄行之眼底出血，如前方所列眼病。

方义：炒知柏、生熟地、麦冬滋阴生津而降火；白芍、当归、川芎活血养血；黄芩、柴胡清肝疏肝；甘草梢清热泻火。

㊼滋阴降火四物汤

组成：炒知柏各9克　玄参15克　丹参10克　黄芩9克　生地15克　赤芍10克　全当归9克　川芎6克　淡竹叶5克　木通5克。

功用：滋阴降火，活血散瘀，养血明目。

主治：阴虚火动，迫血妄行，脉络受阻，血瘀气滞之眼底出血兼有口干，小便赤涩。

方义：炒知柏、玄参、淡竹叶、木通滋阴降火而导热下行；丹参、赤芍、川芎活血散瘀，通脉络、解瘀滞；全当归养血活血而明目；生地滋阴凉血；黄芩清肝明目。

㊽活血祛风止痒方

组成：归尾10克　川芎3克　薄荷3克　甘草3克　生大黄12克　生地12克　羌活3克　焦栀9克　防风5克　龙胆草6克　地肤子10克。

功用：祛风泻火，活血止痒。

主治：肝肺郁热，复感风邪，眵泪较多，痒涩难开，怕光羞明。适用于风热偏盛兼有湿热之春季卡他性结膜炎、沙眼性结膜炎。

方义：薄荷、羌活祛风清热；炒栀子、龙胆草泻火解毒；大黄泻热祛瘀；归尾、川芎活血破瘀；生地滋阴凉血；

甘草调和诸药；地肤子祛风利湿止痒。

（2）常用方

⑲桃红四物汤（《医宗金鉴》）

组成：桃仁10克　红花10克　生地15克　赤芍10克　当归10克　川芎6克。

功用：活血破瘀为主。

主治：月经不调，血多有块，色紫稠黏。治疗视网膜中央静脉血栓形成（眼底出血偏陈旧者）、视网膜中央动脉阻塞（早期）、中心性渗出性脉络膜视网膜炎（陈旧性出血尚未吸收者）。

方义：桃仁、红花活血破瘀，祛瘀生新，为主药。生地凉血止血为辅助药。当归、赤芍、川芎养血活血行瘀以助药力。

⑳血府逐瘀汤（《医林改错》）

组成：生地10克　赤芍6克　当归10克　川芎5克　桃仁12克　红花10克　牛膝10克　柴胡3克　桔梗5克　枳壳6克　甘草3克。

功用：活血祛瘀，行气化滞。

主治：瘀血内阻，头痛眼胀。常用于视网膜中央静脉血栓形成（晚期）、视网膜中央动脉阻塞（早期），其他原因所致眼底出血积久不化者。

方义：桃仁、红花、牛膝破血行瘀是主要药。川芎、赤芍活血养血而行瘀。柴胡、枳壳疏肝理气化滞都是辅助药。生地、当归滋阴养血以补不足，桔梗载药上行，甘草调和诸药。

㉑补阳还五汤（《医林改错》）

组成：黄芪15克　归尾6克　赤芍5克　川芎6克

桃仁6克　红花6克　地龙6克。

功用：益气活血，祛瘀通络。

主治：因气虚血瘀而致半身不遂，口眼歪斜，语言不利。韦老医生常用于儿童各种急性传染病和热病后邪正俱虚，眼肌和面神经麻痹、偏瘫、高血压性中风等。

方义：桃仁、红花、赤芍、川芎、地龙，活血破瘀通络都是主要药。"气为血帅"，气行则血行，重病后正衰气虚，用黄芪益气活血而扶其正是辅助药。归尾活血破瘀和营以助药力。上方系成人量，12岁以下儿童剂量酌减。

㊷坠血明目饮（《审视瑶函》）

组成：生地24克　知母3克　石决明20克　五味子3克　赤芍10克　川芎3克　归尾6克　牛膝6克　党参12克　山药10克　白蒺藜10克　防风3克　细辛3克。

功用：滋阴平肝，活血破瘀，益气明目。

主治：视网膜静脉周围炎所致眼底反复出血，时发时愈，时轻时重者。其次为外伤性前房或眼底出血、视网膜中央静脉阻塞等。

方义：生地、知母滋阴降火，凉血止血；石决明、白蒺藜平肝清热明目，都是本方之主药。赤芍、川芎、归尾、牛膝活血破瘀，导热下行是辅助药。党参、山药益气健脾而扶其正；五味子滋阴涩精，补虚明目；防风、细辛祛风止痛。

9. 补气剂

气是生命活动的物质基础，也是生命活动的内部动力，有维持身体健康，抵抗病邪侵袭的作用。气的病变主要表现为脏腑机能活动的改变，凡脏腑功能减弱的可见气虚证。脏腑功能失调的可见气滞（郁）证。气虚与气滞有时也可互相兼见。补气剂的适应范围是气虚证，如气短，动则气喘，面色晄白，目无精采，懒言少动，耳鸣以及脉虚大或沉细者。临床上眼科常见视物昏花、夜盲、内障、上睑下垂、眼睫无力、视力疲劳、头痛绵绵、黑睛翳陷，久而不能愈合者。

补气剂在临床使用中，常配伍芳香理气及行气之品，如陈皮、木香、砂仁有补而不滞之功，由于补气药性多偏温，易化燥助火伤阴，故阴虚火旺者不宜应用。韦老医生常在补气剂中加补血养阴之品，防其化燥伤阴之弊，以利病机转化。

（1）经验方

⑥③加味定志汤

组成：石菖蒲 6 克　党参 3 克　远志 6 克　白茯神 10 克　枸杞子 10 克　五味子 9 克　菟丝子 9 克　石决明 24 克（先煎）。

功用：益气养心，补益肝肾。

主治：心脾两虚，肝肾不足之近视眼。

方义：党参益气健脾；远志、茯神养心定志；菖蒲芳香开窍而明目；杞子、五味子、菟丝子补肾益精；石决明平肝益精明目。

附方：

定志丸（《审视瑶函》）

石菖蒲、远志、人参、茯神、朱砂为衣。治能近怯远症（即近视眼）。主治同上。

（2）常用方

⑥④四君子汤（《和剂局方》）

组成：人参（或党参）10 克　白术 10 克　茯苓 10 克　炙甘草 6 克。

功用：益气健脾。

主治：食少便溏，面色萎黄，懒言少动，四肢无力，脉象细弱或沉细，舌质淡白或胖嫩，是脾虚气弱，中气不足的基本方。临床常加味应用。韦老医生常用于脾虚气弱所致的眼睑浮肿、上睑下垂、视力疲劳、中心性视网膜脉络膜病变、视神经萎缩、视网膜色素变性等。

方义：人参（或党参）益气健脾；白术、茯苓健脾渗湿；甘草益气和中。

附方：

异功散（《小儿药证直诀》）：上方加陈皮。健脾益气，有补而不滞之功。主治同上

六君子汤（《外科发挥》）：即四君子汤加陈皮、半夏。有健脾化湿，和胃止吐之功。

香砂六君子汤（《名医方论》）：即六君子汤加木香、砂仁。治疗脾胃虚弱，不思饮食，恶心呕吐，或胃寒作痛，食欲不振，泛酸胸闷。韦老医生常用此方治疗小儿温热病后，调护失宜，脾虚气弱之视神经炎、皮质盲、视神经萎缩。

㊿补中益气汤（《脾胃论》）

组成：人参（或党参）15 克　炙黄芪 15 克　炒白术 12 克　陈皮 5 克　当归身 10 克　升麻 5 克　柴胡 5 克　炙甘草 5 克　生姜 3 片　大枣 3 枚。

功用：益气升阳，调脾健胃。

主治：头痛恶寒，食不知味，懒言少气，四肢倦怠，动则气喘，脱肛，子宫下垂，胃下垂。韦老医生常用本方治疗上睑下垂、重症肌无力、病后眼睫无力、视力疲劳、视网膜色素变性；服用寒凉之药太过或久病正衰，中气不足，清阳下陷。角膜溃疡迟迟不能愈合；病后调护失宜，脾虚气弱之视神经萎缩、视神经炎、皮质盲等。此外，对眼部外伤、眼

球内异物由于眼压太低不能手术者，及视网膜脱离手术后恢复期，用此方效佳；对于气虚不能摄血致眼底出血患者，用本方收效。因气为血帅，气虚则脾失统摄，血不循经而溢络外，所以，补气可以止血，对于脾虚气弱之眼内出血及多种眼底病患者可用此方化裁应用。

方义：柴胡、升麻升举清阳之气；黄芪、党参、白术、甘草补中益气升阳为本方之主药；当归补血；陈皮理气，补而不滞；姜、枣温中和胃。在临床应用中，一般去姜、枣。若脾虚胃寒，大便溏薄者加煨姜，温中散寒。

⑯调中益气汤（《脾胃论》）

组成：黄芪 15 克　党参 12 克　陈皮 3 克　炙甘草 5 克　苍术 12 克　木香 6 克　升麻 5 克　柴胡 5 克　大枣 3 枚　生姜 3 片。

功用：益气升阳，调和脾胃。

主治：脾虚湿滞，腹胀肠鸣，中气不足，手足倦怠等证。适用于消化不良，吸收不好，病后脾虚泄泻之夜盲症、视网膜色素变性、视神经萎缩等。

方义：黄芪、党参、苍术、炙甘草益气健脾燥湿；升麻、柴胡升发清阳，都是本方之主药。陈皮、木香理气行滞，姜、枣调和营卫，为本方之辅助药。

⑰益气聪明汤（《东垣十书》）

组成：人参（或党参）15 克　黄芪 15 克　蔓荆子 10 克　黄柏 6 克　白芍 6 克　炙甘草 3 克　升麻 5 克　葛根 10 克。

功用：益气升阳，聪耳明目。

主治：脾虚气弱，清阳下陷，清窍失养所致视物昏花、双耳失聪、头昏、耳鸣等证。可治疗视网膜色素变性、视神经萎缩、视力疲劳等有上述症状的。

方义：人参、黄芪、炙甘草益气健脾；葛根、升麻、蔓荆子升阳利窍，祛风止痛；均为本方之主药。白芍养血柔肝明目；黄柏滋阴清热。

㊳人参补胃汤（《原机启微》）

组成：人参 9 克　黄芪 5 克　白芍 3 克　黄柏 3 克　蔓荆子 3 克　炙甘草 3 克。

功用：益气养血，滋阴明目。

主治：脾虚气弱，肝血不足之视网膜色素变性；小儿麻疹腹泻后夜盲，常加夜明砂。

方义：人参、黄芪健脾补肺，益气升清，兼生津液；白芍柔肝安脾，养血润络；黄柏清泻浊热而固肾益阴，以防升发太过；蔓荆子升阳开窍兼疏散外风；炙甘草和中安土。

㊴助阳活血汤（《原机启微》）

组成：黄芪 20 克　当归 12 克　炙甘草 5 克　升麻 3 克　柴胡 3 克　白芷 3 克　防风 6 克　蔓荆子 3 克。

功用：益气升阳，祛风止痛。

主治：服用寒凉之药太过，清阳下陷，清窍失充而眼睫无力不愿睁眼、头痛、眼胀和眼肌疲劳者。

方义：黄芪、当归、甘草益气和血；升麻、柴胡升举下陷之清阳均为主药；防风、白芷、蔓荆子祛风止疼。

㊵生脉散（《内外伤辨惑论》）

组成：人参（或党参）10 克　麦冬 6 克　五味子 3 克。

功用：补气敛汗，生津止渴。

主治：暑天汗出过多，津液耗伤，肢体倦怠，气短懒言，口干作渴，眩晕少神，脉象虚细。用于热伤津气，口渴自汗，气短倦怠的球后视神经炎、视神经萎缩、皮质盲、中心性视网膜炎、视网膜色素变性等。一般常与其他方剂合用，特别是温热病后，津伤气耗之儿童患者，尤为适用。

方义：人参补气生津；麦冬养阴清热生津；五味子有敛肺气滋肾阴，生津止汗的作用。

⑪升阳益胃汤（《汤头歌诀》引李东垣方）

组成：黄芪 60 克　人参 30 克　半夏 30 克　炙甘草 5 克　羌活 6 克　独活 6 克　防风 6 克　白芍 15 克　陈皮 6 克　白术 9 克　茯苓 9 克　泽泻 9 克　柴胡 9 克　黄连 6 克　加生姜 3 片　大枣 2 枚。

功用：益气升阳，健脾和胃。

主治：脾胃虚弱，运化失职，腹胀便溏，外感风湿，肢体酸痛等症。常用于治疗邪正俱虚之角膜炎久而不愈或角膜溃疡时久不能愈合，头目隐痛，时轻时重者。

方义：黄芪、人参、白术、茯苓、甘草、半夏、陈皮，补气健脾，助阳益胃；为本方之主药。羌活、独活、防风发散风邪；白芍敛阴和营；柴胡提升清阳；泽泻渗湿泄热；黄连苦寒泄热；姜枣调和营卫。

⑫神效黄芪汤（《审视瑶函》）

组成：蔓荆子 3 克　黄芪 5 克　党参 9 克　甘草 3 克　白芍 3 克　陈皮 2 克。

功用：益气养血，祛风止痛。

主治：两目紧急缩小，怕日羞明，涩痛难睁或视物无力，睛痛昏花。可治疗眼肌麻痹所致上睑下垂、重症肌无力、视力疲劳、劳役过度兼感风邪之睛珠疼痛、温热病后眼神经麻痹等。在临床上黄芪剂量可逐渐增加。

方义：黄芪、党参益气升阳为本方之主药。白芍养血柔肝止痛，为本方之辅助药。蔓荆子祛头面之风而治睛珠痛；

陈皮理气行滞；甘草调和诸药。

⑦③参苓白术散（《和剂局方》）

组成：党参 30 克　茯苓 30 克　白术 30 克　炙甘草 15 克　山药 30 克　白扁豆 24 克　桔梗 15 克　薏苡仁 15 克　砂仁 5 克　莲子肉 15 克（一方加陈皮）。共为细末。日服 2 次，每服 10 克。亦可作汤剂。

功用：益气健脾，和胃止泻。

主治：脾虚便溏或泻泄，消化不良，脘腹胀满，脉虚而缓等。洽疗脾虚便溏所致之角膜软化症、视神经萎缩等。

方义：本方以四君子汤益气健脾为基础，加山药、扁豆、莲子、大枣健脾以固泻；砂仁、陈皮理气和胃；苡仁健脾渗湿；桔梗祛痰止咳载药上行。

10. 补血剂

补血剂适用于血虚证，气足则神旺，血盛则形强。心主血，肝藏血，脾统血。所以血虚往往影响这三脏功能的正常活动。血布于肺，根于肾，灌溉一身，为七窍之灵，四肢之用。血虚者在全身方面出现面色苍白，头晕眼花，唇爪色淡，心悸失眠，月经不调或手足震颤（或发麻）等症状。“目为肝窍”“肝受血而能视”，因此眼部症状为视物昏花，视瞻昏渺，目珠干涩，甚则血不养睛而眼球酸痛或隐痛。常用方剂如四物汤、人参养荣汤、归脾汤、十全大补汤之类。但血的生成，来源于脾胃气化，所以补血法中常配党参、黄芪一类补气药，以益气生血。气为血之用，血为气之体，如血虚而导致气虚时，就需气血双补，甚至补气药重于补血药。但补血药质多粘腻，对脾虚气弱，食少便溏者，须配伍益气健脾，理气导滞或温阳益气药。以免影响脾胃的运化和传输。

（1）经验方

⑭补气养血方

组成：黄芪 15 克　白术 10 克　川芎 9 克　熟地 15 克　知母 9 克　川朴 6 克　赤芍 9 克　党参 12 克　全当归 10 克　陈皮 9 克　甘草 3 克　茯苓 12 克。

功用：补气养血，滋阴和胃。

主治：气血不足的视神经萎缩病人。对外伤后眼压偏低有睫状体脱离或早期眼球萎缩者亦可试用。

方义：黄芪、白术、川芎、熟地、党参、赤芍、当归、茯苓、甘草大补气血；川朴、陈皮理气和胃化湿；知母滋阴清热。

（2）常用方

⑮四物汤（《和剂局方》）

组成：熟地 12 克　当归 10 克　白芍 12 克　川芎 6 克。

功用：补血活血。

主治：一切营血虚滞，妇女月经不调，脐腹作痛和崩中漏下及产后等，症见面色无华，头昏目花，心悸失眠，舌淡脉细者。韦老医生常用于亡血过多，阴血不足及妇女月经不调所致各种眼病，作为基本方随症加减运用。

方义：四物汤是从金匮艾胶汤（本方加艾叶、阿胶、甘草）化裁而来。方中地黄滋阴补血；当归养血活血；芍药养血柔肝；川芎行血中之气而活血。本方作为补血之剂可重用熟地、白芍、当归身；作为活血之剂，可改用归尾、赤芍，重用川芎；作凉血之剂可重用生地。如有瘀血加用桃仁、红花之类；若兼气虚，可加党参、黄芪。气为血帅，血为气母，气行则血行，所以血瘀或血虚的病人，都选加补气药。

⑯知柏四物汤（《银海精微》）

组成：四物汤加知母、黄柏。

功用：滋阴降火，养血活血。

主治：阴虚火旺之巩膜炎、视网膜静脉周围炎。（眼底出血者熟地改生地）。

方义：知母、黄柏滋阴降火；四物汤养血活血。如熟地改生地，兼有凉血止血之功。亦可炼蜜为丸，名坎离丸。

⑺当归养荣汤（《原机启微》）

组成：熟地 15 克　白芍 10 克　当归 10 克　川芎 6 克　防风 6 克　羌活 6 克　白芷 6 克。

功用：养血活血，祛风止痛。

主治：各种原因所致之眼珠疼痛及眉棱骨痛。韦老医生常用本方治疗用眼过度，久视伤血，血不养睛而眼珠疼痛者；或亡血过多而致眉棱骨及眼珠疼痛者；对屈光不正所致之视力疲劳和眼珠疼痛者亦有效；眼球外伤后（包括穿通伤及钝挫伤）眼球痛服此方立效。

方义：目为肝窍，肝藏血，目受血而能视。本方四物汤有滋阴养血，活血止痛之效，白芷解表而有祛风止痛之效，都是本方主药。防风、羌活祛风止痛，为本方辅助药。韦老医生治疗一例宫外孕患者，术后 2 周双眼疼痛，经医院检查前后节及眼压均正常，韦老医生投以本方，7 剂痛消。对于外伤后风邪乘隙而入之眼珠痛，韦老医生常重用熟地，如有炎症熟地更生地，白芍易赤芍，用本方眼痛即消。

⑻四物补肝汤（《审视瑶函》）

组成：熟地 50 克　白芍 24 克　当归 24 克　川芎 24 克　制香附 24 克　夏枯草 24 克　炙甘草 1 克。

功用：养血活血，清肝理气。

主治：亡血过多所致眼目涩痛。

方义：熟地滋阴，阴血不足故用当归、白芍、川芎补血，活血明目，兼有止痛作用；制香附疏肝理气止痛；夏枯草清肝明目；甘草和中，调和诸药。韦老医生临床用于产后或亡血过多后眼目涩痛病人，尤以夜间痛甚者效佳。

⑲除风益损汤（《原机启微》）

组成：熟地 15 克　白芍 10 克　当归 10 克　川芎 6 克　藁本 9 克　前胡 9 克　防风 9 克。

功用：滋阴养血，祛风止痛。

主治：眼球挫伤兼有头眼痛者；眼球穿通伤，待异物取出后再服此方；外伤后前房或眼底出血者，熟地改生地，白芍改赤芍，适加凉血止血之品；出血积久不化，可加破瘀消积之品（详见眼底出血篇）。

方义：熟地、当归、白芍、川芎养血活血；藁本、前胡、防风祛风止痛。

⑳八珍汤（《正体类要》）

组成：党参 10 克　白术 12 克　茯苓 12 克　炙甘草 5 克　当归 10 克　川芎 6 克　熟地 12 克　白芍 12 克。

功用：益气补血。

主治：气血两虚，面色苍白，心悸失眠，头昏眼花，食少气短，体倦神疲，舌淡脉虚等症。韦老医生常以本方为基础，治疗气血两亏的球后视神经炎、视神经萎缩、中心性视网膜病变、视网膜色素变性等。

方义：本方为四物汤和四君子汤合方组成，具有气血双补之功。

附方：

当归补血汤（《内外伤辨惑论》）：黄芪 30 克，当归 6 克。补气生血。用于各种亡血过多所致的视力障碍和眼底病变。

⑧1十全大补汤（《和剂局方》）

组成：党参10克　茯苓12克　白术12克　炙甘草5克　当归10克　熟地12克　白芍12克　川芎6克　黄芪10克　肉桂1克（另包冲服）。

功用：温补气血。

主治：本方主治同八珍汤，偏于温补，有补火归元之功，阴虚火旺者不适用。可治疗气血双亏，偏于虚寒者之慢性眼底疾患。

方义：方中八珍汤合黄芪大补气血；肉桂温肾益火，有引火归源之效。

附方：

人参养荣汤（《和剂局方》）：即本方去川芎加五味子、远志、陈皮、姜枣煎服。温补气血，养心安神，理气和胃。主治同上。

河间当归汤（《审视瑶函》）：即本方去熟地加陈皮、细辛、干姜。益气养血，散寒祛风。韦老医生常用此方治疗气虚血少，见风流冷泪症。

⑧2归脾汤（《济生方》）

组成：白术9克　茯神9克　黄芪9克　龙眼肉9克　炒枣仁9克　人参（或党参）9克　木香2克　炙甘草5克　当归9克　远志9克　大枣5枚　生姜3片。

功用：养心健脾，益气补血。

主治：神劳过度，心脾两伤，症见心悸健忘，多梦失眠，神疲体倦，自汗或盗汗，食少气短，妇女月经不调，脾虚气弱者。适用于心脾不足之球后视神经炎、视神经萎缩、中心性视网膜炎、视网膜色素变性、眼内出血等。

方义：党参、黄芪、白术、炙甘草益气健脾；茯神、远志、枣仁、龙眼肉、当归补养心脾，安神定志；木香理气行滞；姜枣调和营卫。

11. 温中剂

脾胃为后天生化之源，运化水谷，输布精华，内荣五脏六腑，外润四肢筋骨，分清降浊，上濡头目，下传糟粕。若脾胃阳虚有寒，常表现为呕吐，泄泻，腹痛，食欲不振，四肢倦怠，或浊阴上逆呕吐涎沫，厥阴头痛。苔白滑，口不渴，脉沉迟是中虚有寒之依据。凡阴虚或有热均忌用。温中剂性多偏热，易化燥伤阴，临床用时当慎之。

常用方

⑧③理中汤（《伤寒论》）

组成：人参3克（或党参9克）　白术9克　干姜5克　炙甘草6克。

功用：温中散寒，补气健脾

主治：中焦虚寒，脾胃阳虚，脾运失健，呕吐腹泻，舌淡苔白，或舌质淡嫩，脉沉细者。韦老医生常用本方治疗脾胃虚寒所致之角膜软化症、视网膜色素变性、视神经萎缩等。可与补益肝肾之剂合用。

方义：干姜温中散寒；人参、甘草益气健脾；白术健脾燥湿。

附方：

附子理中丸（《证治准绳》）：即本方加附子炼蜜为丸，日服2次，每服1丸（即10克）。韦老医生常用于脾胃虚寒较重，四肢不温，泄泻频频，脉细无力的眼病患者。

⑧④吴茱萸汤（《伤寒论》）

组成：吴茱萸10克　人参3克（或党参12克）　生姜

3片　大枣5枚。

功用：温中散寒，降逆止痛。

主治：干呕，口吐涎沫，胸满肢冷，头痛，脘痛，吞酸嘈杂，舌质淡白。常用于脾胃虚寒头眼疼痛，呕吐涎沫之青光眼，可与其他方剂合用。

方义：吴茱萸温中散寒，下气止痛；人参、大枣补气益胃；生姜散寒止呕。故本方具有温中补虚，降逆止痛之功。

12. 滋阴剂

“阴平阳秘，精神乃治”，人体阴阳平衡，才能维持正常的生理功能。从病因上分析，伤精、失血、亡液以及各种急性热病后，均可伤阴；此外久病正虚，过服温燥之药，或风热壅盛之外眼病，过服祛风药可以伤阴，因此在病理上由于阴液不足，精血不滋，清窍失养而头目眩晕，视瞻昏渺；全身方面因为肝肾阴虚，症见头晕耳鸣，健忘失眠，腰腿酸痛，舌红少苔，脉细等；肾阴不足，火失所制，又可导致阴虚火旺，症见口眼干涩，虚烦不眠，潮热盗汗，腰酸梦遗，小便黄或大便秘，舌红少苔脉细等。治宜滋阴降火为主。补阴药性质黏腻，容易壅塞气机，影响脾胃运化，体质虚弱、脾虚气弱的病人，在滋阴的基础上，应选配砂仁、山药、茯苓、白术等行气健脾药。

（1）经验方

㉟平肝镇惊安神方

组成：白菊　杞子各10克　远志6克　菖蒲10克　飞辰砂1克（另包分冲）　麦冬12克。

功用：平肝清热，润肺清心，镇惊安神。

主治：心肺有热，脉络瘀滞或心火上炎之早期翼状胬肉。常用此方控制翼状胬肉的发展；或手术后服用防止复发；小儿温热病后，双目青盲，夜寐不安者亦可服此方，剂量酌减。

方义：白菊、杞子平肝清热而明目；远志、菖蒲安神定心，芳香开窍；辰砂安神镇惊；麦冬润肺清心。上方因有辰砂最多服7剂。

⑧⑥眼底出血二方

组成：生地15克　三七粉3克（另包分吞）　党参12克　白术10克　茺蔚子10克　玄参10克　车前子9克（包煎）　炒火麻仁10克　五味子6克　淡竹叶6克。

功用：活血化瘀，凉血止血，滋阴降火。

主治：积血不化，久瘀生热化火，眼底出血未能控制者，韦老医生常用本方破瘀生新。

方义：三七、茺蔚子活血化瘀而达止血目的为主药；生地、玄参凉血止血而滋阴；党参益气扶正而摄血；火麻仁、淡竹叶清热降火；车前子泄热利尿。均为上病下治引热下行之药。

⑧⑦眼底出血三方

组成：炒荆芥9克　三七粉3克（另包分吞）　茺蔚子9克　珍珠母25克　生地15克　焦白术9克　玄参12克　薄荷5克　青葙子9克　党参12克　白蒺藜10克　火麻仁15克。

功用：活血行瘀，滋阴益气，平肝明目。

主治：气虚血瘀，阴虚肝旺，眼底反复出血者。

方义：三七粉、茺蔚子活血行瘀而止血；生地滋阴凉血止血；党参、白术益气健脾而扶正，都是主药。珍珠母、白蒺藜、青葙子平肝、清肝明目，是辅助药。炒荆芥入血分，散血中之风助止血之功；薄荷散风解表，散头面风热；玄参、火麻仁生津润燥通便，使热邪下泻，从而腑气畅行，使百脉和顺，血逆可平。

⑧⑧青盲方

组成：制首乌 12 克　蔓荆子 9 克　天麻 5 克　天麦冬各 9 克　桑叶 6 克　制女贞子 9 克　茺蔚子 9 克　龟板 15 克　山萸肉 5 克　滁菊 6 克　熟地 24 克　藁本 5 克　归身 9 克　荆芥 5 克　杜仲 6 克。

功用：平肝息风，滋补肝肾，祛风止痛。

主治：慢性单纯性青光眼、慢性闭角型青光眼或青光眼术后，眼压基本控制，但仍有眼胀眼痛者；球后视神经炎，阴虚肝旺之其他眼底病，伴有头晕眼胀者。

方义：当归、首乌养血；熟地、龟板、天麦冬滋阴；女贞子、山萸肉、杜仲补肝益肾；菊花、桑叶、天麻平肝息风止痛；荆芥、藁本祛风止痛；茺蔚子、蔓荆子破瘀散风而消眼胀。

韦老医生经验，遇有年高体弱者，若无头风可去天麻、藁本、荆芥。

⑧⑨瞳仁散大方

熟地 24 克　丹皮 6 克　薄荷 5 克　山药 9 克　山萸肉 6 克　茯苓 9 克　白菊 9 克　泽泻 9 克　五味子 9 克　灵磁石（打，先煎）30 克。

功用：镇肝益肾，滋阴明目，活血去风。

主治：麻痹性瞳孔散大、外伤性瞳孔散大以及急性热病后双目青盲、肝风上扰之瞳孔散大。

方义：方以六味地黄汤加薄荷、菊花，重用熟地之滋阴补肾，“取其阴虚而神散，非熟地之守，不足以聚之”；薄荷清轻凉散，上清风热，疏肝而不伤阴，下解郁滞而通玄府；

菊花平肝祛风明目。

兼有头痛眼痛则加羌活、防风；眉棱骨痛加蔓荆子、白芷；遇妇人月经不调可加香附、泽兰；痛经加艾叶、木香。方中加五味子以收敛耗散之精气；用磁石以重镇安神，平肝明目，二者同用，有镇肝益肾滋阴缩瞳之效。

⑨⓪养阴清热明目方

组成：熟地 30 克　生地 15 克　归身 9 克　熟川军 9 克　羌活 6 克　黄芩 3 克　木通 3 克　防风 3 克　玄参 6 克　木贼草 6 克　炙甘草 3 克　谷精草 15 克。

功用：滋阴养血，清热祛风，平肝明目。

主治：各种白内障手术后或其他内眼术后，前房出血或玻璃体出血者。

方义：熟地滋阴血，填精髓，阴虚而火升者，非重用熟地，不足以降火，阴虚而刚者，以熟地之甘足以缓之；生地合玄参滋阴清热，凉血止血；川军破瘀泻火都是主药。木通、黄芩泻心肝之火，以助川军之力；内眼手术后风邪乘隙而入，用羌活、防风散头面之风邪而止痛；木贼草、谷精草祛风清肝，退翳明目；当归身有益血补虚，润燥通便之功，用以扶正。若术后出血多，可去熟地，重用生地，适加丹皮、赤芍凉血散瘀。

⑨①沙参饮

组成：沙参 10 克　苦杏仁 9 克　玉竹 10 克　川贝母 6 克　石斛 10 克　苡仁 12 克。

功用：润肺止咳，生津养胃。

主治：肺阴不足，肺火亢盛，肺热燥咳，胃阴不足，咽干口燥之疱性结膜炎、角膜炎和束状角膜炎等。

方义：北沙参、玉竹、石斛养阴润肺，生津止渴，对温热病后阴亏津少，咽干口燥或肺胃阴虚燥热者适用，但不宜早用，有恋邪助湿之弊；杏仁宣肺润肠止咳平喘；川贝母润肺散结除热；苡仁健脾补肺，利湿消肿。

（2）常用方

㊾补水（肾）宁神汤（《审视瑶函》）

组成：生熟地各20克　白芍10克　归身10克　麦冬12克　五味子5克　朱茯神12克　甘草3克。

功用：养心滋阴，安神明目。

主治：早期老年性白内障、玻璃体混浊。对阴虚水亏，头晕眼花，心慌心悸，失眠多梦者更适宜。

方义：二地、归身、白芍养血滋阴；麦冬、五味子滋阴生津；茯神补心安神；炙甘草调和诸药。本方有缓解早期老年性白内障发展之效。

㊿六味地黄汤（丸）（《小儿药证直诀》）

组成：熟地25克　山萸肉12克　山药12克　泽泻10克　茯苓10克　丹皮10克。

功用：补益肝肾。

主治：肾阴亏损，虚火上炎，腰腿酸软，齿牙不固，头晕目眩，耳鸣眼花，咽干舌燥，足跟疼痛，遗精尿频等症。适用于治疗肝肾阴虚之中心性视网膜脉络膜病变、球后视神经炎、视神经萎缩、慢性单纯性青光眼等病变，兼有上述两症以上者。

方义：本方为钱仲阳从肾气丸减去附桂而成。方中熟地滋阴补肾；萸肉补肾涩精；山药健脾补肺兼能涩精；茯苓淡渗补心；泽泻宣泻肾浊；丹皮凉血活血而泻胆火。补中有泻，补而不滞，临床可随证加减，为治疗内眼病的基本方之一。

附方：

知柏地黄汤（或丸）(《医宗金鉴》)

组成：上方加知母、黄柏。

功用：滋阴降火，补益肝肾。

主治：因阴虚火旺所致的各种眼底疾病及眼底出血。

方义：知母、黄柏滋阴降火；其他同上。

杞菊地黄汤（或丸）(《医级》)

组成：六味地黄汤加杞子、菊花。

功用：滋补肝肾，明目。

主治：肝肾不足所致头晕眼花，视惑，口眼干涩等，如视神经萎缩、老年黄斑变性、中心性视网膜病变、视网膜色素变性、早期老年性白内障、早期单纯性青光眼等。

方义：杞子、菊花平肝、清热明目，其他同上。

滋阴肾气丸（又名明目地黄丸）(《原机启微》)

组成：上方加柴胡、当归、五味子。

功用：滋补肝肾，明目。

主治：同上述疾病，对玻璃体混浊亦有一定疗效。

方义：六味地黄汤滋肝补肾明目；加柴胡疏肝理气；当归养血明目；五味子滋阴益肾涩精，以助药力。

⑭明目地黄汤（或丸）(《和剂局方》)

组成：生熟地各 15 克　防风 9 克　牛膝 9 克　杏仁 12 克　石斛 12 克　炒枳壳 10 克。

功用：滋阴补肾，破瘀润燥，祛风止痛。

主治：上巩膜炎、慢性单纯性青光眼、球后视神经炎等。

方义：二地滋阴而补不足；牛膝、杏仁破瘀下气而润燥；防风祛风化痰而止痛；石斛养阴生津；枳壳宽中理气，破积导滞，以助药力，而泻余热。

⑮滋阴地黄汤（《东垣十书》）

组成：当归 15 克（酒炒） 生地 45 克 熟地 15 克 枳壳 10 克 天冬 10 克 柴胡 9 克 五味子 9 克 黄连 6 克 地骨皮 6 克 黄芩 10 克 党参 10 克 甘草 10 克。

功用：滋阴清热，补气养血为主。

主治：阴虚火旺之视网膜静脉周围炎、色素膜炎、视神经炎等。

方义：生地滋阴清热而泻火；熟地滋阴益肾而明目；党参、甘草益气补中而扶正；当归养血活血而明目；天冬、地骨皮滋阴清热；柴胡、枳壳疏肝理气；五味子滋阴涩精而明目；黄芩、川连泻心肺之火。

⑯四物五子汤（《审视瑶函》）

组成：生地 12 克 当归 10 克 白芍 10 克 川芎 6 克 菟丝子 10 克 枸杞子 10 克 五味子 10 克 覆盆子 10 克 车前子 10 克。

功用：养血滋阴，补益肝肾。

主治：韦老医生用本方治疗肝肾不足，气血两虚的视神经萎缩、视网膜色素变性、中心性视网膜脉络膜病变、黄斑部变性、高度近视等，以及因血不养睛伴有睛珠疼痛、月经期视力模糊兼症者。

方义：本方以四物汤加朱丹溪之五子衍宗丸，两方结合组成四物五子汤。肝藏血，目受血而能视，故以四物汤养血滋肝；肾生精，神光的充沛有赖肾精的上承，精亏则血亏，而七窍不灵，用菟丝子、覆盆子补肝益肾而固精；枸杞子补肝肾之阴而明目；五味子滋阴涩精而明目；车前子清肝而明目。

⑰三仁五子汤（《审视瑶函》）

组成：苡仁15克　炒枣仁15克　柏子仁15克　当归10克　熟地15克　五味子10克　菟丝子10克　覆盆子10克　车前子10克（包煎）　杞子10克　茯苓10克　肉苁蓉10克　沉香1克（另包分冲）。

功用：养血安神，补益肝肾，滋阴明目。

主治：视神经炎、视神经萎缩、中心性视网膜脉络膜病变、视网膜色素变性等适宜本方治则者。

方义：当归养血；熟地、杞子滋补肾阴；茯苓健脾宁心；肉苁蓉、覆盆子补肝肾而固精；五味子补肾敛阴；苡仁健脾利湿，安神补心；炒枣仁、柏子仁补心宁神；沉香降气纳肾，温中止痛，无脘腹痛者可去之。

⑱酸枣仁汤（《金匮要略》）

组成：茯苓10克　甘草3克　知母12克　川芎3克　酸枣仁15克。

功用：养心安神，清热降火。

主治：营血不足，阴虚火旺，虚烦不寐。韦老医生用于阴虚火旺而失眠的各种急慢性眼底病和慢性单纯性青光眼。

方义：酸枣仁补肝宁心安神而有收敛瞳神之功；川芎养血调肝；茯苓宁心安神；知母滋阴清热，补其不足，泻其有余；甘草养胃和中，清热除烦。

13. 和解剂

和解剂是调和表里、寒热、虚实的方法，在“八法”中属于“和法”。本法原为治少阳病而设，后世又有发展，即凡具有调和作用，或适应症类似少阳病的，均归纳在和解剂的范围。根据和解剂的不同作用，可分为和解少阳、调和肝脾，调和肠胃，治疟等四类。

和解少阳法一般用于外感热病的少阳证，称为半表半里证，其既有“寒热往来”，邪未离于表的半表证，又有胸胁苦满，默默不欲食，心烦喜呕，口苦，咽干，目眩等邪气影响脏腑的半里证。对此，汗、吐、下法均属禁忌。治疗当以和解之法，既和里，又透邪。小柴胡汤是本法的代表方剂。

常用方

⑨⑨小柴胡汤（《伤寒论》）

组成：柴胡6克　黄芩6克　半夏6克　党参10克　炙甘草3克　生姜3片　大枣4枚（打）。

功用：和解少阳，扶正祛邪。

主治：韦老医生用以治疗温热病后表邪未解，寒热往来或低烧不退者。全身兼有项强，四肢痉挛，神烦抽搐，不欲饮食之小儿青盲者，常用本方加全蝎、钩藤、僵蚕、木瓜等。低烧久而不退者加常山，体虚阴伤者加青蒿、鳖甲。

方义：柴胡透达少阳之表邪，疏解气机的壅滞，黄芩清少阳之里热，二药配合，解除寒热往来，口苦咽干，为本方主药。生姜、半夏和胃降逆，主治心烦喜呕，并助柴胡疏解胸胁郁结苦满；党参、甘草扶正和中，使邪气不得入里；大枣配生姜不但能助半夏和胃止呕，更有调和营卫，协助柴胡解表的作用。前人称本方为“少阳输机之剂，和解表里之总方”。

⑩⓪四逆散（《伤寒论》）

组成：柴胡6克　炒枳实5克　白芍10克　炙甘草3克。

用法：原为散剂，开水调服。今常作汤剂，水煎2次分服。

功用：解郁泄热，调和肝脾。

主治：热病期中，邪热内郁，以致四肢厥逆；肝气郁结，胸胁脘腹疼痛或泄痢后重；妇女月经不调，胸胁引痛，腹中胀痛等症。韦老医生常用此方治疗四肢厥冷，肝脾不和之胸胁胀满或腹胀之眼病患者。

方义：柴胡不仅善于达阳于表，透邪外出，而且是疏肝解郁的要药，治胸胁胀满，兼调寒热；枳实行气消滞，泄热降浊，治胸脘痞塞，腹中胀痛，二者一升一降，疏和解结。芍药柔肝敛阴止痛；甘草和中益气；二者相配，调和肝脾，缓解疼痛。

14. 治疳剂

疳疾为婴幼儿常见疾病，乃年幼气血未充，脏腑娇嫩，饮食失节，饥饱失调所致。小儿疳眼症见双眼干涩羞明，频频瞬目，入暮视物不清，俗称“鸡盲”，伴有咬甲、揉鼻、神烦，继而白睛萎黄而无光泽，黑珠上有白膜。白珠呈同心圆样堆起白晕。早期表现为夜盲，晚期则面黄腹大，皮毛干枯，咽干声哑，泄泻频频，黑睛溃烂，已成危笃重候。疳疾初起多属实证，由积滞所成，宜消导化滞，调理脾胃为主；初起失治形成脾虚肝热，虚实夹杂之证，宜攻补兼施，泄热化积，益气健脾；久则脾虚溏泄，病情危重，以培补为主，极力抢救。若因虫疳攻目，则以杀虫为主，或在上述治法中加入杀虫药。

（1）经验方

⑩①雀目内障方

组成：谷精草 15 克　夜明砂 15 克。

功用：清肝消积明目。

主治：小儿疳积所致夜盲（包括维生素甲缺乏症）。

方义：谷精草清肝退翳明目；夜明砂清热消积，益精明目。

注：上方煎汁去渣，羊肝或猪肝60克，切片放入药汁内煮熟（不要过熟，防止不易消化、吸收），连药汁一起内服。治小儿麻疹腹泻及营养不良后维生素甲缺乏之夜盲效佳。

⑩小儿疳积上目方

组成：石决明10克　夜明砂10克　谷精草5克　槟榔3克　神曲3克。

功用：平肝明目，杀虫消积，健脾开胃。

主治：学龄前儿童瞬目揉鼻，目涩难睁，入暮不能见物，挑食，消化不良，证属内有虫疾，肠胃积滞。

方义：石决明、谷精草平肝清肝，退翳明目；夜明砂、槟榔可破瘀消积，杀虫治疳；神曲有健脾消积开胃之效。

（2）常用方

⑩猪肝散（《银海精微》）

组成：海蛤粉　谷精草　夜明砂各10克。共研细末，用猪肝60克切片，将药末夹于中间，以线扎定，煮熟后将药汁和猪肝共食之。

功用：补肝养血，清热除疳，退翳明目。

主治：血虚肝热或小儿疳积所致的夜盲症、结角膜干燥症、角膜软化症之早期。

方义：本方又称退翳散。猪肝滋补肝血，以肝补肝之意，韦老医生用本方治肝虚血少之夜盲；海蛤粉清热消疳；夜明砂入肝经血分，有清热消积，消翳明目之功；谷精草清肝退翳明目。

15. 退翳剂

角膜易为外邪所侵或外伤所损。发病以后，非翳即膜。

一般原发于黑睛者称翳，继发于白睛疾病而侵入黑睛者则称膜。有赤丝缠绕者名赤膜，无赤丝或有少许赤丝者称白膜。

翳有新旧之分，新翳为角膜有炎症性病变如角膜炎、角膜溃疡等或炎症初愈及溃疡刚愈合，尚有轻度刺激症状者。时久无炎症者称旧翳，又称宿翳或老翳，为角膜炎或角膜溃疡愈后遗留之瘢痕。

新翳多属风热偏盛，治以疏风清热为主，退翳明目为辅。风热已减，改用退翳明目为主，祛风清热为辅。退翳法中必须辨明证候，有祛风退翳，清肝退翳，活血退翳，疏肝退翳，平肝退翳，滋阴退翳等法。因翳自热生，病在黑睛，故祛风，清肝，平肝，疏肝，滋阴，活血等均有退翳作用。

退翳法中切忌过用寒凉之药，以免翳凝难散，影响退翳。

（1）经验方

⑭新老翳障方

组成：蒙花6克　蝉衣5克　川芎5克　川楝子6克　白菊花5克　羌活5克　白蒺藜10克　当归身10克　薄荷3克　瓜蒌仁12克　地骨皮10克　木贼草10克　生石决明20～25克　生地15克。

功用：滋阴活血，平肝疏风，退翳明目。

主治：韦老医生常用本方治疗角膜炎或角膜溃疡初愈，羞明、流泪等刺激症状尚未完全消退者；或角膜炎和角膜溃疡后，角膜遗有薄翳、斑翳。

方义：当归、川芎养血活血；石决明、白蒺藜、蒙花、木贼草平肝清肝，退翳明目，都是本方主药。生地滋阴明目；川楝子疏肝理气，退翳明目，为辅助药；蝉衣、菊花、薄荷疏风散热，退翳明目；羌活祛风止痛；地骨皮、瓜蒌仁清上焦积热而润燥通便。腑气通畅则气机转化，有利退翳明目。

⑯四物退翳汤

组成：生地 15 克　赤芍 10 克　归尾 10 克　川芎 5 克　木贼草 10 克　白蒺藜 15 克　蒙花 10 克　谷精草 10 克　青葙子 10 克。

功用：滋阴活血，退翳明目。

主治：角膜炎或角膜溃疡后，服用寒凉药和祛风药较多，阴血不足，黑睛属肝，故翳凝难退，白睛属肺，脉络瘀滞，致白睛赤脉未消。韦老医生常用本方治疗球结膜充血未消、角膜溃疡初愈之角膜薄翳和角膜斑翳。对球结膜充血已消之角膜翳亦适用。

方义：生地、白芍、归尾、川芎滋阴活血行瘀退赤；木贼草、白蒺藜、蒙花、谷精草、青葙子清肝，平肝，退翳明目。

（2）常用方

⑯消翳汤（《眼科纂要》）

组成：木贼草 10 克　密蒙花 6 克　当归尾 10 克　生地 10 克　蔓荆子 5 克　羌活 9 克　川芎 6 克　柴胡 5 克　防风 9 克　荆芥穗 9 克　甘草 3 克。

功用：祛风清热，活血退赤，消翳明目。

主治：风热未尽之角膜翳，临床尚有泪多睛痛之症状者。

方义：防风、荆芥穗、羌活祛风止泪兼有清热消翳作用；蔓荆子散头面之风而治睛珠疼痛；生地滋阴扶正，防伤阴之弊；木贼草、蒙花，清肝退翳明目；归尾、川芎活血行瘀，退赤明目；柴胡疏肝理气，升发阳气，兼有退翳明目之效；甘草和中。

16. 宣窍剂

宣窍法具有清热解毒，清心开窍，息风镇惊（或解痉）的作用，凡气味芳香，而以通关开窍，醒神为主的药物统称芳香开窍药。

各种温热病后，毒陷心包或痰热内闭，邪蒙心窍者，均可出现壮热，神志昏迷，惊风，甚至痉厥等现象。对秽浊闭窍，高烧神昏者亦可选用。本法治疗的窍闭是由温热病毒内陷而致，所以离不开清热解毒和芳香开窍、芳香逐秽等法，如犀角、玳瑁、黄连之类有清心、凉血解毒作用；清窍郁闭，非开不能透邪醒脑，所以又须与芳香开窍的麝香、冰片、安息香之类相结合；牛黄既能清热解毒，又有开窍豁痰和芳香逐秽，清心镇惊的作用，以上是本法的主要药。同时窍闭则心神不安，或狂躁不宁，所以朱砂、磁石、琥珀等是本法镇惊安神的常用辅助药。若素有痰浊，因热邪熏蒸，蒙蔽心窍者，需配伍清化热痰的胆星、天竺黄、贝母、珍珠之类；若热盛动风，则配以息风镇痉的羚羊角、全蝎、白僵蚕、龙齿、钩藤之类。

窍闭神昏的病证，又有热闭和寒闭之分，因此，开窍剂也有凉开和温开两法。但不论凉开或温开，只适用于邪盛气实的闭证。如有口张目合，手撒遗尿，气微自汗等，则为“脱证”，虽有神志昏迷，也不可妄用本法。

开窍剂的剂型都是丸、散成药，以便急救时立即应用。给药方法可用温开水化服或鼻饲，不宜加热煎服。

常用成药

⑩⑦安宫牛黄丸（散）(《温病条辨》)

组成：牛黄　郁金　犀角　黄连　朱砂　炒栀子　雄黄

黄芩各30克　珍珠15克　冰片　麝香各8克。

功用：清热解毒，开窍安神。

主治：热性病窍闭神昏，抽搐惊厥，身热烦躁，小儿急惊风等。韦老医生常用此药治疗急性热病后双眼青盲，全身尚有壮热神烦，夜卧不安，肢体强直，项强口噤的小儿患者。

用法：上药研极细末，炼蜜为丸，每丸3克，日服1～2次，每次1～2丸，散剂每次4～5克，小儿根据年龄酌减。

方义：热性病出现窍闭、神昏、惊厥，皆因热毒归心，内闭心窍所致。故用牛黄、犀角清营凉血而解毒；黄芩、黄连、山栀清热泻火解毒；麝香和郁金同用，能开窍醒脑；配朱砂、珍珠镇痉安神；雄黄辟秽解毒。

附方：

牛黄清心丸（《痘疹世医心法》）：牛黄1克、黄连15克、黄芩、生山栀各10克，郁金6克、朱砂5克，共研细末，炼蜜为丸，每丸重10克，每服1丸，日服1～2次，温水化服。

功用：清热解毒为主，开窍安神为辅，适用一般高热烦躁不安等症。

⑩⑧至宝丹（《和剂局方》）

组成：乌犀屑、玳瑁屑、琥珀（研细）、朱砂（研细水飞）、雄黄（研细水飞）各13克，冰片、麝香（研）各10克，牛黄（研）15克、安息香45克（以酒搅澄净，另煎成膏；如无，以苏合香油代之）。（金银箔各50张，现多不用）。

制法：将乌犀、玳瑁研为细末，入余药研匀，将安息香膏重汤煮烊，入诸药中，和合成剂，如干，可加熟蜜少许，旋丸，每丸 3 克重，每服 1 丸，小儿减半，研碎温水调服。

功用：祛痰开窍，辟秽解毒。

主治：中暑，中风，温病，痰热内闭，神昏谵语，痰盛气粗，痉厥抽搐，小儿急惊等。韦老医生常用本药治疗温热病后，尚有壮热抽搐，肢体强直，双眼青盲者。

方义：犀角、牛黄、玳瑁清热解毒；朱砂、琥珀清脑热，安心神，止痉挛；麝香、冰片、安息香芳香开窍，辟秽化浊；雄黄劫痰解毒。

⑽紫雪丹（《和剂局方》）

组成：生石膏、寒水石、滑石、磁石（均碎）各 1000 克加水 25 倍煮至 20 倍时去渣。次入青木香、沉香（均打碎）各 150 克，玄参、升麻各 300 克，甘草 250 克、丁香（打碎）30 克，以上 6 味入前药汁中，再煮至 15 倍水，去渣，然后再用芒硝（精炼者）3000 克，硝石（即火硝）600 克，入煎药汁中，微火煎煮，用木棍不断搅动，至水分蒸发后，投入盆，半日后，欲凝时，再入犀角粉、羚羊角粉各 150 克，麝香（研）40 克、朱砂（水飞）100 克，于前药中搅调均匀，放置两天，药成霜雪紫色，瓷瓶收贮。用法每服 2 ～ 3 克，小儿随症酌减。温水调服，每日 1 ～ 2 次。

功用：清热解毒，镇惊开窍。

主治：热邪内陷，高热烦躁，神昏谵语，尿赤便秘，甚则惊厥。韦老医生常用本药治疗小儿温热病后青盲兼尿赤便秘，壮热烦躁者。

方义：石膏、寒水石、滑石清泻实火；玄参、磁石滋肾益阴；甘草清热解毒；沉香、木香、丁香、麝香行气开窍；朱砂镇惊安神；芒硝、硝石泻热散结。

⑩紫金锭（又名玉枢丹）(《片玉心书》)

组成：山慈菇　五倍子各90克　麝香10克　雄黄　朱砂　续随子（千金子）霜各30克　红芽大戟45克。

用法：各取净粉，除麝香外，先将朱砂、雄黄研透加入其余药粉和匀，研至极细，最后加入麝香研匀。用糯米面糊为锭。每锭重10克，每服1锭，重者2锭（小儿酌减），温水调服。

功用：辟秽化浊，清热解毒，活血消肿。

主治：感受外邪，食物中毒等引起恶心、呕吐、腹痛、泄泻。韦老医生常用此锭治疗温热病后，恶心腹痛或邪热不退者。

方义：时邪外感与饮食不洁是本病的成因，方中山慈菇、雄黄、五倍子辟秽解毒；麝香通窍开闭；续随子、大戟峻泻，以排除秽恶痰浊，朱砂安神定惊。

（二）丸、散、膏、丹剂

丸剂：将药物研细，水泛为丸或蜜和，或以粉糊制成圆形粒状的叫丸剂。丸者缓也，适于慢性病长期服用，优点是携带和服用方便，亦可与汤药交替服用，藉以巩固疗效。一般分水丸、蜜丸两种。水丸（如梧桐子大），入胃后易于溶化；蜜丸入胃后慢慢溶化（有梧桐子大或10克1丸）。作用较汤剂慢，多用于久服缓治。缺点是药物有效成份未经提炼，连渣制成，服用力量效力不高（开窍剂除外）。一般不易变质，如保藏不好，陈久过时，则易发霉失效，如发现这种情况，应改为汤剂或另制新鲜丸药。

散剂：将药物研成粉状细末，叫做散剂，分内服和外用两种。内服散剂可以温水调服，或入汤剂（包煎）冲服。作用和汤剂相似。缺点是服用不太方便，且较丸药更难保存。外用散剂是将药物研成极细粉末，舌黏无渣为度。眼科常用点眼，因有冰片、牛黄等，所以只要不使受潮，贮藏瓷瓶，保存得法，不易变质。

膏剂：眼科常用，将药粉研极细和凡士林、凤凰油（即鸡蛋油）、芝麻油以及其他药膏调匀外用。

丹剂：经过提炼或精制的丸散，叫做丹剂。丹剂有散、丸、块（锭）等各种不同形状，可以内服或外用。

（1）经验方

⑪犀角地黄丸

组成：犀角（锉末）　川芎各100克　当归　熟地　白菊　怀山药　远志　白蒺藜　白芍　茺蔚子　菟丝子　决明子　蒙花各120克　石菖蒲　黄柏　青葙子　巴戟天　蝉衣　知母各60克　石决明　女贞子各240克　枸杞子200克　五味子　肉苁蓉　青盐各30克。

上药共研细末，蜜丸，重10克，辰砂为衣，成人日服2次，每服1丸，小儿酌减。

功用：滋阴补肾，平肝祛风，清心凉血。

主治：肝肾阴虚，肝热偏重的各种眼底病。韦老医生常用本丸治疗阴虚肝旺的眼底出血、慢性单纯性青光眼、早期白内障、中心性浆液性视网膜脉络膜病变、视神经炎、视神经萎缩等。

方义：犀角清心凉血兼有止血作用；白蒺藜、白菊、蒙花、蝉衣平肝明目，祛风止痛；决明子、青葙子清肝明目；熟地、菟丝子、巴戟天、肉苁蓉、五味子、女贞子、枸杞子滋阴补肾明目；当归、白芍、川芎、茺蔚子养血活血破瘀明目；石菖蒲、远志芳香开窍，聪耳明目；山药健脾益气；知母、黄柏滋阴清热而降火；青盐引药入肾。本丸为眼科临床常用药，疗效好，服用方便。

⑿明目还睛丸

组成：生熟地各500克　枳壳　石斛　防风　杏仁　牛膝　川芎　夜明砂　青葙子　女贞子各250克　石决明　白茯苓各300克。

上药共研细末，炼蜜为丸，每丸10克，辰砂为衣，日服2次，每服1丸。或水泛为丸，如梧桐子大，每袋18克，日服3次，每服6克。

功用：滋阴益肾，理气宽中，平肝明目。

主治：阴虚不足，肝阳偏亢，视物昏蒙，头痛，烦渴，便燥，胸腹胀满。适用于慢性虹膜睫状体炎、色素膜炎、外伤性白内障、慢性单纯性青光眼以及伤阴、烦渴之玻璃体出血和其他眼底病。

方义：熟地、女贞子滋阴补肾；枳壳、茯苓健脾理气、宽中化滞；石斛、生地滋阴清热而生津；石决明、青葙子、夜明砂有平肝清肝明目之功；杏仁有润燥下气之效；防风温而不燥，祛散风邪；川芎活血行气和牛膝同用，有逐瘀血，通经脉，引热下行，消肿止痛之力。为眼科临床常用药，服用方便。

⒀内障蕤仁丸

组成：蕤仁（去壳）120克　海螵蛸40克　广木香15克　石决明240克　川连60克　玄精石60克。

上药共研细末，每料用羊肝1具（连胆），用竹刀刮去筋膜切片，用新瓦焙干，研作糊，梧桐子大，合并前药为丸，每日早晚各服6克，淡盐汤送服。

功用：平肝清热，滋阴泻火，退翳明目。

主治：素有痰火，肝热偏盛之早期老年性白内障或外伤性白内障等。韦老医生常用此丸治疗痰火偏盛或肝热偏盛之白内障患者。

方义：石决明、蕤仁平肝清肝，退翳明目；川连、射干泻火解毒而消痰；海螵蛸消翳明目；广木香行气宽中而无寒滞之弊；玄精石泻热滋阴而治头风。

⑭内外障丸

组成：熟地 240 克　归身 180 克　川连 60 克　柴胡 60 克　菊花 240 克　杞子 180 克　生地 450 克　桑叶 300 克　石决明 300 克　青葙子 300 克　决明子 300 克　五味子 150 克　炒枳壳 150 克　女贞子 300 克　川芎 300 克　白芷 300 克　蝉衣 180 克　凤凰衣 300 克。

上药共研细末，水泛为丸，日服 2 次，每服 9 克。

功用：滋阴降火，平肝补肾，清肝退翳。

主治：韦老医生用于肝肾阴虚之内外障，临证用于角膜变性、角膜薄翳、角膜斑翳、早期白内障。

方义：熟地、五味子、女贞子、杞子滋肝益肾；归身、川芎养血活血；生地、川连滋阴降火；青葙子、菊花、决明子清肝退翳明目；石决明平肝退翳明目；白芷、桑叶、蝉衣祛风清热，消翳；柴胡、枳壳疏肝理气；凤凰衣能退新老翳障而明目。

⑮镇肝明目羊肝丸

组成：柏子仁 150 克　羌活 150 克　五味子 150 克　白菊 150 克　白术 150 克　细辛 150 克　黄连 200 克　肉桂 150 克　石决明 300 克　夜明砂 240 克。公羊肝半个，用竹刀去其筋膜放瓦上文火焙干，连同上药共研细末，和匀水泛为丸，如梧桐子大，日服 2 次，每服 25 丸。

功用：平肝明目，祛风清热为主，辅以温中散寒。

主治：肝有郁热，兼夹风寒之视网膜色素变性、维生素甲缺乏所致夜盲症。

方义：羌活、菊花、细辛祛风清热；石决明、川连平肝泻火；柏子仁养心补脾；五味子入肾敛阴；夜明砂清肝破瘀明目；肉桂温中益火，散寒止痛，归肝肾二经，守而不走入血分，能引火归元，配川连以寒温互用，防伤伐太过，标本兼顾则有利病机转化。

（2）常用成药

⑯石斛夜光丸（《原机启微》）

组成：天门冬（玄心） 人参 茯苓各60克 五味子15克 甘菊花21克 麦门冬 熟地各30克 菟丝子（酒浸） 怀山药 枸杞子各25克 牛膝 杏仁（去皮尖）各23克 生地30克 白蒺藜 石斛 肉苁蓉 川芎 甘草 炒枳壳 青葙子 防风 黄连各15克 草决明24克 乌犀（锉细末） 羚羊角 （锉细末）各15克。

上药共研细末，炼蜜为丸，重9克，蜡封，日服2次，每服1丸。或水泛为丸，如梧桐子大，每服35丸，温酒或淡盐汤送服。

功用：清心凉血，滋补肝肾。

主治：肝肾不足之白内障、瞳神散大、复视、慢性单纯性青光眼和各种眼底疾患。

方义：二冬、二地、五味子、菟丝子、枸杞子、石斛、淡苁蓉、牛膝滋阴填精，滋补肝肾；人参、茯苓、怀山药、甘草益气健脾，宁心安神；菊花、杏仁、白蒺藜、青葙子、决明子、防风清肝祛风，退翳明目；犀角、羚羊角、黄连清心凉血，平肝泻火；炒枳壳宽中理气消积；川芎活血明目。

⑪桑麻丸（《医方集解》引胡曾方）

组成：桑叶 500 克　黑芝麻 150 克　白蜜 500 克。将芝麻捣碎熬浓汁和蜜炼至滴水成珠入桑叶末为丸，日服 2 次，每服 10 克，早晚分服。

功用：滋补肝肾，散风明目。

主治：韦老医生常用本药加味或在其他方剂中加桑叶、黑芝麻，治疗肝肾阴虚之中心性视网膜炎、色素膜炎、玻璃体混浊、早期白内障、视神经萎缩等。

方义：桑叶散风明目，黑芝麻滋肝补肾。

⑱磁朱丸（《千金方》）（《和剂局方》）

组成：磁石 60 克　朱砂 30 克　神曲 220 克。共为细末，以神曲打糊为丸（或炼蜜为丸）梧桐子大，日服 3 次，每服 3 克。

功用：平肝潜阳明目。

主治：眼科用于初起白内障、青光眼、玻璃体混浊，瞳孔散大属于阴虚肝旺者。脾虚气弱者慎用或少用。

⑲黄连羊肝丸（《药典》）

组成：黄连 60 克　石决明　蒙花　青皮各 120 克　黄柏 60 克　决明子　柴胡　木贼　胡黄连　黄芩　夜明砂　茺蔚子各 120 克　龙胆草 60 克　鲜羊肝 50 克（切碎蒸熟烘干）。共为细末，炼蜜为丸，重 10 克。日服 2 次，每服 1 丸。

功用：清肝泻火，破瘀益精，养血明目。

主治：本方适用于心肝火盛，肝血不足之视网膜色素变性、球后视神经炎、视神经萎缩等。

方义：龙胆草、黄芩、黄连、黄柏清热泻火；决明子、蒙花、木贼草清肝退翳明目；茺蔚子破瘀益精明目；柴胡、青皮疏肝理气；石决明、夜明砂、羊肝合称决明夜灵散，有平肝清热，养血明目之效。

⑫拨云退翳散（或丸）(《银海精微》)

组成：楮实子　菊花　蝉蜕　蒙花　蛇蜕　木贼草　薄荷　蔓荆子　荆芥穗　白芷　防风　黄连　甘草各15克　川芎45克　天花粉（生用）9克。上药共研细末，炼蜜为丸，重6克，日服3次，每服1丸。

功用：疏风清热，退翳明目。

主治：角膜溃疡初愈之角膜斑翳、角膜白斑、角膜薄翳，亦可治疗角膜炎症尚未消退伴有羞明涩痛者。本药对时间较久之斑翳有一定的疗效。

方义：防风、荆芥穗、薄荷、蔓荆子、白芷祛风散热止痛；蛇蜕、木贼草、菊花、蒙花、蝉蜕、楮实子平肝退翳明目；川芎活血行瘀而止痛，兼有明目之效；黄连清心热而泻火；天花粉养阴生津而润燥；甘草调和诸药。

⑫肾气丸（《金匮要略》）

组成：附子30克　肉桂30克　干地黄240克　怀山药120克　山萸肉120克　泽泻90克　茯苓90克　丹皮90克。共研细末，蜜丸，重10克，日服2次，每服1丸。

功用：温补肾阳。

主治：肾阳不足，命门火衰。常用于治疗脾肾阳虚之视神经萎缩、视网膜色素变性、黄斑部变性、高度近视等。

方义：肾阳不足则下元不温，肾阴不得蒸化，用附子、肉桂温阳补火，引火归源，兼逐寒湿；配六味地黄滋补肾阴，使阳有所附，阴得温化，二者协调，肾气充沛，诸症悉消。

⑫2还少丹（《洪氏集验方》）

组成：熟地　山萸肉　杜仲　牛膝　肉苁蓉　楮实子　巴戟天　枸杞子　石菖蒲　远志各10克　小茴香5克　五味子3克　茯苓10克　大枣3枚。（研末，蜜丸，重6克，日服3次，每服1丸）。

功用：温补脾肾，芳香开窍，清肝明目。

主治：肝肾不足或脾肾阳虚之视神经萎缩，视网膜色素变性。

方义：肉苁蓉、巴戟天、小茴香、楮实子温补肾阳；熟地、杞子滋阴清肝明目；远志、菖蒲交通心肾，开窍明目；山萸肉、五味子固肾涩精而明目；杜仲，牛膝补肝肾，壮筋骨；山药、茯苓、红枣健脾和中。

⑫3防风通圣散（丸）（《宣明论》）

组成：防风　荆芥　连翘　麻黄　薄荷　川芎　当归　炒白芍　白术　黑山栀　大黄（酒蒸）　芒硝各15克　石膏　黄芩　桔梗各30克　甘草60克　滑石90克。共研细末，水泛为丸（如梧桐子大），日服3次，每服6克。

功用：疏风清热，泻火利湿，表里双解。

主治：风热壅盛，头痛目昏，目赤睛痛，口苦口干，便秘尿赤等。韦老医生用于表里俱实之青光眼、巩膜炎、急性卡他性结膜炎、角膜炎、角膜溃疡等。

方义：本方是表里双解的复方，多用于外感风邪，内有蕴热，表里俱实，风热壅盛的实热症。防风、麻黄、荆芥、薄荷疏风解表，使风邪从汗而解，祛风止痛；大黄、芒硝荡热于下，配山栀、滑石泻火利湿，使里热从二便而解；以桔梗、石膏、黄芩、连翘清解肺胃之热，上下分消，表里同治；当归、川芎、白芍养血柔肝而止痛；白术、甘草健脾和中。可使攻邪而不伤正，从而解表通里，标本兼顾。

二、外用药

（一）散剂（药粉）

散剂一般称药粉或药面，由一味药或复方组成。经过碾研成末，点眼用需研极细，舌黏后无渣为度。用玻璃棒将药粉直接点于眼内眦部，通过泪液饱和、溶化、渗透而起治疗作用。散剂保存时间长，不易变质。

经验方

⑫④犀黄散

组成：西月石粉 60 克（将生月石粉研细，砂锅内微炒至松为度，用纸包裹，放在土上去火气，10 天即成），冰片 10 克，麝香 1 克，犀牛黄 1 克。

制法：先用西月石 15 克，冰片 10 克，麝香、犀牛黄各 1 克，和匀共研约 2 小时，然后加入西月石 45 克同研细，无声，舌黏无渣为度。瓷瓶收贮备用。

用法：每日点眼 2 次，早晚分点，每次点半粒芝麻大为度。点于内眦部，点后闭眼 5 ～ 10 分钟。

功用：清热镇痛，退赤消肿，退翳明目。

主治：沙眼、急性或慢性结膜炎、巩膜炎、角膜炎、角膜溃疡等。

⑫⑤珠黄散

组成：飞濂珠粉 2 克　犀黄 1 克　麝香 1 克　冰片 5 克　西月石 60 克。

制法、用法：同上。

功用：退赤消翳，镇痛明目。

主治：角膜炎、角膜薄翳、角膜斑翳。

⑫明目清凉散

组成：西月石 60 克　冰片 6 克　麝香 0.5 克。

制法、用法同上。

功用：退赤消肿明目。

主治：慢性结膜炎、急性结膜炎、疱性角结膜炎。

⑫荸荠退翳散

组成：荸荠粉 50 克　西月石 15 克　冰片 5 克　麝香 0.5 克。

制法：先将西月石粉 15 克及冰片、麝香和匀共研 2 小时，再加入荸荠粉 50 克，同研极细，无声、舌黏无渣为度。放贮瓷瓶备用。

用法：每日 2 次，早晚分点，每次 1/2 芝麻大。点后闭眼 5 ～ 10 分钟。

功用：退翳明目。

主治：角膜翳。

（荸荠粉制法：先去荸荠外皮，捣碎砸烂用细纱布过滤去渣存汁，24 小时后澄清将浮面清水倒净，取沉淀极细之粉晒干备用。）

⑫朱砂拨云散

组成：飞辰砂 1 克　冰片 4.5 克　麝香 0.5 克　西月石 45 克。

制法：先将飞辰砂、冰片、麝香和匀，加月石粉 15 克，共研 2 小时，再放月石粉 30 克，同研极细，舌黏无渣为度。

用法：点眼 1 日 2 次，早晚分点，点后闭眼 5 分钟。

功用：退翳明目。

主治：各种角膜炎、角膜溃疡后角膜翳。

⑫⑨止泪散

组成：西月石 30 克　麝香 0.5 克　制炉甘石粉 15 克　净乌贼骨粉 15 克　冰片 5 克。

制法：乌贼骨炒黄研细，过细筛去壳渣、净粉，制炉甘石粉 15 克，再加冰片、麝香先研两个小时，后加西月石粉 30 克，共研极细，备用。

用法：点眼 1 日 2 ～ 3 次。

功用：因沙眼、慢性结膜炎、泪腺分泌过多等流泪或迎风流泪，点此药可止泪。

（二）膏剂

膏剂相当于软膏，是眼科常用的一种剂型，用单味药或多味中药粉和基质组成。基质一般多用蜂蜡、麻油、蛋黄油、凡士林等调制而成，直接点眼或涂布睑缘，易于渗透，效果较好，保持药效时间较长。

经验方

⑬⑩凤凰油膏

组成：煅炉甘石 30 克　西月石 15 克　冰片 3 克　凤凰油（即蛋黄油）适量。

制法：先将西月石、冰片研细，然后加炉甘石粉和匀共研极细，最后以蛋黄油调匀成糊状备用。

用法：点涂睑缘 1 日 2 次。

功用：退赤消肿、止痒。

主治：各种睑缘炎。

⑬①麻蜂膏

组成：乌贼骨 30 克　制炉甘石 30 克。共研细，用细筛去壳和渣，再研极细，用麻油和蜂蜡适量，调成膏状，涂布患处，1日2次。

功用：收湿止痒，退赤消肿。

主治：各种睑缘炎，尤以湿疹性睑缘炎为佳。

⑬²蚕砂膏

组成：晚蚕砂15克，置瓦上文火焙焦研细，香油（即麻油）调成糊状，涂患处1日3次。

功用：润燥软坚，消肿止痒。

主治：睑缘炎，尤以鳞屑性睑缘炎为佳。

⑬³炉蜂膏

组成：炉甘石30克　西月石15克　冰片3克，和匀研极细，加蜂蜜适量，调成膏状，点内外眼眦，亦可点眼睑内。每晚1次。

功用：收湿止痒，退赤止泪。

主治：眦部睑缘炎，因慢性泪囊炎经常流泪所致湿疹性睑缘炎。

⑬⁴犀黄膏

组成：犀黄散眼药粉等量，1%黄降汞软膏适量。

制法：上药调匀成膏状，点涂睑缘1日2次。

功用：退赤消肿，镇痛止痒。

主治：溃疡性睑缘炎。

（三）洗剂

经验方

⑬⁵桑明液洗剂

组成：霜桑叶10克　元明粉5克　煮沸5分钟后，去渣，澄清过滤，取汁备用，洗眼1日2次。

功用：消炎止痒。

主治：韦老医生常用于沙眼、滤泡性结膜炎所致的眼痒及分泌物较多者。亦可用于春季卡他性结膜炎所致眼痒。

韦 玉 英

医家小传

韦玉英，1925年出生，浙江省杭州市人。出身于中医眼科世家，祖父为清宫御医，并以“御医韦尚林”名震遐迩。

其父韦文贵为我国著名中医眼科专家，伯父韦文达、韦文轩均是江南名医。韦玉英少年时代先后在浙江东阳永和小学及宁波迁至东阳的战地中学念书至高中毕业，受岐黄之术影响，她自幼立志学医，早在中学时代，就边读书边利用余遐随当地知名秀才——韦保茂叔公学习古文共计3年，打下扎实的古文学功底，为今后研习历代医藉创造了条件。

中学毕业后她16岁开始随父学医，依靠早年的古文基础，从中医《内经》《伤寒杂病论》等经典著作，到《医学三字经》《药性赋》《本草备要》《汤头歌诀》《眼科百问》，及家藏内、外、妇、儿各类医著无一不涉猎广览。对历代有代表性的眼科专著或《证治准绳》类名著中的眼科章节，则倍加喜读。特别是元·倪维德的《原机启微》、明·傅仁宇的《审视瑶函》、清·吴谦的《医宗金鉴·眼科心法要诀》及刘耀先所撰《眼科金镜》等书更是卷不释手，重点章节或精辟之论必背诵或抄录摘卡，或旁注学习心得，文中深奥难点则求教于父辈高明，日积月累，学识渐丰，为深入钻研和临床实践中医眼科奠定了厚实的理论基础。

韦玉英助医诊病于先父韦文贵左右多年，常在诊疗间隙或外出会诊及茶余饭后提出疑问，探讨病案，论证谈方；并旁听先父为各地同道讲授医理，分论病机，耳闻目染，长期熏陶，加上个人用心强志，勤学不辍，故而对父辈的诊病风格，学术特长，用药心得和“金针拨障”手法技巧无一不心领而纤悉无遗。这从她主要执笔的《韦文贵眼科临床经验选》中可窥见一斑。

韦玉英从事中医眼科60年，其学术思想和用药风格除幼承庭训，继承父辈经验外，受明清两代中医眼科大家影响较深。崇尚易水学派，临证重视脏腑调理，倡导通补结合，实践中能承先启后，推陈出新。积极提倡中西医结合，辨病辨证合参。20世纪50年代曾参加杭州市第二期中医进修班学习，并在浙江省立杭州医院专修西医眼科。1956年受聘到北京卫生部中医研究院眼科工作。1957年受组织委派，在父亲的支持下，又专心从师上海眼科前辈，名老中医姚和清先生门下学习1年，受益非浅。在京期间，她先后在中国医学科学院协和医院及同仁医院眼科，和两院专家共同临床协作达6年，开展儿童视神经疾病的中医中药临床研究。在该两所著名西医医院眼科，她虚心讨教于数位造诣颇深的眼科专家，熟练掌握了各项西医诊疗技术，为更好开展中西医结合诊疗眼病创造了条件。

韦玉英在长期的医疗实践中积累了丰富的临床经验，擅长治疗多种内障和外障眼病，尤其对儿童视神经萎缩和外伤性视神经病变等疑难眼病疗效较佳。对外眼病审证用药亦有独到见解。由于临证经验丰富，前来求治眼病者众多，且许多是来自全国各地、港澳台及国外患者。她以其医术精湛，医德高尚，深受国内外患者的信赖和赞誉，曾数次应邀到泰国、美国等为国际友人诊病。1997 年 2 月越南民主共和国卫生部为感谢曾为已故越南国家主席诊疗眼病的中国医学专家，特邀请中国卫生部国际合作司何首仁司长、北京医院林钧才院长及韦玉英教授一行访问越南。同年 11 月，台湾金菠萝文化出版事业有限公司出版《八方神医会北京》一书中专章介绍了韦玉英的行医事迹。

韦玉英长年担任北京多所大医院及解放军系统医院眼科疑难重症的会诊、出诊工作。并先后聘任为中国中医药学会眼科专业委员会副主任委员，北京中医学会理事兼外科学会副主任委员，中国中医眼科杂志及中西医结合眼科杂志编委、顾问等职。自 1978 年以来，她先后招收培养 5 名硕士研究生，带教来自全国各地的多名中医和中西医结合眼科进修生，担任医科院、解放军系统、铁路系统的西医学习中医眼科医生学习班的讲课任务，为中医眼科教育工作呕心沥血，义无反顾。她积极主持或参加多项临床科研工作，取得累累成果。1965 年，针拨白内障通过部级鉴定后，她参加的“针拨白内障研究”获卫生部科技成果奖，主持的“明目逍遥汤治疗血虚肝郁型儿童视神经萎缩的临床研究”，获 1985 年卫生部科技成果甲等奖。明目逍遥冲剂，获 1990 年中国文化博览会金奖。1996 年，由她主持的“中医治疗外伤性视神经萎缩的临床及实验研究”，取得阶段性成果，并获得局级中医药科技二等奖。她研制的外伤复明胶囊服用方便、有效，为许多外伤性视神经病变的患者带来福音。

耕耘临床 60 年，韦玉英学术成果丰硕，由她主要执笔，高健生、沈德础等医生参加整理编写的《韦文贵眼科临床经验选》深受广大中医及中西医眼科同道的青睐，人民卫生出版社再版 13000 册，仍供不应求。她参加编审、编写《中医症状鉴别诊断学》《医论医话荟要》《名老中医谈养生》等多部医学专著，在国内外期刊及国际国内学术会议发表、宣读论文 30 余篇。由于在医疗、教学、科研工作中的突出成绩，被国务院人事部授予有突出贡献专家称号，享受国务院颁发的政府特殊津贴。1990 年经卫生部、人事部、国家中医药管理局联合认定，被入选全国首批名老中医药专家之列。

如今，早过古稀之年的韦玉英主任医师虽身患冠心病、糖尿病等多种疾病，仍每周坚持两次专家特诊和一次高干保健会诊，她常为各地慕名求医者热情诊治，经常抱饥延诊，再忙再累也从不草率从事。她铭心不忘先父在世时的教诲："医生要有医德，要用医家之心宽慰病人之忧急，以尽治病救人之责。"更常以《医门法律》中一段话自勉自强："医，仁术也。仁人君子，必笃于情，笃于情，则视之犹已……。"

专病论治

睑 缘 炎

（一）概论

睑缘是眼睑皮肤和睑结膜相结合的部位，富含许多腺体和脂性分泌物，又直接暴露于外，易受病菌感染、尘垢沾染及外界各种刺激的影响。睑缘炎是睑缘表面、睫毛毛囊及其腺体组织的亚急性或慢性炎症，根据病变形态、发病位置，通常可分三型，即鳞屑性睑缘炎、溃疡性睑缘炎和眦部睑缘炎。

中医称睑缘炎为“睑弦赤烂”“风弦赤烂”等，如限于眦部者称“眦帷赤烂”。病发于婴儿者名“胎风赤烂”。作为外障目疾，中医文献早有记载，如《审视瑶函》认为“迎风赤烂邪在肝，因虚被克木相传；久不愈兮成赤烂，赤烂风弦治又难”。并提出“赤者木中火症，烂者土之湿症……”对发病于眦部者，《目经大成·眦帏赤烂二十六》则言“此症眦睑赤烂，或痒或痛，眵多泣出……。大略赤属火，烂属湿，痒属风，痛属热”。这些描述对启迪后世医家治疗本病颇有帮助。

（二）验案（1例）

【病例】乔某，女，34岁，门诊小本（外院转诊）。

初诊日期：1991年3月21日。

主诉：双眼皮刺痒灼热，皮屑脱落已3个月。

病史：3个月来双眼皮先后发痒发热，并有灰白痂皮脱落，曾在某某区医院按眼睑皮肤过敏、睑缘炎治疗，用过抗过敏药口服及硫酸锌眼药水、黄降汞眼膏，但病情时缓时发，近两周因加班后更觉眼皮痒热难忍，故转我院治疗。患者在某机关从事食堂炊事工作。现感焦虑不安，眼干口干。

检查：视力双眼均1.2，双上眼睑皮肤潮红粗糙，双上下睑缘红赤干烂，睫毛根部有白色糠皮状脱屑，内眦角有干粘分泌物，球结膜轻度充血，角膜清，眼底正常。

脉象：浮弦。

舌象：舌苔薄白，舌质偏红少津。

诊断：睑弦赤烂（鳞屑性睑缘炎）。

辨证：风热搏结，化燥伤阴，血虚津亏，故睑缘干烂痒甚，脱皮脱屑。

治则：祛风清热，养阴润燥。

方药：加减柴胡散。柴胡10克　防风10克　荆芥10克　羌活6克　赤芍10克　生地15克　当归10克　玄参10克　天花粉10克　甘草6克，7剂，每日1剂水煎服。暂停外用眼药。

二诊：自觉刺痒症状好转，仍感眼干、口干。检查双眼睑缘赤红减轻，屑片稀少。以原方去羌活，加麦冬 10 克，加强养阴增液之效，再 7 剂水煎服。

三诊：1991 年 4 月 6 日，自诉痒涩症状明显减轻，口已不干，揉眼时仍有屑皮脱落。检查双睑缘稍红，睫毛根部稀疏鳞屑附着，舌质淡红，苔薄白，脉弦细。证属风热已减，阴虚燥热尚待渐消。治则滋阴润燥为主，辅以清热凉血。处方：生地 15 克、玄参 10 克、麦冬 10 克、天花粉 10 克、石斛 10 克、防风 10 克、荆芥 10 克、丹皮 10 克、赤芍 10 克、陈皮 10 克，10 剂，水煎服，隔日 1 剂，并嘱每晚用淡盐水轻洗双眼睑缘。

末诊：因工作脱不开，1 个月后复诊见双眼睑皮已不红，偶见鳞屑，患者无自觉不适，嘱每周守方服药 2 剂，连服 2 ～ 3 周，以巩固疗效。

（三）评析

睑缘炎分型不同，致病因素有别。鳞屑性睑缘炎常因风沙、烟尘等理化因素长期刺激，使睑缘处过多的分泌物导致轻度感染而发病，如本例患者从事炊事工作，经常烟熏蒸烤诱发本病。中医属风燥型睑弦赤烂，韦氏选《审视瑶函》中的柴胡散为主治疗，并随症守方化裁取效。另有热毒型（溃疡性睑缘炎），可用加味三黄汤（黄芩 10 克、黄连 6 克、大黄 3 克、黄柏 10 克、银花 10 克、连翘 10 克、炒苍白术各 10 克、焦栀子 6 克、紫花地丁 6 克、炙甘草 6 克），泻火解毒，清热燥湿。风火型（眦部睑缘炎）宜疏风清热，泻心导赤。宜用退眼角红方合导赤散化裁加减。对风湿型（湿疹性睑缘炎）则以祛风利湿为主，选《眼科纂要方》中的除湿汤。

韦氏强调，本病施治应养护结合，养成良好卫生习惯，不用手指揉眼睛，注意不熬夜，戒烟酒，及时矫正屈光不正，增强体质。

角膜炎与角膜溃疡

（一）概论

角膜炎与角膜溃疡系指角膜受到细菌、病毒、真菌感染后所发生的炎症性病变。角膜外伤、取角膜异物、接触镜的清洗液或消毒液污染、地卡因或荧光素污染等为其感染途径；而局部炎症病灶的蔓延、劳累感冒等诱因及全身性疾病导致抵抗力下降等，也可促使角膜炎发生。不同病菌诱发的角膜炎发病特点、治疗用药及预后不同，因此，一旦发生角膜炎，首应明辨病因，有条件者及时做细菌培养和药敏试验，以便尽快有针对性的用药。

中医对角膜炎的描述形象而生动，根据不同病变形态及病情发展程度，分称“聚星障”“花翳白陷”“凝脂翳”等，若肝胆实火旺盛，熏灼风轮，神水混浊，则称为“黄液上冲”。在本病辨证论治，投方用药方面，韦氏两代医家更有丰富经验和独特风格。现举二例。

（二）验案（2例）

【病例一】王某某，男，59岁，门诊号：262728。

初诊日期：1978年5月10日。

主诉：左眼视物模糊伴疼痛、流泪 4 天。

病史：4 天前割菜时杂草扎伤左眼，并用脏手揉眼，当晚左眼磨痛，翌晨症状加重伴流泪，即去某医院求治，给抗菌素眼药水每日数次点眼，因眼病加重伴剧烈偏头痛，视物不清来我院门诊。

检查：左眼视力仅能数指，眼睑稍肿，眼球压痛明显，热泪如汤，球结膜重度充血水肿，角膜正中灰白溃疡面达 5mm × 6mm 大，伴有脓脂样沉着物，前房积脓占其 2/3 面积，瞳孔被遮。左侧头痛如劈，口干喜冷饮，大便干结。

脉象：脉洪大有力且数。

舌象：舌质红，苔黄腻。

诊断：左凝脂翳，黄液上冲（左匐行性角膜溃疡合并前房积脓）。

辨证：邪毒侵袭黑睛，毒热壅盛，肝经积热，内外合邪，上攻黑睛。

治则：泻火解毒，破瘀消脓。

方药：清热消脓方。银花、野菊花、防风、生石膏各 20 克、生锦纹、全瓜蒌、天花粉、夏枯草各 15 克，赤石脂 15 克，黄芩 10 克，嘱其先水煎服 3 剂，若大便每日 2 ～ 3 次偏稀可继续服 3 剂。

二诊：角膜溃疡面缩小，前房积脓基本吸收，自觉刺激症状明显减轻，头痛缓解，大便仅服药后前两天每日两解，仍偏干，小便赤热，原方生锦纹、全瓜蒌减量为各 10 克，生石膏 15 克，另加车前子 15 克包煎入药，再服 5 剂。

三诊：溃疡已愈合，眼部充血消失。改为养血活血，退翳明目之法，给服四物退翳汤（生地 15 克，当归、白芍、川芎、木贼草、白蒺藜、谷精草、蒙花、川楝子各 10 克）7

剂，未再复诊。

【病例二】王某某，女，45岁，外院转诊病历。

初诊日期：1980年10月10日。

主诉：左眼明显疼痛伴视力下降20天。

病史：左眼疼痛、流泪1天后在某医院诊断为真菌性角膜溃疡（经细菌培养证实）。先后用抗真菌、金褐霉素及沪山霉素等抗真菌眼药水治疗，症状曾缓解。近几天眼痛加重，伴头痛、心烦、小便黄、纳呆。

检查：视力右1.2，左66cm指数。左眼结膜混合充血，角膜中央区5mm×5mm浸润混浊，达实质深层，病灶正中3mm直径溃疡凹陷，表面有干燥黄脂样物，瞳孔约3mm大，反应灵。

脉象：细数。

舌象：舌质淡，苔薄白。

诊断：左凝脂翳（左真菌性角膜溃疡）。

辨证：肝经风热壅盛，上攻风轮，灼伤黑睛。

治则：祛风清热，滋阴活血。

方药：红肿翳障方加防风6克　太子参10克　炒三仙各15克，7剂，水煎服每日1剂。

二诊：服药后左眼刺激症状减轻，大便稀，每日4～5次。检查左眼角膜中央溃疡面缩小，实质层仍水肿混浊。脉细，舌质淡。原方炒白术加量至30克，再服7剂。抗真菌眼药水继续滴用。

三诊：1980年10月24日。左眼刺激症状明显减轻。视力左眼0.1。左结膜充血轻，角膜溃疡基本愈合，实质层轻度混浊。大便偏稀。脉细，舌质淡红，边有齿痕。原方去细辛，黄芩改用6克，加苍术10克。服4剂。

末诊：1980 年 10 月 28 日。左眼无刺激症状。检查：左眼视力 0.2^{+1}。角膜中央区大片云翳，实质水肿减退。除继续滴沪山霉素眼药水外。改用平肝疏风，养血活血，退翳明目法。处方：生石决明 15 克、白蒺藜 10 克、川楝子 10 克、菊花 10 克、羌活 6 克、薄荷 6 克（后下）、当归 10 克、生地 15 克、川芎 6 克、木贼草 10 克、蒙花 10 克、蝉衣 6 克、桔梗 6 克，7 剂，隔日 1 剂水煎服，以图退翳增视，巩固疗效。

（三）评析

例一直接由外伤诱发，病势凶险，预后差。该例黑睛受损后复受脏手污染，邪毒乘隙而入，加之患者平素性急，肝有积热，外受邪毒，内外合邪，乘袭肝经，延及瞳神而成“凝脂”，邪毒化火上燔则成“黄膜上冲”，如不及时抢救，有由黑睛破溃而成“蟹睛”之危。患者年近花甲，但体质尚壮，根据急则治标的原则，采用上病下治，釜底抽薪法，先泻火解毒，使腑气畅通，热毒下泄，则能直折上炎之火热，有利病机转化，然峻下猛剂只可暂服，不可久用，以免损阴伤胃，一旦病势大减，则以养血活血，清肝明目之剂，扶正祛邪，余邪尽，翳障退，目渐明。

例二无明确诱因而发病，角膜病灶区刮片培养证实有真菌菌丝，及时投用两种抗真菌药滴眼控制病情，但患者眼局部及全身症状均较明显，据症参脉，证属风热攻目，治以祛风清热为先，宜红肿翳障方加味专攻。3 次复诊，均以该方化裁加减取效。说明对发病急猛的角膜溃疡，局部用药结合轮脏辨证服药，可及时控制病情，缓解症状。韦氏指出，无论是真菌、细菌或病毒感染的角膜炎，炎症消退，仅残留云翳或斑翳后，可用益气活血，清肝退翳法以助翳消睛明。不应急于频用各种退翳眼药，以防虚不受攻，邪毒活化，病情复发。这在临床上已屡有所见，不可不慎。

视网膜静脉阻塞

（一）概论

视网膜静脉阻塞包括视网膜分支静脉阻塞和中央静脉阻塞，是临床常见的眼底血管病。发病和高血压、动脉硬化、高血脂、血液黏度高及血流动力学改变均有密切关系。主要病因可概括为：（1）血管壁的改变；（2）血液流变性的改变；（3）血液动力学的变化。临床表现为视网膜阻塞支静脉扩张纡曲，沿静脉有出血、水肿、渗出等。本病早期视力可正常或缓慢下降，随病情发展视力急剧下降，甚至盲无所见。中医按视力障碍的程度不同，可分别归于“暴盲”“视瞻昏渺”或“云雾移睛”范畴。并认为本病病理变化主要和肝、脾、心、肾四脏关系最为密切。

（二）验案（2例）

【病例一】倪某某，男，30岁，门诊号：210800

初诊日期：1991年7月11日。

主诉：右眼视力下降1个月余。

病史：1个多月前无明确诱因自觉右眼视力下降，在某某医院诊断眼底出血，当时右视力0.7，住院治疗1个月，右视力继续下降。患者无高血压、糖尿病史。纳可，二便调，睡眠不实，平日性格较急躁易怒。

检查：视力右 0.3，不能矫正，近视力耶格 3；左 1.2，耶格 1。右眼前节正常，眼底视盘红，颞下、鼻下两支主干静脉均充盈、迂曲，伴随线状、火焰状、斑状出血，黄斑区淡黄硬性渗出多，组织轻度水肿，中心凹反光不见。左眼前后节正常。

脉象：弦细，偶有结代。

舌象：舌质稍红，苔薄白。

诊断：右眼视瞻昏渺（右眼下半侧视网膜静脉阻塞）。

辨证：情志不舒，气滞血瘀，壅塞脉道，而血溢脉外；肝失条达，脾失健运，聚湿生痰，痰郁生热，造成黄斑区渗出、水肿。

治则：清热凉血，燥湿化痰。

方药：生地 15 克　赤芍 10 克　白茅根 15 克　旱莲草 10 克　夏枯草 10 克　大小蓟各 10 克。白及 10 克　丹参 10 克　路路通 10 克　茯苓 10 克　炒白术 15 克　生苡仁 10 克，水煎服，每日 1 剂，14 剂。

二诊：1991 年 7 月 27 日，自诉右视力进步，有时眼痛，寐欠安。检查右视力 0.7，眼底视盘鼻下、颞下静脉仍充盈迂曲，出血如首诊所见，黄斑区水肿、渗出减轻。双眼压均为 18.86mmHg（2.51kPa）。舌、脉如前。仍守原方加蔓荆子 10 克，每日 1 剂，连服 20 剂。

三诊：1991 年 9 月 5 日，二诊汤药共服 27 剂，自感视力稳定，全身无其他不适。检查右视力 0.8，眼底出血部分吸收、变薄，黄斑水肿消退，硬渗以下方为多。原方去赤芍 10 克，加决明子 10 克，隔日 1 剂或每周 2 剂。

末诊：2 个月后复查右视力 0.8，眼底出血明显吸收，仅残留稀疏斑点，阻塞支静脉部分小分支伴白鞘，黄斑部色素不均，下方散在渗出点。

【病例二】陈某某，男，58岁，门诊号：212236。

初诊日期：1991年8月5日。

主诉：右眼视力突然下降20天。

病史：右眼视力明显下降20天，曾到某职工医院住院治疗2周，视力自0.2提高到0.3。近1周右眼视物模糊加重。眼病前工作繁忙，常加班。现双眼胀痛，神疲乏力，纳不香。

检查：视力右0.3不能矫正（近视力0.1）；左1.0（近视力0.25）。眼压右18.86mmHg（2.51kPa），左17.30mmHg（2.31kPa）。右虹膜上无新生血管，玻璃体絮状混浊，眼底视盘充血，颞上下支及鼻下支静脉均明显怒张、迂曲，伴随火焰状、片状出血。黄斑区组织暗褐水肿。血、尿常规、血沉、血脂三项均正常。

脉象：中取弦细。

舌象：舌质淡，舌体胖，苔薄白。

诊断：右视瞻昏渺（右视网膜分支静脉阻塞）。

辨证：神劳过度，伤血耗气，脾虚气亏，摄血无权，血溢络外。

治则：益气养血，凉血散瘀。

方药：党参10克　生黄芪15克　当归10克　赤芍10克　熟地10克　白茅根30克　旱莲草10克　生三七粉3克（冲服），7剂，每日1剂水煎服。

二诊：1991年8月12日，服药后右视力稳定，余大致如前。检查右视力0.4^{+2}，眼底无变化。守方10剂，血栓通每日2支（400mg）肌注，连用10天。

三诊：1991年8月26日，右视力0.7，眼底出血减少，黄斑水肿减轻，无中心凹反光。全身无其他不适。原方加丹参20克，葛根15克，服14剂，加强活血化瘀之力。

四诊：1991年9月9日，右视力0.6，自觉近日神烦失眠，五心烦热，无盗汗。脉细数，舌质暗红，苔薄白偏腻。证属阴虚血瘀，虚火上炎，扰动心神。治宜滋阴养血活血，选用四物五子汤化裁：生熟地各15克，赤芍、全当归、川芎、鸡血藤、党参、女贞子、枸杞子、菟丝子、茺蔚子各10克，丹参20克，陈皮10克，水煎服14剂。血栓通肌注已停，改用活血通脉片每次4片，1日3次口服。

五诊：1991年9月23日，右视力0.8，眼底出血变稀变薄，守方14剂。

六诊：1991年10月15日，右视力1.0，眼底出血大部分吸收。继以原方为主加减，隔日服用以固疗效。1991年12月2日复诊，右视力1.2，右玻璃体絮点状混浊，眼底沿阻塞静脉大片出血基本吸收，残存细丝或斑点状陈旧出血斑，部分小分支静脉迂曲变形或伴白鞘，黄斑中心凹反光隐见，色素不均。

（三）评析

视网膜静脉阻塞患者在全身症状不明显时，可依据病程长短，结合眼底望诊所见，分期论治。韦氏主张早期以清热凉血止血为主，适加活血理气消瘀之品；中期以活血化瘀为主；后期则通补并用，滋阴益气，活血通络。若全身症候明确，应四诊合参，辨证论治为先，再据出血新旧，时间长短，适加止血或化瘀、破瘀之品。如验案例二，近花甲之年，担任行政工作日夜劳倦，属脾虚气亏之体，虽发病仅

20 天，眼底出血鲜红广泛，仍以扶正祛邪，益气摄血为主，适加白茅根、赤芍等凉血散瘀药。本病通过眼底望诊较易诊断，但病程缓慢冗长，其常见的并发症——黄斑囊样水肿和新生血管形成是造成视力严重受损的主要原因，临床上本病又分缺血型（出血型或重型）和非缺血型（郁滞型或轻型），不同分型治疗原则和预后也不同。因此，在用中医中药治疗的同时，若能尽量借助眼底血管荧光造影等现代检查手段，寻找病因，确定分型，选择合理的治疗方法（包括激光），则会更有利于提高疗效，减少并发症及失明率。

外伤性玻璃体出血

（一）概论

外伤性玻璃体积血常由眼球钝挫伤后引起，出血来自受损的视网膜血管或脉络膜、睫状体血管。玻璃体出血若不伴有视网膜脱离或睫状体大范围脱离，大多经中药治疗后，出血吸收快，视力预后好。中医根据玻璃体出血程度、厚薄及视力情况，称本病为“云雾移睛”“血灌瞳神”“暴盲”等。

（二）验案（1 例）

【病例】李某，男，7 岁，门诊号：178632。

初诊日期：1986 年 8 月 26 日。

主诉：左眼外伤后视力骤减 40 天。

病史：40 天前左眼被石块击伤后视力丧失，玻璃体大量积血，当地医院药物保守治疗无效，建议行玻璃体切割手术，家长有顾虑，来京求治中医。

检查：视力右 1.5，左 0.04，不能矫正，左玻璃体内大量咖啡样尘埃状浓厚混浊，眼底不见，眼压右 15.88mmHg（2.12kPa），左 18.86mmHg（2.51kP），患儿全身情况好。

脉象：细偏数。

舌象：舌质正，薄白苔。

诊断：左弹击暴盲（左外伤性玻璃体出血）。

辨证：外伤损目，视衣脉络破损，瘀血灌睛。

治则：活血化瘀，兼以凉血止血，平肝明目。

方药：桃红四物汤化裁。生地、赤芍、当归、茺蔚子、石决明、旱莲草、鸡内金各 10 克，丹参、白茅根各 15 克，桃仁、红花各 6 克，水煎服 7 剂。

二诊：左视力如前，服药无不适反应，原方加大蓟、小蓟各 10 克，又服 14 剂。

三诊：左视力 0.3，舌质淡红体胖，脉细，原方去桃仁、红花，加茯苓、炒谷麦芽各 10 克，健脾开胃，消食和中，以助药力。

四诊：左视力恢复至 0.8，玻璃体仅下方陈旧机化块，眼底视乳头颞上静脉主干伴白鞘，半年后复诊左视力 1.0。

（三）评析

本例纯系外伤破络出血，瘀血灌睛所致，病因病机明确，但来诊时病程已久，出血转为棕褐色混浊物。中医谓离经之血是为瘀，瘀血不去，脉道难通，新血不生，“菀陈则除之者，出恶血也”。故治以活血化瘀为主。韦氏经验，眼内瘀血偏久，易肿易化热，故适当加入凉血止血和利水消肿之品有助瘀散。笔者学习韦氏经验，1988 年 5 月曾用活血化瘀，利水消肿法，治疗一例类似患者，不仅免除了手术痛苦，视力也自眼前手动恢复至 0.6。观察至今已 4 年余，病情一直稳定，仅残存少量玻璃体机化混浊物。近日另治 1 例 5 岁儿童，左眼外伤后低眼压，角膜血染，玻璃体浓厚出血，视力无光感。外院劝其摘除眼球，经住院中药活血化瘀，益气升阳法治疗后，左视力恢复到 0.5。角膜血染部分消退，玻璃体出血大部分吸收。

韦氏认为，对病因单纯的外伤损络后视网膜或玻璃体出血，因眼内组织及血管既往无炎症、阻塞、渗出、增殖等病理改变，离经之血的吸收途径较通畅，故只要不是很浓重的出血，吸收较快。可以伤后即用凉血散瘀或活血理气治则。《血证论》所言：“凡治血者必先以祛瘀为要”，在外伤出血中恰可适用，而不必遵循同书中治血四法立论“止血，消瘀，宁血，补虚”之循规之途。但病程日久，玻璃体内已有灰白膜片状机化物及增殖条索时，应加用促使机化物消散的夏枯草、浙贝母、昆布、海藻、山楂类药。对玻璃体出血重，眼底看不到，甚至无红光反射者，应测量眼压，眼科 B 超探查及超声生物显微镜检查，以排除视网膜或睫状体脱离。对已有视网膜脱离等眼底病变时，应及时做玻璃体切割联合视网膜复位术，可配合中药治疗，促使伤眼尽早康复。

老年性黄斑变性

（一）概论

老年黄斑变性又称年龄相关性黄斑变性。年龄愈大，发病率愈高，是中、老年人常见的致盲性眼病。本病发生除了和年龄、种族、眼本身的病理生理特点等有关外，还可能与全身性疾病如高血压、营养障碍、动脉硬化，以及光的毒性损害、吸烟、化学物质作用等多种因素相关。中医根据患者自觉症状如视物变形，眼前暗灰影遮挡，视力下降等，分别称本病为“视惑”“视正反斜”“视直如曲”“视瞻有色”及“视瞻昏渺”等。发病多因年老脏腑机能衰退，肝肾渐亏，脾虚气弱，或痰湿积聚所致。

本病可双眼同时或先后发病，临床上将老年黄斑变性分非渗出性（或称干性或萎缩性）和渗出性（或称湿性）两类。前者视力下降缓慢，以黄斑区玻璃疣，色素紊乱，地图状色素上皮萎缩及金泊状外观为特征；后者视力下降急重，以反复渗出、出血、机化疤痕及色素紊乱增生为特征。西医根据病情，选择药物、激光或手术治疗。中医中药辨证分型治疗本病有一定疗效。

（二）验案（1例）

【病例】谭某某，男，59岁，某部队医院会诊病例。

初诊日期：1989年7月27日。

主诉：双眼视力先后明显下降伴视物变形7个月。

病史：右眼于1988年底突感视物模糊，看窗框不直，2

个月后左眼有类似症状。在某医院按黄斑变性用维生素E、维生素C、烟酸及肌苷治疗，视力仍差。近1周发现眼底黄斑区出血增多。

检查：视力右0.1，左0.3，矫正不提高。双眼晶状体周边轻度斑条状混浊，眼底视盘红，动脉细，走行直。右黄斑部为不规则淡黄发灰的病灶，其周围色素紊乱，硬性渗出多。颞侧及下方出血超过拱环范围。左黄斑区色素紊乱并掺杂暗红出血斑，上方有软性灰黄玻璃疣散在。双黄斑区均有水肿，组织增厚。患者常有头晕、耳鸣，腰酸乏力，心烦失眠。

脉象：细弦，尺脉细弱。

舌象：舌质暗红少苔。

诊断：双眼视直如曲（双眼老年性黄斑变性）。

辨证：年老肾亏，肝血不足，血瘀痰积。

治则：补肾养血，活血消肿。

方药：生熟地各15克　赤白芍各10克　当归10克　柴胡10克　五味子6克　山萸肉10克　茯苓10克　泽泻10克　丹参10克　女贞子10克　枸杞子15克　槐花10克，7剂，水煎服每日1剂。同时服用三七粉每日2次，每次3克，用药汁冲服。

二诊：1989年8月5日。自觉服药后精神好，耳鸣头晕减轻，视力无变化。眼底右黄斑下方出血减少，左眼如前。脉细，舌质暗红少苔。治则守前方，原方加强活血化瘀，加虎杖10克，连服14剂。

三诊：1989年8月19日。全身诸症减轻，惟大便干，寐仍差，左视力提高。检查视力右0.1，左0.5。眼底右黄斑出血部分吸收，左暗红出血变薄并稀疏散开，水肿减轻，渗出仍多。辨证属肾虚精亏，血流瘀滞，痰浊凝聚，治宜滋阴活血，化痰散结。处方：生熟地各15克、山萸肉10克、盐知母10克、女贞子15克、当归尾10克、丹参15克、赤芍10克、丝瓜络10克、夏枯草10克、陈皮6克、决明子15克、柏子仁10克，7剂。

四诊：1989年8月26日。全身无不适，纳、眠好，大便每日1～2次。视物变形右眼仍有，左眼好转。检查：视力右0.2，左0.7。眼底右黄斑出血、渗出部分吸收，左黄斑出血吸收，水肿明显减轻，渗出稀散。嘱原方基础再加太子参、炒白术等补气药，药量各增加10倍。水泛为丸，如梧桐子，每服6克，每日两次，饭后温水送服。末诊及复查：1989年9月26日末诊，已服特制丸药20天，自觉视力稳定，右眼看直线仍变弯。视力右0.2^{+1}，左0.7。眼底大致如前。继续每日或隔日服丸药。1990年2月17日及7月12日复查视力保持右0.2，左0.8。眼底出血吸收，右黄斑大片机化疤痕，下方色素沉着多；左黄斑灰暗斑，偶见渗出点，色素紊乱。

（三）评析

随社会老龄化日益明显，老年黄斑变性已成为当前年长者重要致盲眼病之一。不同因素诱发或促进黄斑区视网膜色素上皮下新生血管形成，造成反复渗出、出血、结疤，是导致失明的主要原因。迄今最新的光动力（静脉用药加激光照射）疗法对封闭脉络膜新生血管有效，但短期内尚难以广泛开展。韦玉英主任医师认为，黄斑变性前冠以老年两字，足以说明本病发生和年龄相关，衰老是生命的自然过程，虽不可抗拒，但很多中药和中药方剂记载有“不老”“耐老”“延年”“乌须发”“耳目聪明”等作用。受上述文献记录的启迪，结合本病病因病机的过程和经验积累，韦氏提出，老年黄斑变性本虚为主，也有本虚表实之证。虚责之于脾、肾两脏，或劳倦饮食，损伤脾胃，气血生化不足，津液输布无权，使目失濡养，水湿上泛。或肾精渐亏，阴虚血少，神衰目暗。实则或瘀、或湿、或痰。不同病期虽有虚实夹杂，似实为重之证，但补虚应贯彻治疗始终，尤其在脾、肾或多脏同虚时。根据中医“虚则补之”的原则，结合眼底有血瘀、痰结、湿聚之象，可按两型辨证施治：

1. 肝肾不足，精亏血瘀型：临证可见视力下降，视物变形或变色，全身兼有头昏耳鸣，腰膝酸软，失眠多梦，心悸健忘，脉细舌暗。眼底黄斑区有水肿、渗出、出血。方用滋阴补肾汤：生熟地各 15 克、赤白芍各 10 克、当归尾 10 克、丹参 15 克、黄芩 10 克、五味子 6 克、太子参 10 克、枸杞子 15 克、女贞子 10 克、炒知母 6 克、槐花 6 ～ 10 克。出血量多新鲜，可加三七粉 1.5 ～ 3 克，冲服，或生蒲黄 15 克，侧柏叶 6 克入煎。痰浊积聚，渗出广泛者，上方基础去归尾、槐花，加浙贝母、夏枯草软坚散结，加丝瓜络活血通络。兼有烦热不安，口干咽燥，舌红脉数，证属血瘀生热，热迫血溢者，原方去熟地，适加茜草、地榆、鲜白茅根类凉血化瘀。平日血压偏高，头胀头重，面红目赤，失眠健忘，证属阴虚不能制阳，肝阳浮越，迫血妄行。此为本虚标实，可加强滋阴基础上，选用石决明、明天麻、钩藤等平肝潜阳之品。

2. 脾虚气弱，气不摄血型：黄斑出血、渗出持久反复，全身面色苍白，唇淡舌胖，神疲乏力，易感冒，大便溏。可用补中益气汤或柴胡参术汤，选加丹参、益母草类扶正活血养血药。瘀血积久不散，加用三棱、莪术。有机化增生或渗出聚结成团，应加夏枯草、昆布、海藻。

中医中药对本病可缓解症状，促进出血、渗出吸收及水肿减轻，从而提高视力。若能在生活中劳逸适当，避免用眼过度，竭视苦思，忌食蒜、辣、酒等刺激物，对本病的发生和控制发展有一定帮助。

癔病性黑蒙

（一）概论

癔病是大脑皮质受到强烈刺激而引起的皮质和皮质下中枢机能失调，成年女性多见。癔病的症状可表现于全身任何部位，如哭笑吵闹或呈木僵状态的精神症状，恶心、心悸等植物神经症状。眼部症状常表现为视力完全失明或视力明显下降，可分别称癔病性黑蒙或癔病性弱视，属功能性视力障碍。本病在历代中医眼科书籍中无明确的记载。韦玉英主任医师在用逍遥散验方治疗视神经疾病的基础上，采用舒肝解郁，宁心安神法治疗该类疾病数例，均奏良效。

（二）验案（1 例）

【病例】王某某，女，59 岁，门诊号：215618。

初诊日期：1992 年 6 月 25 日。

主诉：暴怒生气后双眼失明 5 天。

病史：5 天前因和人争吵急怒生气，事后双眼失明，当天即到某医院急诊，拟诊为心理障碍性失明，连续3天结膜下注射药物无效，又到本市急救中心做颅脑CT扫描，未发现异常，故求治中医。眼病后头晕、头痛、神烦、情绪低沉、眠差。

检查：双眼视力无光感。角膜清，双瞳孔等大，对光反应灵敏。双晶状体皮质楔形混浊，眼底双视盘红润，黄斑中心凹反射清晰。双眼恐吓反射消失。双眼压20.55mmHg（2.74kPa）。双眉紧皱，表情忧愁，五官端正，颈软无抵抗，肢体活动自如。

脉象：弦。

舌象：舌质暗红，舌苔薄白。

诊断：双眼暴盲（双癔病性黑蒙）。

辨证：暴怒伤肝，肝郁气滞，玄府壅塞，目失所养。

治则：疏肝解郁，平肝明目。

方药：生石决明20克、煅龙牡各15克、当归、白芍、柴胡、茯苓、决明子各10克，炒白术15克、薄荷3克。7剂，水煎服，每日1剂。同时加强医患情感交流和心理疏导。一周后复诊，头痛头晕减轻，自汗多，神恍不安，视力无改善。查P-VEP，P100波振幅及峰潜时均在正常值范围内。原方去薄荷，加浮小麦20克、甘草10克。服7剂后再诊，双视力增至眼前手动，前述诸症悉消。处方：当归、白芍、柴胡、茯苓、炒白术、决明子各10克，百合15克、大枣10个。隔日间断服药。视力逐渐恢复。至1992年9月3日末诊视力右0.8，左0.9。情绪平和，纳、寐均好。

（三）评析

癔病性黑蒙根据眼病发生前有精神刺激因素，瞳孔、眼底及电生理检查均正常，视力障碍和行为动作不完全相符等，不难与球后视神经炎、皮质盲及伪盲等鉴别。本例诊断明确，先以疏肝平肝立法，再据症调方，疏肝解郁，宁心安神合法，选逍遥散加甘麦大枣汤合方化裁，辅以情志调理，心理治疗，视力完全恢复，全身症状消除。

小儿皮质盲

（一）概论

小儿皮质盲是现代医学的病名，皮质盲是指各种因素造成大脑枕叶皮层缺氧或低氧，导致皮层纹状区受损害后发生的双眼失明。小儿，尤其是婴幼儿，体温调节中枢尚未发育健全，易受各种热性病，特别是脑炎、脑膜炎或高烧抽搐持续日久后的影响，造成皮质盲。本病典型特征是双眼全盲无光感，瞳孔对光反应及集合运动反应无异常，眼底正常。通常认为，只有双眼视力同时失明且无光感才可称皮质盲。但也有学者认为，皮质盲多为全盲，少数可有光感，甚至一定程度的视力，这取决于皮层受病理损害的程度和患者发病后就诊的时间。诊断皮质盲的前提是双眼视力障碍程度相同，且无前视路受损。临床可通过电生理视觉诱发电位等协助诊断。小儿皮质盲根据症状的描述可归“青盲”范畴。有关中医历代论述可参考本书相关章节。

（二）验案（2 例）

【病例一】赵某某，男，4 岁半，某某医院会诊病例。

初诊日期：1984 年 3 月 6 日。

其母代诉：患儿脑炎后双眼失明两周。

病史：两周前因中毒性脑炎，高烧、抽风、双目失明。经儿科治疗全身症状缓解。

检查：双眼视力无光感，瞳孔对光反应灵敏，眼底正常，神烦哭闹，咬指踢足，手揉眼频繁。

脉象：脉细数。

舌象：舌红少苔。

诊断：双眼小儿青盲（小儿皮质盲）。

辨证：温热病后，肝阴不足，肝阳偏亢，故神烦哭闹，咬指踢足；余热未尽，邪留经络，玄府郁闭而致青盲。

治则：疏肝清热，养血明目。

方药：丹栀逍遥散去生姜、薄荷，加菊花、石菖蒲各 6 克，石决明 10 克（先煎），每日 1 付。服药 21 剂后，复诊已能看到地上爬行的蚂蚁，并能捡头发丝。检查 30cm 距离能自取桌上 1mm×1.5mm 蓝、白两色纸片，眼底正常，神烦已消，脉细稍数，苔薄白，原方再服 7 剂，停止治疗。

【病例二】陈某，女，2 岁，门诊号：175732。

初诊日期：1986 年 6 月 3 日。

其母代诉：发现孩子双眼失明 28 天。

病史：86 年 4 月 27 日患儿突然抽搐不止，伴持续高烧，并昏睡。某部队医院诊为病毒性脑炎，并抢救治疗。5 月 6 日苏醒后发现双眼完全失明，到某大医院眼科及神经内科会诊后诊断为皮质盲，西药治疗近 1 个月，无明显疗效。

检查：双眼视力无光感，瞳孔对光反应正常，强光照眼无瞬目反应。双眼底视盘颞侧偏淡些，余均正常。全身足软无力。

指纹：指纹青紫稍透风关。

诊断：双眼小儿青盲（小儿皮质盲）。

辨证：持续高烧伤阴，阴伤血亏，脑窍失养，目系失用。

治则：舒肝养血，滋阴明目。

方药：明目逍遥冲剂，每次1包（9克）温水冲服，每日两次，连服1个月。

二诊：1986年7月8日，患儿服药无不适，双眼已知追光。改用丹栀逍遥散加枸杞子6克、菊花6克、石菖蒲6克。14剂，和明目逍遥冲剂交替隔日服用。此后每隔1个月复诊1次，视力逐步提高。半年后停药。1989年12月19日随访复诊，患儿能捡取地上5mm×5mm小红珠。全身情况良好。

（三）评析

该两例均属温热病后，阴伤血虚肝郁，证属邪留正虚，虚实互见，借用治疗儿童视神经萎缩的逍遥散验方，使肝郁疏解，玄府通利，余邪清除，气血畅行，血有所养，脑目得荣而渐复光明。韦氏指出：小儿脏腑娇嫩，形气未充，心神怯弱，且又生机蓬勃，发育迅速。故只要治疗及时适法，每获显效。由于小儿寒温不能自理，饮食不能自节，故外易为六淫所侵，内易被饮食所伤，所以年龄愈小发病率愈高。一旦发病，则反应易虚易实，易寒易热，临证一定要用药恰当，化裁及时，调护适宜，才使康复有望。

视神经疾病

（一）概论

视神经疾病是神经眼科领域中最常见的、直接危害视功能的一组疾病。视神经是指从眼内视乳头到颅内视交叉的一段视觉通路，即视路的最前段，因此，视神经疾病包括从颅内视交叉之前任何部分视通路的病变。本组疾病病因复杂，先天、遗传、炎症、中毒、缺血、外伤、青光眼、营养不良、内分泌代谢障碍、免疫功能异常等各种因素，都可能致病。颅内或眶内肿物、中枢神经系统病变如脱髓鞘疾病等也可侵害视神经。视神经疾病的主要症状是视力下降甚至失明，视野缺损及色觉障碍。中医统称本组疾病为“内障”，再根据视力受损程度及自觉症状，分别称为“视瞻昏渺”“视瞻有色”“暴盲”“青盲”。中医学的相关描述已在前文论及，不再赘述。

（二）验案（12 例）

1. 球后视神经炎（例一、例二）

【病例一】刘某，女，29 岁，门诊号：202472。

初诊日期：1989 年 12 月 9 日。

主诉：双眼视力突然下降两周。

病史：患者于 1989 年 11 月 24 日无明确原因，自觉右眼视力突然失明，伴眼球转动疼并放射至同侧头部。第 2 天左眼视力也急降伴眼痛。先后在本市两所医院按急性视神经炎，给激素及抗生素全身应用，视力稳定无变化。情绪焦躁，纳少寐差。

检查：视力右眼前指数，左 0.1，不能矫正。双眼前节正常，瞳孔对光反应迟缓。眼底双视盘稍充血，无水肿，余正常。全身体检无异常。

脉象：细弦。

舌象：舌质淡红，苔薄白腻。

诊断：双眼暴盲（双眼急性球后视神经炎）。

辨证：肝郁化火，灼伤目系，目窍失养而盲。

治则：清肝凉血，舒肝明目。

方药：丹皮 10 克　焦栀子 10 克　柴胡 10 克　当归 10 克　茯苓 10 克　白芍 10 克　炒白术 10 克　枸杞子 15 克　女贞子 10 克　炒知柏各 10 克　石菖蒲 10 克　蔓荆子 10 克。水煎服 7 剂。并嘱原口服激素减量。肌注硝酸士的宁，每日 1 支（2mg）。

二诊：1989 年 12 月 14 日，服药后右视力 33cm 远指数，左 0.4。余无不适。守方 7 剂，每日 1 剂水煎服。

三诊：1989 年 12 月 21 日，自觉视力进步，近日痰多。检查右视力 0.02，左 0.7。舌质偏红，脉细偏数。仍用原方加桑叶 10 克，浙贝母 10 克，辅以清肺化痰。7 剂水煎服。

四诊至六诊：患者每周复诊 1 次，均以原方酌情化裁 1990 年 1 月 18 日检查右视力 0.5，左 0.9。自诉全身乏力，纳差，便稀，舌质淡红，脉细。调整前方，治以益气养血，舒肝明目。处方：生黄芪 15 克、党参 10 克、炒白术 10 克、茯苓 10 克、白芍 10 克、当归 10 克、炒枣仁 15 克、柴胡 6 克、女贞子 10 克、丹参 10 克、车前子 10 克（包煎）、丹皮 10 克、炒栀子 10 克、枸杞子 15 克、石菖蒲 10 克。7 剂，每日1剂水煎服。

末诊：1990年3月6日，双视力已正常，下肢酸痛。检查右视力1.0，左1.2。眼底双视盘红润，黄斑中心凹反光可见。纳少，舌淡红，脉细。治宜益气健脾，强筋活络止痛。处方：党参、炒白术、茯苓、甘草、当归、白芍、制香附各10克，桑寄生15克、丹参15克、生黄芪10克、羌独活各10克、炒谷麦芽各10克、柴胡6克。15剂，隔日1剂，以固疗效。1990年7月31日追踪检查，患者双视力1.2，未再服药。

【病例二】刘某，女，21岁，门诊号：218739。

初诊日期：1993年4月7日。

主诉：右眼视力急剧下降40天。

病史：患者发病前因安排值班生气哭泣，1天后右眼视力明显下降，在本人所工作医院诊断为右眼急性球后视神经炎并住院，激素、抗生素治疗1个月无效，未查出明确病因。故转我院治疗。

检查：右眼视力0.02，矫正 -2.25SD=0.06，左视力0.15，矫正 -2.00SD=1.0。右眼相对性瞳孔传入障碍明显，眼底右视盘颞侧色略淡，边缘清，筛板可见，生理凹陷小。左眼正常。视野右眼有10度绝对性中心暗点。FVEP检查P100波右眼峰潜时136ms，振幅3.23μV，左眼102ms，8.8μV。先后两次颅脑CT扫描及血、尿检查均正常。患者性格急躁，面色红，纳眠可，二便调，月经较提前。

脉象：弦细。

舌象：舌质红，少苔。

诊断：右眼暴盲（右眼急性球后视神经炎）。

辨证：肝气郁滞，玄府阻塞，目窍失养而盲。

治则：清肝凉血，舒肝解郁。

方药：丹栀逍遥散方去生姜，加夏枯草、连翘各 10 克 14 剂，每日 1 剂水煎服。原口服强的松逐日减量维持。

二诊：1993 年 4 月 23 日，右视力矫正 0.3，全身无不适，原方加葛根 15 克，再服 14 剂。以后两周复诊 1 次。1993 年 5 月 8 日右视力矫正 0.6。强的松已减至每日 5mg 口服。1993 年 6 月 12 日复诊右视力矫正 1.0，视野中心暗点消失，眼底无变化，但自觉右眼前正中仍有淡阴影。停止汤药治疗，杞菊地黄丸每次 2 丸，每日两次口服。

随访检查：1994 年 9 月 11 日复查右视力矫正为 1.0。2001 年 3 月 12 日检查右眼矫正视力仍保持 1.0，身体健康，并已婚生育。

2. 视神经乳头炎（例三）

【病例】米某某，男，17 岁，门诊号：210125。

初诊日期：1991 年 1 月 10 日。

主诉：双眼视力先后下降近两个月。

病史：无明确原因，两个月前双眼视力突然先后下降，在外院按视神经乳头炎，全身和局部激素治疗 1 个半月，视力无改善。

检查：视力双 0.04，耶格 7，不能矫正，双瞳孔对光反应迟缓，双视乳头上方及下方充血，但颞侧色泽稍浅，边缘欠清，黄斑中心凹反光消失，双视野均有 10 ～ 15 度中心暗点，左眼暗点与生理盲点相连，双眼闪光视觉诱发电位 P100 波峰潜时延长，波幅明显下降，头颅蝶鞍像及 CT 扫描已除外颅内病变，全身头晕眼痛，忧郁，食少脘闷。

脉象：脉弦细。

舌象：舌质边红，苔薄白

诊断：双眼暴盲（双视神经乳头炎，双继发部分视神经萎缩）。

辨证：肝郁化热，灼伤通光窍隧，加之肝强脾弱，运化失健，精血不足，视力骤降不易恢复。

治则：疏肝清热，益气补肾。

方药：柴胡　菊花各6克　炒白术　白芍　丹皮　焦栀子　茯苓　丝瓜络　生黄芪　石菖蒲　枸杞子　女贞子各10克，水煎服，14剂。

二诊：视力无改善，余大致同前，仍守原方14剂。

三诊：右视力0.1，左0.04，纳可，大便偏干，舌脉如前，原方加决明子15克。14剂。

四诊：1991年2月26日，自觉视力明显提高，检查右1.0，左0.2，眼底视乳头充血消退，颞侧色泽偏浅，舌质淡，脉细。改用四物五子汤去地肤子、车前子，加丝瓜络、石菖蒲、党参、生黄芪各10克，养血活血，补益脾肾，通络开窍。隔日1剂，水煎服14剂。

末诊：1991年3月28日，视力右1.0，左0.8，全身无不适，改服杞菊地黄液，丹参片口服以巩固疗效。

1992年8月27日复查视力右1.2，左1.0，眼底视乳头颞侧仍偏淡，黄斑中心凹反光可见，视野右眼正常，左眼中心仍有2～3度相对性暗点，闪光和图形视觉诱发电位均正常。

3. 缺血性视神经病变（例四）

【病例】王某某，女，49岁，门诊号：202694。

初诊日期：1989年12月21日。

主诉：右眼突然视物模糊45天。

病史：45天前清晨右眼突感视力模糊，眼前偏外下方有一片抹不去的阴影。某医院按缺血性视神经病变治疗，用过妥拉苏林、激素等药球后注射，视力无进步。平素体健，但情绪易激动。

检查：视力右0.1，矫正0.2，近视力耶格7；左视力0.3，矫正0.6，近视力耶格2。右眼前节正常，眼底视盘色。淡红模糊，筛板饱满，视盘边缘不清，静脉迂曲，动脉细，黄斑中心凹反光隐见。左眼前后节正常。右眼视野显示连接生理盲点的下方扇形缺损，但未超过水平中线。

脉象：细涩

舌象：舌质暗红而嫩，舌边有齿痕。

诊断：右视瞻昏渺（右前部缺血性视神经病变）。

辨证：气滞血瘀，脉络失充，目窍失养。

治则：舒肝理气，滋阴开窍明目。

方药：柴胡6克　当归　丹皮　茯苓　炒白术　白芍　菊花　石菖蒲　甘草各10克　枸杞子15克，7剂，水煎服每日1剂。

二诊：1989年12月28日。右视力无明确进步，脉细，舌质淡嫩，苔薄白腻，余如前。因服汤药不方便，改用明目逍遥冲剂60包，每次2包（18克）温水冲服，每日两次。

三诊：1990年1月6日。右矫正视力增至0.5，要求继续服药，现情绪稳定，纳眠均好，二便调。

末诊：1990年1月25日。自感眼前发亮，视力恢复。检查右视力矫正1.2。视野下方仍有类神经束状狭窄缺损。

4. 小儿先天性视神经萎缩（例五）

【病例】张某某，男，1岁半，门诊号：707431。

初诊日期：1959年2月6日。

其母代诉：患儿双眼失明18个月。

病史：患儿出生后双眼不追灯光，不会笑，1岁时不能站立，经常腹泻，某院神经科诊断为大脑发育不全，经几所医院治疗无效。

检查：双眼无光感，虹膜缺乏色素，眼底视乳头苍白，无病理陷凹，视网膜呈白化病状，隐可透见白色巩膜。眼球水平震颤，面色苍白，头不能竖，形体枯瘦，下肢痿软。

脉象：沉细，指纹淡。

舌象：舌质淡红，体胖。

诊断：双眼小儿青盲（先天性视神经萎缩）。

辨证：患儿出生后双目失明，为先天不足之症，以后喂养失当，经常腹泻，又属脾虚中气不足，脾虚则五脏皆失所司，不能运精归明于目，肢体痿软不能站立。

治则：益气健脾，兼补肝肾。

方药：补中益气汤化裁。党参　炒白术　当归　枸杞子　菊花各6克　柴胡　陈皮　夜交藤各3克　升麻2克　石决明6克（先煎）。7剂，每日1剂，水煎去渣留汁150ml，分3次温服。

二诊：服药7剂后仍腹泻，1日2次，食谷不化，余同前。前法进取，原方去石决明、菊花，加薏苡仁、焦谷芽各10克，鸡内金、茯苓各6克，服7剂。

三诊：代诉服药有效，上方连服14剂，食欲增加，大便有时稍溏。检查患儿33cm远已能抓取晃动的脉枕和铅笔，但不准，舌脉同前，守方30剂。

末诊：1959年5月17日，患儿活泼健壮，体重增加，纳佳，二便正常，能单独站立。检查双眼视力能捡起桌上33cm远之小米粒。唯眼底无变化，眼球仍轻度震颤。效不更方，原方基础加僵蚕3克，钩藤3克后下。20剂，隔日1剂，服完为止。1年后来京复查，肢体行动自如，双眼同看能捡起地上头发丝及33cm远2mm×2mm红白小珠。

5. 视神经脊髓炎后视神经萎缩（例六）

【**病例**】徐某，女，12岁，门诊号：205823。

初诊日期：1990年6月30日。

主诉：双眼视力突然下降1个月。

病史：1个多月前高烧、咳嗽，曾按急性肺炎治疗，后出现双下肢瘫痪及视力急剧下降，经北京康复中心磁共振检查，转北京儿童医院按视神经脊髓炎住院，激素治疗为主。全身情况好转稳定，唯视力不增。转我院治疗。

检查：视力右0.1，左0.12，不能矫正。双眼底视盘颞侧淡白，黄斑区中心凹反射可见。视野双眼向心性缩小各象限10～30度不等。面色发黄，乏力，纳眠正常，二便如常。

脉象：细。

舌象：舌质淡红，薄白苔。

诊断：双视瞻昏渺（双视神经萎缩）。

辨证：高烧伤阴耗气，肾亏脾弱，濡养失职，目暗不明。

治则：益气养阴，补肾明目。

方药：生黄芪6克　太子参6克　枸杞子10克　桑寄生10克　女贞子6克　山萸肉5克　伸筋草10克　茺蔚子6克　决明子10克　丹参12克　鸡血藤6克　石菖蒲10克，14剂，每日1剂水煎服。杞菊地黄口服液，每日1支口服。

二诊：1990年7月14日，服药无不适，视力稳定。右视力0.12，左0.3。守方14剂。

三诊至五诊：均以初诊方为基础，增减1～2味中药，视力至1990年10月23日检查右0.25，左0.6。原方生黄芪用10克，去茺蔚子6克。隔日和杞菊地黄口服液交替服用。

末诊：1991年2月9日，右视力0.4^{+1}，左0.6^{+1}。眼底无明显变化，视野各象限向心性缩小未再扩展。1991年5月6日复诊双视力1.2。

6. 颅内蛛网膜炎继发视神经萎缩（例七）

【病例】郝某某，女，15岁，门诊号：183405。

初诊日期：1967年3月24日。

主诉：右视力近失明1个月。

病史：3个月来间歇性头晕伴双眼前发黑，双上肢疼痛。2月下旬双视力急剧下降。在某医院诊为颅内压增高待查，收神经外科。经气脑造影等检查确诊为颅内蛛网膜炎，经脱水、镇静、抗炎等治疗，全身症状消退，双视力仍差，介绍到我科治疗。

检查：右视力0.4，左0.07，不能矫正。视野右眼鼻侧偏盲，左眼不易查。双眼前节正常，眼底双视盘色淡白，轻度消退期视盘水肿，绕视盘视网膜线状灰白混浊。患儿乏力，梦多易惊，月经不正常。

脉象：弦细偏数。

舌象：舌质赤，苔微黄。

诊断：双视瞻昏渺（双继发性视神经萎缩）。

辨证：脑窍水泛，目系受压，气机受阻。

治则：舒肝理气，凉血明目。

方药：柴胡6克　丹皮　茯苓　白芍　枸杞子　甘菊花　焦栀子各9克　石决明15克　夜明砂12克　炙甘草3克，

7剂，每日1剂水煎服。

二诊：1967年3月31日。自觉右视力进步，左视力减退。全身情况尚好，仍梦多易惊。脉弦细数，舌质赤苔净，守方7剂。

三诊：1967年4月7日。视力明显提高，右视力0.9，左0.7，效不更方，再守方7剂。

四诊：1967年4月14日，双视力1.0。眼底双视盘水肿消退，色泽淡白，筛板不清。继续原方内服。

末诊：1967年5月19日，视力右1.0^{+2}，左1.2^{+2}，眼底视盘旁血管伴白鞘，余如前。停药。

7. 球后视神经炎后视神经萎缩（例八）

【病例】战某，女，15岁，门诊病历小本。

初诊日期：1992年1月23日。

其母代诉：双眼视力急剧下降半年。

病史：半年前患者被误解有偷窃行为，痛哭不止，当天晚上即感双眼视物昏暗。在某职工医院及其他医院按球后视神经炎治疗6个月，视力有进步。为求进一步疗效而到京治疗。

检查：视力右0.3，左0.12，近视力右0.7，左0.3。矫正视力不提高。双瞳孔直接对光反应欠灵敏。眼底双视盘颞侧近苍白，筛板清晰，生理凹陷稍大，C/D=0.4，视网膜血管形态、走行正常，黄斑中心凹反光消失。眼压双5.5/5.0=17.30mmHg（2.31kPa）。中心及周边视野右眼偏颞上旁中心暗点约7度，并和生理盲点上方相连，左眼鼻侧类偏盲性视野缺损。血、尿生化检查及神经系统CT、MRI等检查无异常。患者沉默寡言，纳少，月经有时不规律。

脉象：细。

舌象：舌质淡，苔少。

诊断：双视瞻昏渺（双原发性视神经萎缩）。

辨证：怒伤肝，恐伤肾，肝郁肾亏，精血不能荣养目窍。

治则：舒肝养血，平补肝肾。

方药：先以逍遥散验方化裁，服用1个月，再改服明目逍遥冲剂为主，配合服眼科1号丸（院内制剂）及肌苷片、维生素B_1等。治疗4个月后双视力1.0，眼底视盘色泽仍淡。

随访情况：1997年7月12日复查视力，双眼均1.0，眼底双视盘颞侧苍白，视野中心暗点消失。2001年2月17日随访，患者双视力仍1.0，眼底无变化。已大学毕业，为在读研究生。

8. 脑瘤手术后视神经萎缩（例九）

【病例】秦某某，女，29岁，门诊号：216339。

初诊日期：1992年9月5日。

主诉：脑瘤手术后双眼视力下降9个月。

病史：1991年12月在某医院开颅摘除脑瘤。术后双眼视力下降，在该院眼科治疗半年余，视力稍有提高。现双眼易疲劳，视力差。

检查：视力右0.2，耶格5；左0.2，耶格6，矫正不提高。双眼交替外斜15度。眼底双视盘颞侧淡白，黄斑中心凹反光可见。视野双眼颞侧偏盲，鼻侧上下部分缺损，全身体乏易疲劳，睡眠差。

脉象：细无力。

舌象：舌质偏红，苔薄白腻。

诊断：双视瞻昏渺（双下行性视神经萎缩）。

辨证：开颅手术，耗气动血，气虚血瘀，神光渐暗。

治则：益气活血，养血明目。

方药：生黄芪　太子参　当归　白芍　生地　熟地　茯苓　制首乌　红花　丹皮　怀山药各10克　桃仁　炒枳壳各6克　炒枣仁15克。15剂，水煎服每日1剂。

二诊：1992年10月8日。服药15剂后疲劳症状消除，在当地测视力均提高2行。经电话联系后又守方15剂，现复诊查视力右0.6，左0.8，眼底无变化。因随诊不便，改服外伤复明胶囊（院内经验方），每次3粒，每日3次口服。

末诊：1992年12月24日，一直坚持服药。视力稳定提高，全身无不适。检查双视力0.8，视野检查为双眼颞侧不全偏盲，鼻侧视野已无缺损。眼底双视盘颞侧苍白。继续服原成药1个月后停药。1993年3月19日再次复查视力、眼底无变化。

9. 外伤性视神经萎缩（例十、例十一）

【病例十】董某某，男，7岁，门诊号：182615。

初诊日期：1986年12月2日。

主诉：右眼弹弓击伤后视力下降8个月。

病史：8个月前弹弓误伤右眼，视力降至0.01，治疗后右视力进步，但仍较差，介绍来北京治疗。患儿素体健康。

检查：右视力0.1，耶格7；左1.5。右瞳孔反应迟钝，眼底视盘全淡白，动脉细，黄斑部色素紊乱。右视野明显向心性缩小，仅残存10度。

脉象：细数。

舌象：舌质淡，苔薄白。

诊断；右撞击伤目（右外伤性视神经萎缩）。

辨证：脉络受损，气滞血阻，日久血不养睛，目暗不明。

治则：养血活血，补肾明目。

方药：生熟地各 10 克　赤芍　全当归　枸杞子　女贞子　菟丝子　丹参　炒苡仁各 10 克　生黄芪　太子参各 6 克。14 剂，水煎服，每日 1 剂。

二诊：1986 年 12 月 19 日。右视力 0.2，原治则不变。处方：桃仁、红花各 3 克，生地、赤芍各 6 克、当归 3 克、丹参、枸杞子、女贞子各 10 克，太子参、鸡内金、夏枯草甘草各 6 克。20 剂，带回当地每日 1 剂，水煎服。

三诊：1987 年 1 月 8 日，右视力 0.4，眼底无变化，全身无不适。原方去桃仁、红花，加茺蔚子 10 克，炒苡仁 10 克。再服 14 剂。

四诊及五诊：患儿坚持服药，右视力 1987 年 2 月 14 日检查为 0.9。视野扩大至 20 度，眼底无变化。1989 年 2 月 21 日到京复查右视力 1.0，余无大变化。

【病例十一】芦某，男，21 岁，门诊号：192098。

初诊日期：1988 年 1 月 12 日。

主诉：脑外伤后左视力下降 4 个月。

病史：4 个月前从二楼电梯上坠落，因颅骨骨折、脑挫伤等住院治疗。伤后 20 天发现左眼视力仅为 0.1，经治疗后有所提高。

检查：左视力 0.3，不能矫正。左角膜上皮浅层点状着色。左眼轻度上睑下垂，瞳孔中度扩大，视盘淡白，动脉细。

脉象：弦。

舌象：舌质绛，苔薄白腻。

诊断：左视瞻昏渺，左上胞下垂，左白涩症（左外伤性视神经萎缩，左外伤性上睑下垂，左浅层点状角膜炎）。

辨证：颅眶创伤，目窍组织受损，气血失和，目系失养。

治则：养血活血，清肝明目。

方药：当归 10 克　生地 15 克　赤白芍各 10 克　桃红各 10 克　丹参 10 克　蒙花 10 克　蝉衣 6 克　赤石脂 10 克　焦栀子 10 克　黄芩 10 克　天花粉 10 克，7 剂，水煎服。并点无环鸟苷眼药水，每日 4 次。

二诊：1988 年 1 月 19 日。视力如前。近日感冒，口渴心烦，脉弦，舌绛红。原方去桃仁、红花，加生石膏 15 克（打碎先煎）清热除烦，枸杞子 10 克，补肾润肺止渴。每日 1 剂，服 10 剂。

三诊：1988 年 1 月 30 日，左视力 0.4，左角膜已无着色，上胞下垂无变化，守方 10 剂。

四诊至六诊：患者坚持复诊至 1998 年 4 月 28 日，左视力恢复到 1.0。眼底视盘淡白，黄斑中心凹反光隐见。仍见轻度上胞下垂。

10. 青光眼性视神经萎缩（例十二）

【病例】黄某，男，81 岁，泰国患者。

初诊日期：1992 年 10 月 12 日。

主诉：左眼视物昏朦伴眼胀、头痛数月。

病史：20 余年前确诊双原发性开角型青光眼，近 1 年前双眼先后行青光眼白内障联合术，术后眼压偏高，常头痛眼胀，近数月因家中有事，情绪波动大，症状加重。现右眼已失明，左眼近失明，特来华求诊于中医眼科。

检查：视力右无光感，左 33cm 远勉强指数，面对面视野上下及鼻侧明显缩小，颞侧缩小。双眼人工晶体位正，眼底视盘近苍白，杯盘比右 0.9，左 0.8 ～ 0.9。眼压双眼 32.97mmHg（4.40kPa）。行动迟缓，面色淡红。

脉象：弦。

舌象：舌体大，舌质暗红。

诊断：双青风内障（双青光眼性视神经萎缩）。

辨证：年老肾亏，奔波操劳，耗伤气血，复加七情所伤，气阴不足，阴虚阳亢，虚实兼杂。

治则：平肝祛风，滋阴益气。

方药：生石决明　决明子　防风　羌活　白芷　蔓荆子　车前子　夏枯草　女贞子　菟丝子　太子参各 10 克　枸杞子 15 克　五味子 6 克。7 剂，每日 1 剂水煎服。另服石斛夜光丸，每日 1 次 1 丸。继续滴抗青光眼眼液，每日两次。

二诊：1992 年 10 月 20 日。头痛眼胀好转，视物仍昏朦，眼压双眼 24.34mmHg（3.25kPa）。因患者要回国，以原方为主配用丸剂，配制处方：石决明、决明子、夏枯草、菟丝子、女贞子、炒白术、茯苓、蔓荆子、夜明砂、牛膝、石菖蒲各 90 克，枸杞子、丹参各 150 克，木瓜、伸筋草、冬虫夏草各 60 克。上方共研细末，水泛为丸，如梧桐子大，先做一料，每服 3 克，每日 3 次温水送服。并嘱眼压一定要尽量降至正常界限下。

三诊：1993 年 3 月 7 日。在泰国应诊，患者一直坚持服丸药，精神好，无眼痛，眼压一直平稳在 17.30mmHg（2.31kPa）。视力增加，但诊前 1 个月感冒反复不愈，停服丸药，视力又下降，仅为 16.5cm 指数，大便偏干，夜间口干，咳嗽痰多。急治其标，先治外感为重，兼治其本，缓治眼病为次。治则化痰止咳，平肝明目。处方：桔梗、川贝母、莱菔子、蔓荆子、决明子、菊花、茯苓、凤凰衣、女贞子、菟丝子、石斛各10克，白芥子6克。5剂水煎服。配合针刺脾俞、肝俞、翳风、内关、攒竹、承泣等，眼局部及全身轮流取穴。

四诊：1993年3月11日。左视力66cm远指数，咳痰减少，大便通畅。仍守原方加针刺治疗。

五诊：1993年4月3日，左视力1m指数，眼压17.30mmHg（2.31kPa）。痰少但干咳难入睡。以益气养阴为主施治，方用北沙参、太子参、杏仁、桔梗、茯苓、女贞子白芥子、决明子、菊花、石菖蒲各9克，冬虫夏草、川贝母五味子各6克，百合12克，炒枣仁15克。先服14剂，症状缓解后，根据患者肾亏脾弱，肺气又虚的特点，再用扶正祛邪，补肾益气，健脾化痰立法开方。处方：党参15克，枸杞子12克，生黄芪、石菖蒲、女贞子、菟丝子、丹参、神曲、莲子肉、百合、决明子、葛根各10克，川贝母、桔梗、姜半夏各6克。隔日1剂水煎服。1个月后左视力增加到1.5m指数，眼压一直稳定，全身情况好。此后，常通过电话或通信联系，至今（2001年6月26日）左视力、眼压保持稳定。

（三）评析

例一、例二为急性球后视神经炎。共同特点均为成人女性，发病急，曾用激素及抗生素治疗无效，未查出病因，发病前无病毒、细菌、寄生虫感染史及其他炎症病况。可归于成人特发性视神经炎。国外20世纪90年代曾对该类视神经炎做大样本、多中心、随机对照（分三组）治疗试验。结果认为，本病必要时可用大量甲基强的松龙静脉点滴冲击治疗3天，再改为口服强的松连续11天。提出不应单纯给予口服激素治疗，并认为不予治疗最终仍可获得满意视力。国内虽然也多用激素治疗，但用药种类、剂量及给药方式各有不同，更缺乏大样本对照研究结果。笔者跟随韦玉英老师临床实际，观察大量病例发现，国内本病的流行病学特点和发病原因和欧美国家不同。故治疗思路不可墨守成规。中医药治疗本病，不仅疗效好，花费少，且副作用小，更有利于全身情况。尤其像例二有明确的精神因素，只要治疗及时，大多可治愈。该两例均以逍遥散验方为主，再临证化裁，但始终从治肝入手，或清肝凉血，或平肝息风，或舒肝解郁，或滋养肝阴。既治眼病，又兼顾全身。这是韦氏治疗本病的明显特色。例三亦属同类眼病，但已有早期视神经萎缩。治疗以疏肝清热为主，祛邪不忘扶正，同时益气补肾，最终视力恢复正常，视野仅左眼残存 2 ～ 3 度相对暗点。

例四为缺血性视神经病变，是由于后睫状动脉循环障碍造成视盘供血不足，使视盘急性缺氧而水肿，最终因视神经萎缩而视功能受损。韦氏根据临床上本病常见于中老年人，辨证分型以阴虚血瘀，肝阳上亢及气虚血瘀多见的特点，治疗以滋阴、益气、平肝、理气为先导，再加活血通络药。她认为，中老年人，一方面户外活动或运动较少，易致血流迟缓，血脉不畅；另一方面和年龄相关，正气渐衰，加上工作节奏或精神紧张，有的全身伴有高血压、糖尿病、动脉硬化等影响血液质量及血管弹性的疾病。中医治疗应重在扶正补虚上。气为血帅，气为动力，气可生血，益气助血行，通血脉；阴为物质基础，滋阴可生津增液，润脉滑络，有利气行血畅。她认为，不论年龄大小，只要缺血、瘀血就一味活血化瘀，甚则破血逐瘀。这种以伤正气为代价的攻法并不都适宜老年患者。因此，对缺血性视神经疾病，韦氏常在活血理气的基础上，加黄芪、党参、太子参、黄精、熟地、女贞子、枸杞子、麦冬等益气滋阴药，有时还重用或以这类补药为主。

例五至例十二是各种不同病因导致的视神经萎缩。本病在韦文贵老中医专病论治中已有详列。在此再举 8 例，一是强调中医中药治疗视神经萎缩虽有特色专长，但视神经萎缩病因复杂，不同原因所致者疗效和预后差别较大。我们统计 196 例成人视神经萎缩的病因和疗效，结果 298 只眼中疗效最好者为循环障碍性眼病，有效率 66.6%，最差为家族遗传性视神经萎缩，有效率仅 18.7%（《中国中医眼科杂志》，2000 年 3 期）。二是提出，随着社会进步，医学发展，国内流行病学特点也有所变化。许多传染病和感染性疾病得到控制和减少，因外伤、缺血、青光眼及遗传导致的视神经萎缩相应增多，因此，传统的经验方并不一定都适宜治疗上述病因的视神经萎缩。需后学者继承发扬，中西结合，总结探索。如例十和例十一，为外伤性视神经萎缩，我们曾调查小儿视神经萎缩 435 例的病因，外伤所致者占 21.4%，已居第二位（《中国实用眼科杂志》，1997 年 7 期）。故此，韦氏从大量临证病案中总结出治疗外伤性视神经萎缩的有效方剂——外伤复明汤，后又研制成外伤复明胶囊，应用于临床既方便，又有较好疗效。

例十二是青光眼性视神经萎缩，患者年高久病，情伤劳倦，正气不足，肝气偏亢，属虚实夹杂之证。全身证情复杂，仅有一眼只有残存视力。韦氏在力嘱控制好眼压，按时滴眼药水的前提下，先以平肝祛风，滋阴益气，解除全身症状，眼压趋于平稳，头痛、眼胀缓解，情绪平和。复诊中随时据症化裁方药，调整主治，并加用针刺以助视功能改善。

患者视力确有提高，治疗信心倍增，至今仍坚持通信联系，指导用药。韦氏认为，青光眼是终生为患，久病必虚，久病必瘀，久病有郁。患者有时难以坚持长期点眼药，特别是老年人，肝肾精亏，肝阳偏亢，虚火扰动，风痰互结，湿浊阻络。往往正邪相搏，下虚上实，多种证候兼有。医家定要细辨缓急虚实，实证应疏风清热，平肝潜阳，虚证应滋补肝肾，健脾益气，还可根据具体病情，佐以理气活血，祛痰除湿，和胃止呕，通络止痛之品，以提高疗效。

必须指出，原发性青光眼病程漫长，且多为双眼。在长期用药、随诊，或激光、手术治疗过程中，患者可出现各种不同程度全身症状及情绪波动。尤其出现视神经萎缩后，患者更有担心失明的忧虑感。中医中药通过辨证论治，调理全身有其优势。但迄今为止，仍未发现或证实某种口服中药或滴眼剂能明显降低眼压。此外，临床已证实，部分青光眼患者即使药物或手术控制了眼压，仍继续发生视野损害，视神经萎缩渐进加重。从而提醒我们，一是中医治疗青光眼性视神经萎缩，一定要同时借助西药控制眼压，眼压失控情况下任何中药治疗是徒劳无益的。二是已有视神经损害的青光眼，其视网膜神经节细胞所能耐受的眼压阈值（即“靶眼压”）通常更低些，有时所谓安全的“正常眼压”仍然会造成视功能损害。所以在用中药治疗的过程中，要求患者定期复查眼底、眼压、视野，使经治医生随时掌握其“靶眼压”水平，及时调整用药或治疗方案。只有在此基础上，采用中医药、针药结合或中西医结合等疗法，才能保护好和改善青光眼视神经萎缩患者的视功能。

（韦企平　整理）

诊余漫话

漫谈视力疲劳症

1969年，朝鲜医疗考察人员来我国了解中医治疗视力疲劳症的情况，组织上派我参加学术交流会议。会上，我谈了中医对本病的看法和个人临床治疗体会，引起朝鲜朋友的极大兴趣。今述于此，与诸同道共同切磋。视力疲劳症主要表现为注视物体时间长久后，产生眼胀、眼睫无力、视物模糊、头痛、眉骨酸痛等症状，甚者则伴有恶心，待休息后则症状改善或消失。现代医学把本症分为视网膜性视力疲劳、肌肉性视力疲劳、调节性视力疲劳等。中医眼科临床的青风内障、圆翳内障的早期、视瞻昏渺、视瞻有色、经脉目病、产后患眼、目病干涩、视近怯远、视远怯近、辘轳转关、视惑等症均有不同程度的视力疲劳症，但也有视力、眼压和眼底均正常而视力疲劳者，患者痛苦万分，医者往往忽略。从病因病机来分析，有属阳虚气虚，阳气不能上承于目而致视力疲劳者；有属阴虚血虚，阴血不能濡养于目以致视力疲劳者；或因玄府郁闭，目窍失养以致视力疲劳；亦有肾精亏竭，精明涵养乏源以致视力疲劳者。证型颇多，不能一概而论。每一证型，必然在眼部及全身症状、客观体征及舌苔脉象上有其相应的表现。所以临床治疗，必须结合眼部的其他症状和全身情况进行辨证施治，分析具体情况，制定切合实际的治法和处方，才能取得良好的效果。本人通过多年的临床体会，认为本症以虚证居多，而血虚、阳虚二者尤为多见。笔者在临床中治愈本病甚多，兹举二例说明之。

1968 年曾治一患者黄某，女性，26 岁。分娩第一胎出血较多，本应产后逸养调摄，但患者年青，不注意产后休养，产褥期连续看小说三部，兼织毛衣。满月后即感眼胀、眉骨酸痛，阅读 15 分钟则眼胀难忍，伴有头痛、恶心，自述经常心慌心乱。初疑为青光眼，经查，远近视力、眼压、眼底均为正常。望其面色苍白，舌质淡白。脉沉细。证属产后血虚，用目过久，久视伤血，血伤目危。《素问·金匮真言论》曰："东方色青，入通于肝，开窍于目。"《素问·五脏生成》亦曰："肝受血而能视。"今肝血不足，目失濡养故珠胀眉痛。心主血，其华在面，舌为心之苗，血虚则面色苍白，舌质淡白。心主神明，血不养心则神不守舍，故见心慌心乱。血虚则风邪乘隙而入故见头痛。此为血虚受风，目力过耗之证，治以养血祛风之法，方用当归养荣汤加蔓荆子为治，进药 14 剂症状悉消而痊愈。

另一男患，年四十许。因患肺炎而服寒凉之药甚多，病虽治愈，但觉眼球隐痛，眼睫无力，阅读书报超过 10 分钟则疼痛加剧难忍。曾在某市医院检查，远近视力、眼压及眼底均正常。经治无效，来京就医，患者于苦恼万分中求治中医。余观其精神萎靡，面色较淡，脉微细而舌体胖。证属重病之后气血亏损，又因服用寒凉药太过，折伐阳气，以致血凝气滞，清窍失充，故宜益气升阳养血祛风为治，投以助阳活血汤：黄芪20克，当归12克，炙甘草5克，升麻3克，柴胡3克，白芷3克，防风6克，蔓荆子3克。方中重用黄芪益气补虚温阳；当归养血活血调阴；二者配合，气血兼顾，阴阳相得。复以升麻、柴胡舒肝升阳；防风、白芷、蔓荆子祛风止痛；甘草和中缓急调和诸药。服药10剂诸症全消，患者颇为满意。

小儿青盲治验两例

余诊一男孩张某某，3岁，因流脑后双目失明3个半月，瞳神散大，反应消失，兼有截瘫，眼底视乳头色淡，动静脉较细。脉弦细而数，舌质较红，指纹淡紫透现风关。诊为视神经萎缩。辨证属血虚肝郁型。高烧亡阴，抽风伤络，余热未尽，热留经络，玄府郁滞，精血不能上荣，目窍失养而双眼青盲；肾阴不足，肝失滋养，阴虚内热、肝风内动，上扰清窍，故瞳神散大。《素问·至真要大论》曰："诸风掉眩，皆属于肝。""诸暴强直，皆属于风。"肝主筋，肝血充盈才能淫气于筋，使肢体筋脉得到充分濡养，从而维持正常运动，今因血不养筋故下肢瘫痪。方用验方逍遥汤：柴胡5克，当归6克，丹皮6克，白术6克，白芍6克，薄荷3克，杞子10克，甘菊5克，炒栀子5克，石菖蒲6克，甘草3

克，以舒肝解郁，养血活血，开窍明目。复加磁石6克，五味子5克以镇肝补肾，息风缩瞳。先父韦文贵经验证明，磁石和五味子有缩瞳之功。服药20剂视力正常，患儿能捡取比芝麻粒还小的东西，能看到空中很小的飞虫，瞳孔恢复正常，下肢灵活，行动自如。又诊治另一女孩杨某，3.5岁，流脑高烧抽搐昏迷26天后双目失明已1个月，初诊睑废遮瞳，右睑裂3mm，左睑裂5mm，目偏视，眼球不能转动，瞳散神烦，四肢颤抖，脉弦数，指纹青紫透现气关，舌质绛。眼底：视神经乳头色苍白，动脉显著狭窄，静脉较细。诊断：双视神经萎缩，双动眼神经麻痹。余辨证为肝经风热型。盖温热病后，热邪阻窍，玄府郁闭，目窍失养而双目青盲。热病伤阴耗液，筋脉失养而肢体颤抖，脉络空虚，风邪乘虚而侵，中邪之处血脉涣散，遂致睑废、目偏视。急用清热解毒，息风通络，芳香开窍之法以治，方用钩藤息风饮加减：银花9克，连翘6克，白僵蚕9克，全蝎3克，钩藤5克，地龙3克，薄荷3克，葛根6克，防风3克，黄芩3克，水煎服，每日1剂，并服局方至宝丹每日3克，温水调服。7日后因大便干燥，将至宝丹改为紫雪丹每日3克，连服14剂后症状悉减，能见室外人和车，仍按原方去黄芩、薄荷，加牛膝3克，桑寄生6克，伸筋草6克，补肝肾，健筋骨，通经脉。续服14剂，并服紫雪丹，每日3克。药后视力恢复正常，33cm远捡取1mm×1mm大的红、白、蓝三色棉絮团，睑裂大小正常，眼球转动灵活，四肢颤抖已消，惟下肢活动欠灵活。又以汤剂原方再服10剂，停用紫雪丹，巩固疗效，以善其后。

儿童是四化接班人，目前提倡1对夫妻1个孩子，因此，保证小儿健康成长，实属重要，医者责无旁贷。余跟随先父韦文贵研究小儿青盲已达 20 余载，实践证明，若病程短，治疗及时，多数可获复明。

撞击伤目治验点滴体会

本病相当于现代医学的眼钝挫伤。眼球外观完好，因受撞击而暴盲或视瞻昏渺，睛珠胀痛，瞳神散大，重则血灌瞳神。

余在临证中对本病屡见不鲜。如例一：张某某，男性，17 岁，右眼被顽童弹弓击伤，当即失明，经本市某医院急诊治疗，诊断眼挫伤后前房出血，眼底看不进，给服止血药而回家，翌晨眼胀难忍，白睛红赤，即来我处求治，余观其白睛混赤，血灌瞳神，肿胀疼痛，视力眼前手动，证属血瘀化热生风，急宜凉血止血，适加散瘀止痛之品，给服生地黄、炒蒲黄、旱莲草滋阴凉血止血，加大蓟凉血止血，破血消肿，复加五灵脂行血破瘀而达止痛，服药 5 剂前房出血基本吸收，眼痛显减，改投除风益损汤 14 剂而全部告愈，视力恢复 1.5。

例二：高某某，男性，14 岁，5 天前左眼被煤球击伤，当即视力减退，来我院时有视力模糊、视物变形、羞明、眼眶痛、偏头痛等症状，瞳神散大约 7mm，眼底黄斑部水肿范围约 3 个视乳头大直径，网膜有弥漫细小渗出，诊断为外伤性瞳孔散大和视网膜震荡，视力左眼 0.6，近视力耶格表 3，中医辨证为撞击伤目，脉络受损，外邪乘虚而侵，局部血凝气滞，给服除风益损汤去前胡、藁本，易细辛、炒荆芥散风止痛，因炒荆芥有去瘀止血之功。加灵磁石、五味子，磁石为补肾益精，重镇安神之品，五味子酸咸入肺肾二经，而有滋肾阴之效，先父韦文贵常用磁石和五味子缩瞳，因瞳神属肾，用磁石补肾重镇之力助以五味子酸入肾经而有收敛之功，二者合用，每获奇效。服药 5 剂，眼眶及偏头痛悉消，视物变形已不明显，瞳神较前缩小，查为 5.5mm，眼底黄斑区水肿范围缩小，渗出减少，但夜卧欠安，仍守前方去细辛，加决明子清肝明目，用山萸肉以助安神缩瞳之力，因山萸肉味酸而收敛，并有缩瞳之效，服药 12 剂瞳神恢复正常约 3mm，视力恢复 1.5。给犀角地黄丸 20 丸，日服 2 次，每次 1 丸，藉以巩固疗效，停止治疗。

余对本病之证治体会如下：

1. 撞击伤目应首辨是否出血，肿胀。若热胜生风，风动迫血所致。《素问·阴阳应象大论》说：“风胜则动，热胜则肿。”治疗上应以凉血止血，化瘀止痛立法进治。凉血则血热减而肿胀消，化瘀则脉道通而血自止。

2. 撞击伤目，若患者主要表现为瞳神散大，视物变形，视力减退。这是外邪乘虚内侵，水轮受损所致。治当祛风缩瞳，补肾逐瘀。祛风以散内侵之外邪，补肾以收耗散之精气。缩瞳药中磁石配五味子力强，祛风药中，荆芥、细辛合用尤佳。

3. 撞击伤目，因被顽童用弹弓或乱掷石块、煤球等物击伤者不少，所以对于本病防治，必须依靠学校和家长，加强对儿童或青少年进行教育，树立良好的社会风尚，引导他们参加适宜的文体活动，避免本病的发生，这才是“不治已病治未病”。

滋补肝肾法治疗玻璃体混浊

根据中医五轮学说，瞳仁在脏属肾，肾主水，故曰水轮。现代医学的眼底病和玻璃体混浊，均属瞳仁内部疾患，所谓从内而蔽，外不见症。“肝开窍于目”，“肝和则目能辨五色”；《银海精微·序》曰：“肝肾之气充，则精采光明，肝肾之气乏，则昏朦眩晕。”说明肝肾和眼的关系密切。笔者在临床常用滋补肝肾法治疗玻璃体混浊，疗效颇佳，现试举治验一例如下。1958年9月，黄某，女性，22岁，双眼原有视近怯远症，2年来，眼前有团块状黑影，随眼飘动，如蝇蝶飞舞，仰视则上，俯视则下，看书即挡，头痛腰痛，头晕目眩，失眠健忘，影响工作，经本市某医院诊断为双眼屈光不正（不能矫正），双眼玻璃体混浊，经治未效。患者悲观失望，想进盲校，经好友劝阻，介绍求治中医。初诊视力右眼 0.1^{+1} 左眼 0.3^{-1}，双近视力，耶格表右 2^{-1}，左 2^{-2}（均模糊），散瞳所见，近视性眼底，玻璃体呈团絮状混浊，中医诊为云雾移睛，脉细尺微，舌淡红，证属肝肾不足。睛内神膏系肾之精气所化，目为肝窍，思神膏浑浊乃肾不足而肝血虚，肾藏精，肝藏血，肝肾不足，清窍失充而头晕目眩，头痛腰痛，血不养心而失眠健忘，法当滋补肝肾，投以六味地黄汤加桑叶10克，黑芝麻10克（桑麻丸），制首乌、杞子各15克，菟丝子10克以助滋补肝肾之力，复加当归身养血补血，再以柏子仁补心宁神，水煎服。服药1月，视力进步，右眼 0.6^{-2}，左眼 0.5^{-2}，双眼近视力正常，唯视力疲劳、眼胀，黑影减少，其他症状悉消。余认为“通则不痛，痛则不通”是“痛者气血不通”之意。局部血凝气滞，故眼胀，视力疲劳，仍宗原方去柏子仁、泽泻，加茺蔚子、夜明砂，破瘀益精明目，并服磁朱丸，日3次，每服3克，温水送下。续服汤药1月，视力上升为右 0.6^{+1}，左 0.5^{+2}，黑影明显减少，症状全消，情绪乐观。因上班不便，给服明目地黄丸，日服2次，每服1丸（9克重），明目羊肝丸每日1丸（9克重），继续服用近2月，双眼视力恢复1.0，散瞳检查玻璃体已呈少许尘埃状混浊，眼底同前，改用霜桑叶（去根茎）60克，黑芝麻60克，青葙子60克，共研细末，水泛为丸，为绿豆般大，日服3次，每服6克，服完为止，停止治疗。

眼病寒热真假不可不辨

医者，意也。辨证论治当胆欲大而心欲细，智欲方而行欲圆。眼科辨证，更当详审眼部症状及全身情况，综合分析，才能正确认识疾病，予以恰如其分的治疗。切不可仅注重局部而忽略全身情况，甚至拘于某一方药治疗某一眼病的生硬格局，丢失了中医辨证论治精髓，以致被假象所迷惑造成误治。同内科疾病一样，眼证往往也因病人的体质、年龄、生活环境、工作特点及外邪的强弱、性质不同而造成寒热交错、真寒假热、真热假寒等错综复杂多种多样的病机，所以必须仔细了解病情，注意观察分析每一个细小环节，辨其寒热真假，方能透过现象，抓住本质。余早年临证，曾治一患，因小有疏略，几成大错，至今铭记于心，自觉甚有所得。患者男性，系某学院讲师。2个月前突感右眼视物模糊，变形变小，眼眶酸痛，并神烦口干，腰背酸痛，脉细数，舌红少苔。视力右 0.5，近视力耶格表 3，眼底黄斑部水肿约 1 个乳头直径，内有黄白渗出点，中心凹反射未见。辨证为肝肾不足，阴虚内热之证。诊断：中心性浆液性视网膜病变属阴虚火旺型。治以滋阴降火，平补肝肾之法，方用知柏地黄汤加味：炒知柏各 9 克，生地 20 克，怀山药 10 克，丹皮 10 克，茯苓 10 克，泽泻 10 克，山萸肉 10 克，淡竹叶 6 克，生石膏 15 克，水煎服。服药 3 剂后，眼症未见好转而增头晕目眩，少腹隐痛，大便溏稀，一日五六解。余闻之甚惊，详询其情，乃知患者平素便溏多年，喜热饮食，夜间畏寒盖被较厚，才恍然大悟，责已前者问诊不详辨证有误。患者虽有口干神烦，舌红脉细而数之标象，但平素畏寒便溏，本为命火不足，脾肾阳虚，此真寒假热之证。阳虚正衰，复用寒凉克伐势必腹泻隐痛诸症不效，急以温补命门，益气健脾之法，脾肾兼顾，逆流挽舟以图补救。方用：上肉桂研末分冲 0.5 克，熟附片 6 克，熟地 15 克，怀山药 10 克，茯苓 10 克，丹皮 6 克，泽泻 6 克，山萸肉 6 克，党参 10 克，黄芪 6 克，炒白术 10 克，水煎服。进药 7 剂后上症明显减轻，大便由稀转溏，日一、二解，腹痛亦消。仍宗原方并加重温阳健脾药的剂量为：肉桂末 1 克，熟附片 10 克，另加炒苡米 10 克，服药 14 剂后视力增进，右 0.8^{+1}，近视力耶格表 2^{+1}，眼底黄斑区水肿明显减轻，渗出部分吸收。原方再进 14 剂后视力右 1.2，近视力耶格表 1，眼底水肿消失，渗出吸收。因患者时觉眼痛，予补中益气汤 7 剂，益气升阳，巩固疗效而获痊愈。

小恙治验一得

1972年余诊一患者赵某，男性31岁，搞秘书工作，因开会准备资料加班到深夜，连续5天，过度劳累，10天后双上眼皮跳动频，伴有心慌，视力疲劳，影响工作，即来求治中医。

检查双眼远近视力、眼压、眼底均属正常，唯面色苍白，唇淡，脉沉细，舌质淡白，上胞跳动频繁，诊断属胞轮振跳症。清·黄庭镜所著《目经大成》称为目瞤。因振跳部位多属上胞，且跳动牵及眉际，故俗称眼眉跳，有祸福迷信之论，轻者适当休息，不必治疗，重则跳动过频，则需调治。

余辨患者体质虚弱，竭视资料，加班深夜，心神过劳；心阴不足，血不养睛而视力疲劳；心阴不足，血不养心，则见心慌。《素问·至真要大论》曰："诸风掉眩，皆属于肝。"因肝主筋而风性动，"掉"在局部则筋惕肉瞤，血虚生风，风邪入侵，内外合邪，以致筋急振搐而发，故胞轮振跳。治宜养血活血祛除风邪为主，辅以息风定惊之品，方用当归养荣汤（熟地20克，白芍15克，全当归10克，川芎6克，防风6克，羌活6克，白芷9克，）加全蝎6克，水煎服，服药5剂而上症悉退。

本病虽属非致盲目病，但不及时治疗，直接影响工作，且可进而转化为风牵偏视症，不能忽略。

眼科子类明目药琐谈

古人认为："诸子明目"，多种子仁类药可入目以疗目疾。在《千金要方》中，孙思邈常用的治疗眼病药约百余种，子仁类药就占21种。代表方剂有补肝、治眼漠漠不明的瓜子散方，又名十子散方。《本草纲目》卷四，治昏盲所列中药，其中"草部"46味，明确记载可明目的子类药10味。收辑明代以前医籍150多种加以汇编成书的《医方类聚》眼门类中，有九子丸治疗久患风毒眼赤，日夜昏暗；槐子丸治疗肝虚风邪所致目偏视等方。双眼雀目夜盲则用决明子、地肤子两味治之。以子类药冠称治疗多种眼病的丸散汤剂也很多，如青葙子丸、茺蔚子丸、决明子丸、车前子散、五味子丸、蔓荆子汤等，至于加用子类明目药的眼病专方更是不胜枚举。韦氏认为临床应用这类药应注意三点：

（一）子类明目药辨证组方

并非眼病均可随意加之，尤其多味子类药组方必须以法统方，药随证加。如顾锡所著《银海指南》中，治疗青盲和圆翳内障的方剂常多种子类药并用。卷三所载加减驻景丸、四物五子丸、六味五子丸及田氏五子饮等治疗肾亏血少，视物䀮䀮，均以数种子类药合用以达补虚明目之效。《审视瑶函》中以三仁五子丸治疗体弱眼昏，内障生花，不计近远的视瞻昏渺症，主证必有肝肾不足所致诸症，其效才佳。常用四物五子汤治疗心肾不足，肝肾阴虚的多种内眼病，四物活血养血，五子补益肝肾，但不必拘泥，可少则三子、四子，多则七子、八子，总随证候而变通。如治疗一例视网膜中央静脉阻塞患者，53岁，女性，眼底出血吸收后视力仅0.2，不能矫正，经裂隙灯前置镜和荧光眼底血管造影，证实为早期黄斑囊样变性。有的医家认为视力不可能提高，结合病人年龄，全身情况，辨证属肝肾阴亏，以四物五子汤为主补肾养肝，加强子类明目药和活血理气药，坚持服汤剂40剂后病人视力增至1.0。

（二）子类药明目途径有别

枸杞子甘平，入肝、肾、肺三经，凡肝肾阴虚所致视力减退，头晕目眩的内障为患均可加用。青葙子则通过清泄肝火，退翳明目取效。《秘传眼科七十二症全书》将中药分门别类，其中子类药按其归经功效分属专列的明目要药11味中，子类药占5味之多。韦氏认为子类药明目大致可分三类，一类性味甘苦偏寒凉，以清泄为主，如车前子、地肤子、决明子、青葙子、茺蔚子、牛蒡子、槐角子、蔓荆子、葶苈子，再按归经各司其主。地肤子凉血利膀胱热，清热利水明目；牛蒡子疏散肺经风热去翳明目；蔓荆子散肝经风热、清利头目止痛明目；茺蔚子活血化瘀，清心凉肝明目。一类性味甘平以滋补肝肾为重，如菟丝子、枸杞子、女贞子、桑椹子、楮实子，多入肝肾二经，补益肝肾之阴而明目。但女贞子为清补之品，补而不腻，唯性偏凉，脾胃虚寒之体久用时应佐以温补之品。另一类味甘酸涩，性温或平，收涩固脱以取效。如五味子、金樱子、覆盆子、莲子。其中五味子收敛肺气而滋肾水，补虚缩瞳明目；莲子养心益肾，补中收涩，通过适当配伍可交通心肾，清心安神明目，或补脾止泻，使气血生化有源目得荣濡而明；金樱子、覆盆子益肾固精缩尿，肾精充沛，血有所化，目有所养而能视。所举三种子类明目药，四气五味归经有别，治疗眼病殊途同归以达明目。

（三）子类明目药可治兼证

子类药根据药性既可并用，加强药效，也可单用各取所需。眼病兼有风热头痛，头沉昏闷，目睛内痛可加蔓荆子，疗风止痛；视网膜脱离或中焦湿热偏重，可重用车前子清热利湿，消肿明目；老年性眼病伴有热结便秘或肠燥便秘者，倍加决明子润肠通便；精气耗散，瞳孔散大可加五味子、覆盆子补虚固精，缩瞳明目。凡此不一一遍举。当然，子类药亦有不同禁忌，瞳孔散大，血虚无瘀者慎用茺蔚子；肝肾阴虚及青光眼者忌用青葙子；五味子收涩功高，但有外邪者，不可骤用，恐闭门留寇，必先发散后用之乃良；脾虚便溏或虚寒泄泻较重者，不宜用枸杞子、女贞子，若确属病情需要，则可加用甘温健脾的党参、炒白术等以制约其阴润之性。

（韦企平　整理）

视物变形宜辨病辨证合参

1990 年底，余遇一例女性患者，32 岁，工人。主诉左眼视物变形，视直如曲已两周，自认为和加班、工作劳累、睡眠不足有关。检查右视力 1.2，左 0.6，不能矫正，左眼底黄斑部轻度水肿，范围为视乳头直径的2/3。初诊考虑左中心性视网膜病变，结合四诊，患者视力疲劳，眼睫无力，神疲面黄，纳谷不香，睡眠欠安，二便如常，舌质淡红，脉细弦，辨证为劳伤心脾，脾虚失运，水湿不化，浊阴上泛于目，清阳下陷不升。方选补中益气汤加茯苓、炒苡米、炒枣仁，益气健脾，利湿消肿，服药21剂后，全身症状明显改善，惟视力不增，视物仍变形，眼底望诊黄斑水肿不消，且范围扩大，并见稀疏散在黄白硬性渗出小点，按原方治则加陈皮。7剂后患者自诉左眼前上方视野内隐见一暗淡长条阴影，经散大瞳孔，配合三面镜详查眼底，发现左眼下方、颞下方周边视网膜青灰局限脱离，并于周边4点处见一楔形视网膜破口，其四周网膜色泽污秽，分布灰白细线状或网格状变性灶。诊断为原发性视网膜脱离合并黄斑部水肿，嘱其先行手术治疗，术前可继续服完原方。1个月后病人复诊，视网膜脱离已手术修复，但黄斑部仍见水肿光晕及渗出，视物变形，以原方化裁，健脾利湿为主，益气养血活血为辅，并加服琥珀还睛丸补益肝肾明目。用药4周后检查，左视力恢复至1.0，视网膜复位良好，加压嵴上可见色素增生，黄斑部水肿消退，色素紊乱不均，视物变形消失。检查爱姆氏小方格表，中央小方格垂直线仍轻度弯曲。用本院自制眼科3号丸和明目地黄丸口服巩固疗效。

该病例诊治疗程共3个多月，虽辨证正确，但视物变形的根本病因未消除，故疗效不显，病根铲除后，仍按原治则用药，速见其效。说明对主诉视物变形者，辨病不可不细。西医认为，凡所视物像扭曲畸形、拉长、变扁，辨物失真均可称为视物变形症，多与视网膜病变有关，尤其黄斑部有水肿、出血、渗出物、瘢痕牵引等更易诱发视物变形。临床上，后极部病变，如外伤后黄斑水肿，中心性视网膜病变，黄斑盘状变性等，辨病常易一目了然，十分明确，但一些远离黄斑区的隐蔽病变，经验不足者常易忽视，如周边部色素膜炎，视网膜早期周边脱离，视网膜血管炎，外伤或术后长期低眼压，球后肿瘤压迫眼球，甚至全身性疾病，均可不同程度波及黄斑而致视物变形，故辨病应全面细致，避免漏诊。

一旦辨病正确，又当审证论治，中医眼科常把各种视物变形，如“视直如曲”“视大为小”“视小为大”“视正反斜”等统归于“视惑”或“妄见”范畴内，根据古代文献记载和韦氏临证经验，视物变形分型施治，疗效可靠。肝肾阴虚型，多由房劳伤精，神劳伤血，精血亏损，不能上充清窍所致，治宜补益肝肾，方选杞菊地黄汤或明目地黄丸；若阴虚火旺者，治宜滋阴降火，养血活血，方选滋阴降火汤或知柏地黄汤加减；肝气郁结型，多由精神刺激，情志抑郁，肝气不舒，目窍失养所致，治宜舒肝解郁，方选丹栀逍遥散去生姜，酌加茺蔚子、决明子；脾虚气弱型，多由脾运失健，水湿不化，清阳下陷，浊阴乘虚凝聚目窍，或水湿上泛于目所致，治宜益气升阳，调脾健胃，方选补中益气汤或香砂六君子汤加炒苡米健脾利湿；心脾两虚型，多由劳伤心脾，气血亏损，脉络空虚，血不养睛所致，治宜补益心脾，方选归脾汤加减，或助阳活血汤加减；气滞血瘀型，多由外伤或久病，脉络气滞、血行不畅，不通则痛，一般病程较长，治宜活血破瘀，方选血府逐瘀汤，酌加夏枯草、三棱、莪术等软坚散结之品，若余邪未尽，正气未复，可加党参、太子参、生黄芪等益气活血、扶正祛邪。另有湿热熏蒸，头风痰火、肝阳上扰等不同证型，不一一例举。总之，视物变形虽仅四字，所含内容却十分丰富，孤立辨病，忽视整体，不能发挥中医全身调理的优势，只重全身，辨病不慎，又漏失局部病因，造成误治失治。故辨证毋忘结合辨病，实为治疗视物变形等多种眼病的可靠途径。

（韦企平　整理）

活用成药，方便有效

中成药是根据疗效确切，应用广泛的中药单方、秘方、验方，经过精心研制生产的现成药剂。早在《内经》中就有丸、散、膏、丹等中成药的记载，张仲景所著《伤寒杂病论》中对中成药的配伍、制作、服法、禁忌等论述较为详细，历代中医眼科对中成药的临床应用也十分重视，如《审视瑶函》中共列108症，367首方药，其中丸类成药近90首，约占1/4。《目经大成》“凡例”中说：“药用汤者，盖荡之也，治暴病用之。散者散也，治急病用之。丸者完也，治缓病用之。”明确提出了丸散成药，病急病缓，酌情用之。更有石寿棠所撰《医原·用药大要论》记载：“燥病当用膏滋，湿病当用丸散。燥病扶湿，润药用炒，或用水丸；湿病化燥，燥药用蒸，或用蜜丸。”足见古代医家早已擅长以多种中药剂型治疗不同疾病。迄今，随现代科学的发展，许多用新工艺提炼、炮制的中成药剂型如散剂、液剂、片剂、膜剂、胶囊剂及袋泡剂等，更为众多医家拓宽了用药思路，也使病家乐于服用。

中成药使用方便，适于携带，药性多平和，毒副作用小，如能正确合理应用，同样有助巩固提高疗效。但临床上中成药种类繁多，据不完全统计，目前已有近6000种注册中成药可供医疗使用，虽然明确注明治疗眼病的中成药仅几十种，但根据中医治病重视整体观念及异病同治、同病异治的特点，通过辨证论治，许多其他中成药同样可用于眼病防治。由于中医学术流派不一，用药风格各具特色，造成许多中成药为同名异物或同物异名，更有名不符实者，这又为正确选用成药，投其病所造成困难。我不赞同那种认为成药人人会用，按图索骥，或投其病家所好，唯求便利，不究病证，广开泛用的不实医风，如此治病，只能贻误病人，浪费药材。眼科用中成药，除应了解所选用成药的功能、主治、服法用量、注意事项外，对其主要成分，处方来源也应知道。尤其一些常用重要的中成药更要追本溯源，知其源流衍化过程。如地黄丸类药，六味地黄丸脱胎于《金匮要略》的金匮肾气丸，宋代《小儿药证直诀》所创其名，以治小儿肝肾阴虚不足之证。随后衍化的杞菊地黄丸、明目地黄丸及知柏地黄丸等均属当今治疗眼病良药，虽组方略有小异，但万变不离其宗，方中三补三泻，六味要药不动，只要辨证以肝肾阴虚为主均可选方用之。又如明目地黄丸一药，因各地不同药厂研制，成分有别，有选自宋《太平惠民和剂局方》的明目地黄丸加味，其六味地黄加石斛、丹皮、菊花等；有选自明《万病回春》中明目地黄丸加味的，以杞菊地黄八味加当归、白芍、白蒺藜、煅石决明。临床治则大同小异。应强调中成药在眼科运用并非像西药治病，针对病源、病因用药，而是以中医基本理论为指导，不离专科辨证特色，谨守病机，分型选药。具体运用的点滴体会如下：

1. 辨证立法，以法统方　如视神经萎缩，临证有头晕耳鸣，目干昏朦、腰膝酸软，脉细数舌质红，属肝肾阴虚型，可选杞菊地黄丸补益肝肾，若为脾肾阳虚型，投以附桂八味丸治之。各类青光眼属中医五风内障类，中医用药不管其开角或闭角、原发或继发、术前或术后，只要眼压控制良好，全身症状较多的，均可辨证选方。如有头痛目胀，口苦咽干，目赤耳鸣，小便短赤，大便干，舌红苔黄脉弦数等，为肝胆实火型，可用龙胆泻肝丸或片；肝郁气滞型可用丹栀逍遥丸；若为肝肾亏损有虚火，可用石斛夜光丸平肝清热，滋肾明目。另见内眼手术或外伤后眼压过低，可用补中益气丸补中升阳，充实眼压，尤其对兼有头晕气短、脾虚泄泻等中气不足者，更为适宜。

2. 辅助汤药，发挥药效 在汤剂药力不足或兼证过多时，可加中成药协助主药攻伐主证，速解其病，或充当佐药顾及兼证，如小儿温热病后热邪壅盛，热极生风，肝风内动的青盲内障，多为肝经风热所致。除用钩藤息风饮平肝息风，清热解毒外，再依不同兼证，喉鸣痰多用安宫牛黄丸豁痰开窍，抽搐拘急以紫雪丹镇痉开窍，但这类成药芳香辛散，走窜力强，仅用于急救治标，中病即止，不可长服。小儿青盲后期如为脾虚气弱型，兼见四肢麻木、筋骨痿软，步履艰难的，除以益气聪明汤补气健脾明目外，常加虎潜丸或木瓜丸等舒筋活血通络，以利肢体恢复。此外，在病情需要虚实兼施，攻补选用，寒热同治，气血并调时也可汤丸并用。如《银海指南·卷二“用药法”》一节，遍举数例治验可资参考。

3. 慢性眼病，汤、丸交替 病情需要长期服药，尤其是顽固难愈的部分眼底病，可汤药、成药交替服用，或隔日，或5～7天分阶段轮流服用，亦可同日内晨取汤药、晚投成药，或以汤药取效后，用成药巩固疗效善后。如经验方犀角地黄丸药性平和，可滋阴补肾，平肝祛风、清心凉血，对阴虚肝旺的各类眼底出血，慢性开角型青光眼，在出血控制或眼压正常后，服用本方对缓解全身症状，防止病情复发有一定作用；老年性白内障初发到完全成熟失明，病程漫长。大多医家不主张汤剂治疗，病人也难以坚持长期汤药治疗，至今对全身无特殊证候的老年性白内障可用障眼明片长期服用。该药健脾补肝，升阳利窍，退翳明目。也适用于视力疲劳，精神困倦，头晕眼花，腰酸健忘，胃纳欠佳的陈旧性眼底病，久服多无不良反应，如有口干者可加淡盐水或菊花水送服。若早期白内障，肝热偏盛，素有痰火者，可选内障蕤仁丸（《经验选》）。至于传统治疗白内障的磁朱丸，组方中虽有六神曲健脾消食，但所含煅磁石类金石药物久用多服难免有损胃气，尤其老年人脾胃之气多偏衰，故不提倡多用此药。

4. 取代汤剂，缓图其功　病情需要治疗，患者无煎服汤药条件或组方缺药严重无法施以汤剂的，只能取其“丸者缓也，不能速去病舒缓而之也。”以免中断治疗。鉴于中成药力单效缓，又不能像汤剂可随证组方化裁而照顾到每个病人或各种病症的特殊性，故成药的选用应尽量遵循方剂的组成原则，可两种或两种以上中成药并用或交替服用，配伍原则为：

（1）功效相近，相辅合用，可增强疗效或扩大治疗范围。如重症肌无力或视网膜脱离，当全身有气血不足，心脾两虚证候时可用补中益气丸合归脾丸，此为异病同治，同药相助。视网膜中央静脉阻塞后期，长期出血、渗出、水肿致黄斑变性，可用琥珀还睛丸滋阴明目，活血通脉片或丹七片活血通脉以利血运，共奏其效，改善视力。

（2）功效有别，相须配伍。如前述青光眼，以龙胆泻肝丸清泄肝经实火外，若眼底视神经已有萎缩，并见病理陷凹者，可加明目还睛丸及丹参片等补肾活血明目；急性结膜炎为风热偏盛者，用明目上清丸或芎菊上清丸、明目蒺藜丸等以散风清热，若兼有腹胀食滞、吐酸或下利残食者，再加大山楂丸或保和丸消食导滞。

（3）相制配用，各克其弊。如视网膜色素变性，属中医高风雀目，以先天禀赋遗传为多见。其中脾肾阳虚型疗效较好，但本病终生缠绵为患，长期温补肾阳难免有升火之弊，尤其青壮年患者，可间断加服知柏地黄丸或大补阴丸滋阴降火，以达壮水之主以制阳光。

（4）中西医结合以利病缓。对一些急、重症，我主张中西结合用药。急性虹膜睫状体炎，在激素类眼药水频繁点眼，睫状肌麻痹剂散大瞳孔前提下，若辨证为肝胆湿热型，加龙胆泻肝丸；虚火上炎型，用知柏地黄丸等，既可避免中药药力单薄，造成瞳神紧小或瞳神干缺症，又可调整全身情况促进病愈。

在临床上，对部分习用已久的传统眼科中成药，如石斛夜光丸，其内所含黄连苦寒伤胃，脾胃虚寒者不宜多服，羚羊、犀角，均属寒凉之品，二药合用清心凉血，息风定惊。人体血液遇温则行，遇寒则凝，久服此丸可致气滞血凝，尤其老年脾肾阳虚之冠心病者，可诱使冠心病发作，不可不慎；该药长服久用还可致阳痿，这在临床上均已见到。像黄连上清丸、龙胆泻肝丸一类苦寒之品也应慎用，尤不可肆意妄用。近年新研制的许多中成药，用于眼科疾病，要结合临床密切观察，以尽快取得新的经验。但要强调，无论中成药由复方组成或单味药提炼，如果不能根据中药学理论，结合中医辨证论治指导用药，是不能称其为中医治病的。如我院研制的新清宁片，是从土大黄中分离而成，作用可清热解毒，活血化瘀，缓泻通便，可治疗红肿热痛为主的急性睑腺炎、角膜溃疡伴前房积脓，尤其对青壮年阳明腑实，肠燥便秘者更为适宜。取该药清热解毒，通腑缓泻，使久热之邪下散上消，此为釜底抽薪之成药所用。

（韦企平　整理）

眼肌型重症肌无力验案举隅

重症肌无力是一种神经肌肉间接传递功能障碍所引起的慢性自身免疫性疾病。主要特征是受累之横纹肌极易疲劳，经休息或睡眠后有一定程度恢复。若仅以眼肌受累，则称眼型重症肌无力。中医无此病名，从症状描述，类似“上胞下垂”、“睑废”等病。1992 年 5 月 29 日遇 1 例，女性，28 岁，病历号 218031。主诉右上睑沉重下垂 1 个月，晨轻晚重，不耐久视。眼部检查双视力 1.2，平视下睑裂宽度右眼仅 6mm，左眼 10mm。疲倦试验，反复瞬目 60 次后右睑裂宽度 3.5mm，新斯的明试验后 20 分钟，右睑裂增至 9.5mm。诊断为右眼眼肌型重症肌无力。四诊饮食欠佳，睡眠、二便、月经如常，舌质淡，舌体胖，苔薄白，脉细。辨证属中气不足，脾阳不升兼血亏。随以补中益气为主立法，处方：生黄芪 15 克，炒白术、党参、当归、陈皮各 10 克，升麻、柴胡、炙甘草各 6 克。因正气虚易遭风邪侵袭，气虚推血无力，又可致血瘀，故加防风、羌活、丹参、钩藤（后下）各10克，以疏风通络活血。并合用肌苷口服液每次10ml，每日两次。治疗两周后自觉右眼疲劳和沉重感减轻，右睑裂增宽至7.5mm。因患者服汤药不便，仍按原治则改用眼科3号丸（本院自制），生脉饮及活血通脉片，按常规量服用。7月10日复诊，自诉长时间看电视不觉眼累，平视双睑裂对称，均为9.5mm。以后因工作忙自行停药，病情曾有反复。在原治则基础上，加用金匮肾气丸，嘱其坚持用药2～3周后，可间断服药，病情一直比较稳定。1993年4月17日复诊，双睑裂仍保持9.5mm宽度。

本例病在胞睑，症在无力，根在气虚，治在脾肾。但以治脾为主，兼顾治肾，脾气主升，又主肌肉。胞睑属脾为肉轮。睑废无力下垂，务先治脾。故以补中益气汤为主治疗。因脾与肾生理上相互影响，脾气的健运有赖肾气的温煦，才能持久发挥升清作用，病程日久注意补肾有助疗效和稳定病情。

（韦企平　整理）

行经目痛辨析

行经目痛是指妇女在行经之际，双眼或一眼隐痛、或涩痛，甚则肿涩难睁，黑睛生翳的症状而言。

本症在《银海精微》称“血室涩痛症”，《眼科金镜》称“经脉目病”，《医宗金鉴·眼科心法要诀·补遗篇》则称“行经目痛”。

若睛珠隐痛，伴有头晕眼花、面色苍白、心悸失眠、唇舌色淡、脉沉细，则为肝虚血亏行经目痛，多由妇女素禀虚弱，行经血去过多，营血不足，清窍失养所致。治宜补血养营，方选四物汤加减；但血虚常伴气虚，如兼见气短神疲者，酌加黄芪、党参。若睛珠疼痛、眉眶酸痛和偏侧头痛，伴有面色苍白、舌质淡、脉弦细，则为血虚受风行经目痛。多由经量过多，血损体虚，营养不能上充，风邪乘虚外侵所致。治宜养血疏风，方用当归养荣汤加荆芥、蔓荆子，其效尤佳。若白睛红赤、头目疼痛、羞明流泪，伴有涩痛难睁、黑睛星翳或凝脂，舌质较红、苔薄白或薄黄、脉弦细而数，则为肝热受风行经目痛。多因肝有积热，外受风邪，风热相搏，上攻于目所致。治宜祛风清热，滋阴活血，退翳明目，方用红肿翳障经验方。若行经量多，邪气方盛，正气不足，睛珠涩痛加剧，治宜清肝和营，祛风消翳，方用当归补血散或当归补血汤。若黑睛斑翳脆嫩，睛珠胀痛，行经加重，舌质淡红，脉细而缓，则为血凝翳留行经目痛。多由目疾久服寒凉和祛风之剂所致。血遇寒则凝，风药性燥每易伤阴化热，翳自热生，病在黑睛，故翳凝难退。治宜滋阴活血，退翳明目，方用四物退翳汤。

（韦企平　整理）

针刺眼病一夕谈

目者，宗脉之所聚也。“十二经脉，三百六十五络，其血气皆上于面而走空窍，其精阳气上走于目而为睛。”正是依靠这些经络为之贯通和运输气血，才能保证眼与脏腑在物质上和功能上密切联系。一旦经脉失调，就会引起眼部病症。利用针刺通其经脉，调其血气，营其逆顺出入之会，输通其壅蔽，流畅其气血精津出入之路，既可开导以宣泄余热实邪，克伐郁瘀阻结，又可开导之后投药，提高药效，以达药力不及目的。我对部分眼病，提倡针药并治，特别对视神经疾患。从经络角度认识，视神经、视网膜同属目系范围。足厥阴、手少阴及足三阳经的本经或支脉或别出之正经均和目系相连，故目系为病，针刺疗法常可奏效。

针刺选穴，常以局部为主，配合全身辨证循经取穴，眼肌麻痹所致口眼㖞斜，常选外睛明、瞳子髎、太阳、颊车、合谷、地仓等；能近怯远以攒竹、瞳子髎、四白、阳白、大椎、肾俞为主，配合光明、足三里等穴；视神经萎缩多选风池、内睛明、上明、承泣、太阳、光明、足三里、三阴交、肝俞、肾俞、脾俞等穴；一些原因不明的功能性疾患，如头风目眩，取百会、上明、合谷；偏正头痛用丝竹空、攒竹、印堂等。我多年实践，眼病针刺多采取以下五法：（1）喜用眼四周经外奇穴，如上明、球后、鱼腰、太阳穴及属于足太阳膀胱经的睛明穴。（2）顽症、重症，如视神经疾病以深刺取效。眼球四周针刺要达一定深度，但避免提插以求针感，可轻度捻转或留针后定时轻弹针柄，以诱导和加强刺激，保持针感。（3）常用透穴。如四白透下睛明，鱼腰透攒竹，太阳透瞳子髎。（4）借用药物穴位注射，加强刺激，提高疗效，多用维生素 B_1、B_{12}、硝酸士的宁及葛根素、丹参注射液等行太阳穴、风池穴注射。（5）因病制定疗程，疗程长者采用眼区上下内外轮流取穴，辅以全身四肢、背部循经配穴。如治疗一例前苏联驻华商务处外交官的女儿，14 岁，诊断为双眼原发性视神经萎缩。曾在莫斯科及北京几所医院治疗，久不奏效。1986 年 1 月来我科时初诊视力双 0.1，不能矫正，先以中药治疗，视力无明显改善，后配合针灸，以睛明、太阳、风池、光明等穴为主，加神经兴奋剂硝酸士的宁穴位注射，经针药并用，视力提高至 0.4。我认为，提高针刺治疗眼病疗效的关键主要有 3 点：（1）辨证论治，配穴合理。（2）取穴准确，刺激适当。重要交会之穴应定经定穴准确无误，行针候气、得气、引气、守气，循序渐进。其次，手法或补或泻，或深或浅，应据证权变，并力争做到古人所言："气至而有效。"一旦得气，则应"慎守勿失"。（3）坚持治疗。根据实践经验，一些眼科慢性顽症，常配合针刺，但往往要 2 ～ 3 个疗程后开始有效，故应坚持始终。最后，应该强调，目前大多医家多趋向局部取穴为主治疗眼病。眼为娇脏，其四周穴位下分布有丰富的血管、神经、肌肉，痛觉敏感，易出血。眼眶四壁孔裂又直通颅内或毗邻副鼻窦，故眼病针刺虽经济简便、有效，但操作者必先苦习基本功，熟练针刺手法，更要十分了解眼部解剖特点，严格掌握针刺方向、深浅，手法应轻巧无痛，选穴宜少而精，每次可上下内外穴位定期轮换，并可和患者适当交谈以分散注意力。只有注意了这些基本原则，才能真正做到针刺有效，并可减少患者恐针感和疼痛感，杜绝意外。

（韦企平　整理）

四物汤加味在眼科的应用

四物汤源出于唐代《理伤续断方》，主治跌打损伤，肠肚中污血。早在宋代《和剂局方》中就有明确记载，最初方解着重于肝、肾、脾三经用药，是临床常用的补血活血基本方。后世专科医家又衍化出众多的以本方为主的方剂，如《保命集》中专治妇人杂证的加添四物汤就是一例。

我在多年临床实践中体会到，本方加味可治多种眼病。中医眼科认为目为清窍，其内经络细微，脉道纵横密布，血运十分丰富；肝藏血，开窍于目，肝受血而能视，血为养目之源，血旺则目明，血亏则目暗，正如《儒门事亲》所言："血亦有太过不及也，太过则目壅塞而发痛，不及则耗竭而失明。"从现代医学眼组织解剖学和眼底荧光血管造影、视网膜电流图和视网膜振荡电位、眼病血液流变学指标变化及超声多普勒等检查，也足以证实眼和全身血液循环关系密切，全身或眼局部的缺血、瘀血，或血运障碍、血脉阻塞均可造成各种眼病。故眼病从血论治，"行血一法治目病之纲"，为古今中医眼科医家所推崇。做为治血要剂的四物汤自然也可施治于眼病，以本方为基础方，临证再圆融通变，化裁加味，每可取效。

四物汤组方简单，治则明确，其中当归补血活血，熟地补血益精，川芎行血中之气，芍药敛阴养血，全方补而不滞，行血而不破血，补中有散，散中兼收。故四物合用"血滞能通，血虚能补，血枯能润，血乱能抚"。但临床用于眼病还应注意两点：其一，根据脏腑、五轮学说，参照轮脏标本关系及现代眼底辨证，使用本方应既不失中医治病传统法度，又要突出眼病专科辨证特色，切忌有方无药，以方统法。投用本方必有其基本病因病机，即营血不足、血不荣目，或血行失度，气血不调；再依据血虚或血瘀程度及不同病因，是否兼气虚、阴虚、气滞，或夹有寒邪、热邪、表邪等，投以不同加味用药，才能方、证相符，药到病除。其二，本方四味药，其主辅安排有序，生用、熟用或加酒制有别。生、熟合用或单用不同，药量轻重不等，均影响其主治功效。如地黄生用甘苦寒，清热凉血为主；熟用大补真阴，为肾阴不足，血虚之要药；酒制则养血育阴力雄。对内障为患，日久阴虚血亏，瞳仁散大，视物昏朦者，常以熟地之守聚其阴虚神散，量可加倍；为防其质重黏腻碍胃，可佐以陈皮或少量砂仁理气消滞。对阴虚内热并重者，可生、熟地并用，各图其功取效。此外，赤白二芍一散一敛；当归补血用归身，破血取归尾，和血投以全当归，酒制后加强活血功效；四物汤中，养血为主，熟地、当归量重，活血为先，突出赤芍、川芎、归尾，这些用药常理，当明辨分清。现将本人具体用该方加味治疗眼病的点滴经验介绍给同道。

1. 胞睑疖肿：患处红肿热痛，体有发热，口渴，舌红脉数。此为外受风邪，邪毒相搏，上攻于目，属热毒炽盛，血行不畅，脉络瘀滞为肿。方用生四物汤加金银花、元参、连翘、防风，以清热解毒、活血消瘀、祛风止痛。

2. 白睛眼病：如巩膜炎中医称“火疳”，病程日久或反复发作，六淫外邪乘虚入里化火，脉络因热致瘀；或热病伤阴，阴虚火动者，可用滋阴降火四物汤，以生四物加炒知柏、元参、丹参、淡竹叶、木通、黄芩，治则活血化瘀，滋阴降火。对目赤肿痛暴作者，可速投四物龙胆汤（四物汤加龙胆草、羌活、防风、防己），清热凉血，消肿止痛。

3. 黑睛为病日久：如病毒性角膜炎多次复发或细菌性角膜溃疡创面长期不愈，兼有气血不足全身证候的，除局部针对西医病因选用适当的点药外，可用参芪四物汤扶正祛邪，益气养血活血，以利溃疡愈合。四物中生熟地合用，加太子参、生黄芪补而不燥，因燥则伤阴化火，对病不利；再加赤石脂，取其性味甘涩温，能益精收涩明目，促进创面修复。

4. 白睛溢血，瘀血灌睛：若直接由外伤或呛咳频繁、便秘过力所致者，方选四物汤加桃仁、红花、白茅根，以凉血止血，活血化瘀，同时应对诱发出血的全身病因做对症处治；若瘀血灌睛兼有头晕目眩，烦热易怒，口干舌红，脉弦细数等阴虚火旺，肝阳偏亢者，可用知柏四物汤滋阴降火，活血化瘀，其中四物宜生用，再加生石决明平肝潜阳。

5. 各类眼底出血所致暴盲或视瞻昏渺，云雾移睛：发病早期即有眩晕、耳鸣、两目干涩、口干、舌红少津、脉细数，属阴虚肝旺，虚火上炎，迫血妄行所致，可用丹栀四物汤加生石决明、钩藤、生三七粉，以滋阴清热，平肝凉血止血；若为肝郁气滞，气血瘀阻脉络，血溢脉外者，可用逍遥四物汤加味。方中赤白芍并用，再加柴胡疏肝解郁，茯苓、陈皮理气健脾；后期陈旧积血夹杂渗出，则以四物二陈汤化裁，其中四物活血养血，陈皮、茯苓、枳实理气健脾化痰，可再加丹参、红花等加强化瘀作用。

6. 诸多退行性内障眼病：如各类视神经萎缩、视网膜色素变性、黄斑变性、内眼手术后视力不增加及先天禀赋不足的小儿眼底病，尤其全身有肝肾不足，气血两亏证候者，可选四物五子汤补肝益肾，养血活血明目。其中生熟地、赤白芍并用，以达养血补血活血；五子为菟丝子、枸杞子、五味子、覆盆子、车前子，共奏补肝肾明目之效。但五子不必拘泥原方，根据情况三子、四子，亦可七子、八子。此外，应适当加用理气之品，既可行气化瘀以助血药，又可健脾消食，以防补药滋腻。

7. 撞击青盲属现代医学外伤性视神经萎缩范畴之一，伤后早期气血逆乱，瘀血阻络，眼部以瘀、肿为主者，用四物汤加生黄芪、丹参、桃仁、红花，以活血化瘀，健脾消肿；后期以虚为主，视乳头苍白，血管偏细者，以八珍汤补益气血，再加枸杞子、女贞子、鸡血藤、石菖蒲养阴活血，通络开窍明目。

8. 产伤或其他病因所致亡血过多而双目涩痛，视物昏花，夜间尤重者，用四物补肝汤补血活血，理气清肝。方中熟地重用达 50 克，白芍、当归、川芎、制香附、夏枯草均为 24 克，炙甘草 10 克，取其量大效专力宏。

9. 眼外伤或眼手术后伤口已愈合，仍有头昏眼痛，眉棱骨酸胀，可用荆防四物汤养血活血，祛风止痛；若兼面色苍白，心悸失眠，食少气短，体倦神疲，舌淡脉虚等气血不足者，可以上方再加党参、炒白术补气健脾。

10. 用眼过度造成久视伤血，血不养睛的睛珠或眉棱骨疼痛者，可投以熟四物汤加防风、羌活、白芷、蔓荆子等养血祛风止痛。

11. 黄斑病变，如中心性视网膜病变，老年黄斑盘状变性，早期若见黄斑部视网膜神经上皮脱离，其下有积液水肿者，可用生四物汤合五苓散活血化瘀，利湿消肿。总之，四物汤加味可治疗多种眼病，但必须辨病辨证结合，随证加减适当合宜，才能疗效满意。现举一例病案如下：

患儿，男，5岁。病历号：194182。1988年5月17日初诊。左眼被木棍击伤后视力明显下降1个月。检查视力：右1.0，左0.04，矫正左视力不提高；左瞳孔潜隐性扩大，直接对光反应极弱，间接对光反应正常，左眼底视乳头颞侧苍白，鼻侧色浅，血管细，黄斑中心凹反光隐见；视野因患儿不合作无法查。诊断左外伤性下行性视神经萎缩，全身无特殊症候，舌质淡红，苔薄白，脉细。按中医五轮辨证为撞击伤目，目系受损，外不见症，伤后气血瘀阻日久，目失荣养昏朦失明，瞳仁聚光不灵为肝肾阴虚不能收敛缩瞳，证属气滞血瘀兼肝肾阴虚。治以活血化瘀通络，滋阴明目。方用生地、全当归、赤白芍、桃仁、红花、伸筋草、女贞子、鸡血藤各6克，川芎3克，枸杞子10克，连服21剂。3周后二诊：左视力0.1，眼部所见如前，原方加五味子6克。5周后左视力0.3，瞳孔对光反应较前灵敏，余无变化。停服汤药，以杞菊地黄丸巩固疗效。3个月后复查，左视力为0.4，矫正视力0.5，瞳孔对光反应正常，眼底所见仍同初诊。

（韦企平　整理）

青盲古训今释

（一）病名溯源

早在东周春秋时期，《诗经》记载有“蒙瞍奏公”。据《毛传》解释：“有眸子而无见曰蒙”，即有瞳子而不能见物称为朦。这大概是最早记载的类似青盲的症候描述。青盲两字首见于《神农本草经》。书中有空青、决明子等药物主治青盲的记载，但对青盲病名未做具体解释。到晋代对青盲的认识仅为单纯视觉的描述，如皇甫谧所撰《针灸甲乙经·足太阳阳明手少阳脉动发目病第四》说："青盲，远视不明"，"青盲，无所见"。直到公元610年，隋朝巢元方等所编《诸病源候论·目病诸候》，对青盲才有了比较具体的记载："青盲者，谓眼本无异，瞳子黑白分明，直不见物耳。"书中还专门提到"小儿青盲"，相当于现代小儿视神经萎缩。明朝王肯堂《证治准绳·杂病·七窍门》则对青盲下了明确定义，并和广义的内障做了鉴别。书中说："青盲者，瞳神不大不小，无缺无损，仔细观之，瞳神内并无些少别样气色，俨然与好人一般，只是自看不见，方为此证，若有何气色，即是内障，非青盲也。"该定义内容基本和西医学的视神经萎缩相符。此后中医眼科明、清各家所论青盲大多和王肯堂所论无异或完全遵其所论。

（二）病证（病象）

青盲属内障范畴，又不同于其他内障，其外不见症，无任何障翳气色的发病特点决定了青盲病证中以自觉症状为多，体征描述很少。如《证治准绳·视瞻昏渺》中有"目内外别无证候，但自视昏渺，朦昧不清也……月复月而年复年，非青盲则内障来矣。"同书对视瞻有色的描述是"……若凡青绿蓝碧之色，乃肝肾不足之病，由阴虚血少，精液衰耗，肝汁不足，气弱而散，故视亦见其色怯弱症……若视有大黑片者，肾之元气大伤，胆乏所养，不久盲矣。"这些论述，可以推知青盲是慢性进展眼病。从早期视力下降，色觉障碍，中心暗点出现到晚期视野大片缺损直至失明。清·黄庭镜所编《目经大成·青盲篇》开篇提及：“青盲不似暴盲奇，暴盲来速青盲迟。”则将发病急速，短期内视力丧失的暴盲和发病迟缓，先朦后盲，病程漫长的青盲做了明确的鉴别。古代医家还观察到，青盲除视力障碍外，初患尚可有“时时微头眩，或见花生，花生便将息，亦即得定。若劳倦，患状还来，或加重睛……”（《龙树菩萨眼论·辨诸般眼病疾不同随症所疗三十篇》）。小儿青盲则“有时夜卧多惊，呕吐痰涎黄汁”（《眼科易知》）。但由于时代限制，无法窥测眼底的古代医家只能根据病人自觉症状和病程转归及外眼观察推断病证病名。

（三）病因病机

《诸病源候论·目病诸候》认为青盲“是脏腑气血不荣于睛”。王肯堂认为“乃元府幽深之源郁遏，不得发此灵明耳。”并提出“其因有二：一日神失，二曰胆涩。须询其为病之始，若伤于七情则伤于神，若伤于精血则损于胆。”《证治准绳·杂病·七窍门》《审视瑶函》和《目经大成》均有类似认识。但黄庭镜强调本病“则元府出入之路被邪遏抑，不得发此灵明，目虽有，若无矣。此二因者，究竟皆得于七情六欲，最不能治。”对元府，他解释为“元府则脉中流行，不舍昼夜之气血。”《古今医统·眼科》则认为“此证因酒色太过，内伤肾气”。元·倪维德在《原机启微·气为怒伤散而不聚之病》又提到怒甚伤肝及为物所击都可造成神水散而致青盲。其他病因方面，黄庭镜在《目经大成·阴风障五十六》一节中提到：“至晚不见，晓则复明，盖元阳不足之病……变内障者有之，变青盲者有之。”并在“电光夜照七”中开篇时写道：“黑夜无风雨，电光何自得，……莫快目重离，青盲犯在即。”前者说明高风雀目内障也是青盲病因之一，后者可理解为视网膜动脉痉挛阻塞或视网膜脱离也可最终发展为青盲。此外，《龙树菩萨眼论·辨诸般眼病疾不同随症所疗三十篇》还提到房劳过度、绣画久视细物等也可变青盲。

对于小儿青盲，历代论及病因病机有“此由小儿脏内停饮而无热，但有饮水渍于肝也。”（《诸病源候论·目病候》），“脏腑虚弱也，因伤冷物至极。”（《葆光道人眼科龙木集·七十二问·复明散方》），“肝经风热”“或因病后亦变此青盲。”（《明目至宝·卷二》），“胎中受风，五脏不和。”（《东医宝鉴》及《世医得效方·眼科》），“血气俱虚”（《眼科百问》）等。清·吴谦等所编《医宗金鉴·眼科心法要诀》及成书于宋元时代的《秘传眼科龙木论·小儿青盲外障》均记载小儿青盲系胎受风邪所致，但将其归类于外障显然欠妥，也与其症状描述矛盾。清·刘耀先编辑的《眼科金镜》对小儿青盲有更精辟的描述，认为本病“盖因病后热留经络，壅闭玄府，精华不能上升荣养之故……。”提出：“疹后余热未尽，得是病者不少。”

归纳各家所言，青盲的病因可由邪毒外袭、热病痘疹、七情所伤、头眼撞伤、肿瘤压迫后造成；或因先天禀赋不足、胎受风邪毒浸、饮食不当失调、亡血过多、酒色过度、目力过劳后导致。此外，视瞻昏渺、视瞻有色、高风内障、青风内障、暴盲等病也可演变或发展为青盲。其病位主要与肝肾、气血关系密切，但可涉及脾胃、心、胆等脏腑。其病机或因余热痰浊阻经蒙络，清窍失养失用；或是内伤七情，气滞血瘀，玄府郁闭，阻碍神光发越；或为脏腑、气血渐亏，精血不能荣养目窍，目系失用萎缩。其中玄府闭塞，脉络不通是病机的关键，不论因虚、因实或虚实兼夹之证皆可造成目窍失充失通，目系失养失用。

（四）治则治法

青盲治疗最早可追溯到《神农本草经》，书中提到用空青、决明子、石决明、石蟹、芡实、鲤鱼胆等主治青盲，并提出地肤子、蔓荆子、茺蔚子等可以明目。《千金方》则明确指出用子类药物和调理疏导之法治疗青盲。《太平圣惠方》已载有青盲内服方8个，并专列治小儿青盲诸方。历代对青盲的治则治法大致可分两方面。

1. 中药内服强调审因辨证论治

《审视瑶函》对肝肾两虚，青盲初起者，或因他病而致者，用菟丝子、补骨脂、巴戟、枸杞、川牛膝等组方内服。《目经大成》所创羚犀逍遥散可以治怒气伤肝、血郁目暗的青盲。清·顾锡《银海指南》用珠参散新方治疗真阴不足，阴涸内热，内障青盲。同时代的陈修园《眼科捷径》中用五味子三分，远志半钱，天冬二钱，枣仁炒一钱，归身半钱，丹皮一钱，治疗因少年酒色过度，怒气伤心，肾亏血少的青盲内障。对小儿青盲“因伤冷物至极，气不能宣通……，宜用蟹黄散、菊花散、犀角消毒饮”（《葆光道人眼科龙木集·七十二问》）。对“病后热留经络，壅闭玄府……，宜舒经清热饮治之”（《眼科金镜》）。

2. 针刺疗法

《灵枢·邪气藏府病形》指出：“十二经脉，三百六十五络，其血气皆上于面而走空窍，其精阳气上走于目而为睛。”其中又以心、肝二经和目系直接相关。如“心手少阴之脉……系目系。”(《灵枢·经脉》)。“肝足厥阴之脉……连目系……”(《灵枢·经脉》)。这些理论为后人针刺治疗目疾奠定了基础。《针灸甲乙经》明确列出治疗青盲的穴位有承光、目窗、上关、商阳等穴。《秘传眼科龙木论》《审视瑶函》等多部眼科著作都载有针灸治疗眼病穴位及图示。这些文献记录无疑对现代中医用针灸治疗青盲提供了珍贵资料。

(五)方剂归类

专治青盲的方剂散见于历代眼科专著及其他医学古籍。现选择有一定代表性方剂按虚、实不同证型分类如下:

1. 实证类

镇肝明目羊肝丸(《审视瑶函》)

组成:羯羊肝　官桂　柏子仁　羌活　菊花　白术　五味子　细辛　川黄连

真珠散方(《医方类聚》)

组成:真珠末　胡黄连　石决明　地肤子　琥珀　天灵盖　母猪肝

三花五子丸(《明目至宝》)

组成:密蒙花　旋覆花　菊花　决明子　枸杞子　牛蒡子　菟丝子　地肤子　甘草

舒经清热饮(《眼科金镜》)

组成:栀子　黄芩　黄连　归尾　赤芍　防风　独活　生地　天冬

2. 虚证类

复明丸(《审视瑶函》)

组成:冬青子　元蝙蝠　夜明砂　枸杞子　熟地　绿豆壳　川黄连　白术　辰砂

益阴肾气丸（《眼科捷径》）

组成：天冬　白茯苓　丹皮　泽泻　菟丝饼　远志　当归　生地　柴胡　朱砂　五味子　磁石

复明散（《眼科启蒙》）

组成：菟丝饼　补骨脂　巴戟天　枸杞　牛膝　肉苁蓉　青盐　猪腰子

清肝散（《秘传眼科七十二症全书》）

组成：当归　赤芍　白芍　羌活　柴胡　前胡　知母　防风　荆芥　薄荷　黄芩　川芎　桔梗　甘草　石膏　滑石　枳壳　黄连

决明夜灵散（《秘传眼科七十二症全书》）

组成：石决明　夜明砂　猪肝

明目地黄丸（《审视瑶函》）

组成：熟地黄　生地黄　山药　泽泻　山茱萸　牡丹皮　柴胡　茯神　当归身　五味子

加减驻景丸（《审视瑶函》）

组成：熟地黄　车前子　菟丝子　枸杞子　五味子　楮实子　当归　川椒

人参养荣汤（《和剂局方》）

组成：人参　白术　茯苓　甘草　熟地　白芍　当归　黄芪　肉桂　五味子　远志　陈皮　大枣　生姜

归脾汤（《济生方》）

组成：白术　茯神　黄芪　龙眼肉　酸枣仁　人参　木香　当归　远志　炙甘草

右归饮（《景岳全书》）

组成：熟地　炒山药　枸杞子　制附子　山萸肉　肉桂　杜仲　炙甘草

桂附八味丸（《金匮要略》）

组成：附子　肉桂　熟地　山萸肉　山药　丹皮　茯苓　泽泻

补中益气汤（《脾胃论》）

组成：人参　炙黄芪　炒白术　陈皮　当归身　升麻　柴胡　生姜　大枣　炙甘草

四物五子汤（《审视瑶函》）

组成：生地　当归　白芍　川芎　菟丝子　枸杞子　五味子　覆盆子　车前子

3. 虚实兼夹类

加味逍遥散（《审视瑶函》）

组成：当归身　白术　白茯神　白芍药　柴胡　炒栀子　丹皮　甘草

柴胡参术汤（《审视瑶函》）

组成：人参　白术　甘草　青皮　当归　熟地　白芍　川芎　柴胡

羚犀逍遥散（《目经大成》）

组成：牡丹皮　栀子仁　柴胡　当归　白术　茯苓　白芍　甘草　羚角　水牛角

（六）预防康复

青盲是疑难眼病，一旦形成，不论何种病因“皆不易治，而年老尤难”（《审视瑶函》）。黄庭镜认为青盲“如年形衰迈性气浮燥，治亦无济。”说明本病防患于未然，预防其发生发展的重要性。早在《内经》中就提出了“圣人不治已病治未病”的预防思想。《审视瑶函·识病辨症详明金玉赋》则明确提出了“目之害者起于微，睛之损者由于渐，欲无其患，防制其微”的早期防治思想。根据前述青盲的病因病机，可知避免时邪外毒，减少六淫侵袭，调和七情养性，注意饮食起居，防止物伤撞目，预防虫蚊叮咬，节制酒烟房劳等，是养目防病，减少青盲发生的有效防范措施。

（韦企平、张丽霞　整理）

婴幼眼病，重视望诊

韦氏认为小儿眼病应重视望诊，因小儿每怯生人，不能正确诉说病情，婴幼病儿不会言语，初见生人更易神慌啼哭，手足不安，脉之本象很难明了。病史、病况只能依靠父母间接提供。小儿肌肤娇嫩，反应灵敏，脏腑病证每能形诸于外，比成人更为明显。说明小儿“皆以望面色，审苗窍为主”是有实际意义的。

韦氏多年勤于临床，擅长治疗小儿青盲，望诊强调察目辨指纹。目病望诊首先观察神态、头位、面容、目之开合形状，抬头睁眼仰望之势多属黑蒙不明三光，低头垂目寻物之态多为仍有残存光感或手动，歪头偏视可为热性病后风热之邪上攻于目，眼肌受损或能远怯近，能近怯远日久失治；或外伤所致。二目无神或久视无力，不愿多睁眼属肝血不足，脾气偏弱。凡内障眼病初诊必详查眼底，无法合作患儿均散瞳并暂时全麻检查，辨病明确后再结合全身证候理法方药。

指纹是两手虎口直到食指内侧的桡侧浅静脉，可分风、气、命三关。清代陈复正所著《幼幼集成》“指纹切要”一节中指出：“小儿自弥月而至于三岁。犹未可以切诊。非无脉可诊。盖诊之难。而虚实不易定也。……不若以指纹之可见者。与面色病候相印证。此亦中医望切两兼之意也。”《目经大成》提出：“小儿五岁以下脉诊不定，惟看虎口食指纹色。”说明古代医家无论是儿科或眼科，都注意到小儿指纹对诊病的价值。现代医家60年代后曾对小儿指纹进行过系统研究和观察，证实古人所言浮沉主表里，颜色辨寒热，淡滞定虚实，三关测轻重等有一定临床意义。韦氏对3岁以下小儿常结合四诊合参验指纹，如小儿视神经萎缩，指纹以青紫多见，青色主风，肝为风木之脏，主筋、开窍于目，其华在爪，肝经有热或木郁不达，疏泄失职，玄府郁闭，气血不能荣目养筋，故青盲不见，指纹血络失其本色泛青。指纹色紫属热或瘀，紫而兼青，可因肝气横逆犯脾，脾气壅遏所致。指纹推之活动流畅为淡，但非色泽之淡，是言中气怯弱，气血不足，多因中焦阻抑日久，运化失职，后天失养。其他红、黄、黑、白颜色指纹本病极少见。至于三关，少数急性热病后双目失明患儿偶见青紫透视命关，多预后不良，大多本病患儿以风关或气关指纹多见。故小儿青盲指纹早期以青紫透见风关或气关为多，晚期以气关纹淡为多。但临床并非绝对，应结合全身情况综合判断才更可靠。如诊治一例女孩杨某，3岁半，流脑高烧抽风昏迷26天后双目失明1个月，初诊睑废遮瞳，右睑裂3mm，左睑裂5mm，目偏视，睛珠不能转动，瞳散神烦，四肢颤抖，脉弦数，指纹青紫透现气关，舌质绛。眼底视乳头苍白，动脉细，辨病为双视神经萎缩，双动眼神经麻痹。辨证属肝经风热证，是温热病后，热邪阻窍，玄府郁闭，目窍失养而双目青盲。热病伤阴耗液，筋脉失养，肢体颤抖。脉络空虚，风邪乘虚而侵，中邪之处血脉涣散，遂致睑废、目偏视。急用清热解毒，息风通络，芳香开窍之法，方用钩藤息风饮加减：银花9克、连翘6克、白僵蚕9克、全蝎3克、钩藤5克后下，地龙3克、薄荷3克后下，葛根6克、防风3克、黄芩3克，水煎服每日1剂，并服局方至宝丹每日3克，温水调服。7日后因大便干燥将至宝丹改为紫雪丹每日3克，连服14剂后症状悉减，能见室外人和车，仍按原方去黄芩、薄荷，加牛膝3克、桑寄生6克、伸筋草6克，补肝肾，健筋骨，通经脉，续服14剂，并服紫雪丹，每日3克。药后视力33cm远已能捡取1mm×1mm大彩色棉絮团，活动如正常小儿，睑裂大小正常，眼球转动灵活，四肢颤抖已消，惟下肢活动欠灵，又以汤剂原方再服10剂，巩固疗效，以善其后。

（韦企平　整理）

白睛溢血证候鉴别论

白睛溢血是指球结膜下小血管破裂引起的出血，其色鲜红，呈片点状，边界清楚，状似胭脂涂抹。故《证治准绳·七窍门上·杂病》曰："不论上下左右，但见一点或一片红血，状似胭脂涂抹者是也。"《审视瑶函》《眼科金镜》均称为"色似胭脂症"。《眼科抄本》（著者不详）名"血逆眼"。梁翰芬《眼科学讲义》称"白睛凝脂"。近代《中医眼科学》简称"白睛溢血"。

本症由鲜红而转紫暗，再变黄褐色，大小与部位均不一致，以后消失，不留痕迹，眼部余无不适，偶见眼胀、眼涩，二周内多能吸收。《审视瑶函》将本症包括在"目赤"

篇。根据临床观察，“天行赤眼”“暴风客热”“血灌瞳神”“赤脉贯睛”“抱轮红赤”“目生星翳”“黄液上冲”等，虽均见目赤，但眼部都有不同程度的畏光、流泪、疼痛等症状。此外，小儿顿咳、妇女逆经，常可引起“白睛溢血”，均属其他眼病（同时表现儿科、妇科病症）所致，应予区别，白睛溢血证候及证候鉴别、用药分述如下。

风热犯肺白睛溢血：症状为咳嗽胸痛、咯痰黄稠、口渴引饮、发热头痛、微恶风寒、汗出，兼见咽痛、大便干燥、舌尖红、脉浮数。

风寒袭肺白睛溢血：为咳嗽胸闷、咯痰清稀、恶寒发热无汗、头身疼痛、脉浮紧、舌苔薄白。

燥热伤肺白睛溢血：表现为双眼干涩、头痛身热、周身酸楚、口渴咽干、干咳无痰或痰少而黏、舌尖红、脉浮细而数。

肝火上炎白睛溢血：头痛目胀、面红眩晕、口苦耳鸣、胸胁刺痛、烦躁易怒、尿黄、脉弦数、舌红苔黄。多见于高血压患者。

阴虚火旺白睛溢血：表现为神烦少眠、口干喜饮、舌红脉数。

撞击外伤白睛溢血：头痛眼胀、脉弦带数、舌稍红、苔薄白。

风热犯肺与风寒袭肺白睛溢血：两者皆因风邪外侵，内合于肺，肺气不清，滞而成患。但寒热属性各异，病因病机不同。风热犯肺是由于风热之邪外侵皮毛，内合于肺，热盛气壅，故咳嗽胸痛；热迫血溢伴有发热头痛、汗出；热盛伤津故口渴引饮；津灼成痰、痰热交阻而咯痰黄稠，咽痛；肺与大肠相表里，热移大肠则大便干燥，努责而出，用力过猛，脉络破损。舌尖红、脉浮数均为表热证。风寒袭肺是由于风寒之邪外袭皮毛，内合于肺，肺失宣降，水津不能通调输布，脉络受阻，血不循经而溢络外，伴有咳嗽胸闷、咯痰清稀。风寒外束，肺卫郁闭，故恶寒发热、无汗、头身疼痛。舌苔薄白，脉浮紧均为表寒证。以上二证当以白睛溢血多少，形态以及痰的性状和外症表现为辨证要点。风热犯肺症见白睛大片出血伴有少数点状出血，咳嗽胸痛，咯痰黄稠，伴有发热、汗出，脉浮数等风热表证。风寒袭肺则症见白睛小片出血，咳嗽胸闷，咯痰清稀，伴有发热无汗，脉浮紧等风寒表证。风热犯肺治宜疏风清热，宣肺止咳，方选桑菊饮，酌加桃仁、红花等活血破瘀之品，促其溢血吸收。或用退赤散亦可。风寒袭肺治宜辛温解表，宣肺止咳，方选华盖散，酌加当归尾、赤芍等活血散瘀之品。临证必须审证求因，寒热辨治，收效较快。

燥热伤肺白睛溢血：这是燥邪与热邪相合，侵袭肌表，故又称温燥证。由于燥邪和热邪均伤津液，肺燥络伤，热迫血溢。其辨证要点为白睛斑点状溢血，大小不一，伴有口渴咽干，舌少津液。肺燥津伤而干咳无痰或痰少而稠。邪入肌表，故头痛身热，周身酸楚，舌尖红，苔薄白而少津，脉浮数。治宜清肺润燥，方选桑杏汤，或沙参麦冬饮加减。酌加生地、玄参、丹皮、红花等凉血止血、活血破瘀之品。标本兼顾，每获良效。

肝火上炎白睛溢血与阴虚火旺白睛溢血：二者均由于火热为患，火性上炎，迫血妄行，邪害空窍。但病因病机不同，症状各异。肝主怒，暴怒伤肝，肝有郁热，久而化火，肝火上炎，迫血妄行，辨证要点为白睛大片溢血，伴有面红眩晕，头痛目胀，口苦耳鸣，烦躁易怒。多见于高血压患者。治宜清肝泻火，少佐平肝潜阳，凉血散瘀，方选龙胆泻肝汤，酌加石决明、槐花、参三七粉（另包分吞）。阴虚火旺白睛溢血，常因竭视苦思，心神过劳，心阴不足，阴虚火动，心火上炎，百脉沸腾，血热妄行，邪害空窍，其辨证要点为白睛斑点状溢血。阴虚则生里热，热盛复伤阴津，致白睛反复溢血；心火内盛，扰及神明，则神烦少眠；津伤则口干喜饮，舌红脉数。多见于脑力劳动者。心与小肠相表里，心火内盛，热移小肠故小便短赤而灼热涩痛。治宜清泻心火，方选导赤散加白茅根。或滋阴降火汤以清热泻火，活血破瘀。

撞击外伤白睛溢血：本症包括眼部撞击外伤（即眼挫伤），针刺球后、睛明穴过深而脉络破损所致。此外，连续呕恶，酌酒过度均可导致脉络破损而血溢络外。其辨证要点为，轻则白睛大片溢血，重则白睛全部赤如血贯。更因血瘀气滞，外邪每易乘虚而侵，常伴有头痛，眼胀。治宜养血活血，祛风止痛，方选除风益损汤加减，熟地易生地凉血止血，白芍易赤芍活血行瘀。如白睛溢血由鲜红而变紫暗者，改用养血活血，破瘀通络，方选桃红四物汤加干地龙。

此外，白睛溢血若自白睛四周开始向黑睛漫延，且溢血浓厚，特别是有短期头部外伤史者，要警惕颅内或球后眶内出血的可能，及时采取相应措施或请内科会诊明断病因。

（韦企平　整理）

眼病养生不可轻视

眼病治疗固然重要，平日保健养生无论对防病治病或眼病恢复也很必要，不可不知。

1. 七情调和：古人强调对内在精神的调摄，《素问·上古天真论》说："恬淡虚无，真气从之，精神内守，病安从来。"只有心情舒畅，性格开朗乐观，才能气机调畅，气血和平有利健康。反之，心神过劳，思虑太过，精气耗散，易致目病。若遇到不如意的事，要制怒，以养肝气，否则暴怒伤肝，肝伤则血不和，肝阳上亢而致目病，重则肝火上逆，出现暴盲等，眼科临床常见到生气着急或大怒后造成青光眼急性发作，视网膜中央动脉阻塞失明的病例。明代胡文焕在《养生要诀》中说："戒暴怒以养其性，少思虑以养其神，省言语以养其气，绝私念以养其心"。《原机启微》等眼科专著也有因七情变化引起眼病的讨论。如《医宗金鉴·眼科心法要诀》曰："内障之病皆因七情过伤，过喜伤心，过怒伤肝，过忧伤肺，过思伤脾，过悲伤心，过恐伤肾，过惊伤胆，藏府内损，精气不上注于目"。严重的悲哀可使人心神摇动，悲伤心，心伤则血损，心主血，目受血而能视，血伤则目昏不明。应该像《目经大成》中所记载的："七情之来耶，薄以待之，其去也速，则九窍俱生。"这样才有利眼病的恢复。

2. 劳逸适度：人体通过适当的运动或劳动不仅促进血脉流通，关节疏利，气机调畅，增强机体抗病力，同时也可治疗某些疾病。但若过劳则可损气亏血，伤精耗神，双目诸病由生，如暗光下常读细书，描刺雕刻目不转睛，久则伤血耗精，可能得视近怯远症。房劳过度，肾精耗损，真元亏虚，对许多先天禀赋不足，肾阴、肾阳本已偏虚的眼病，如视网膜色素变性、先天性黄斑变性、视神经萎缩等的治疗十分不利。相反，长期好逸恶劳，可使人懈怠安惰，纳谷不香，饮食难消，加之气血周流缓滞，久则目失后天所养，眼病随生。正如古代自创“五禽戏”锻炼身体的著名医家华佗所言：“人体欲得劳动，但不当使极耳。动摇则谷气得消，血脉疏通，病不得生，譬犹户枢，终不朽也。”说明动静结合，适度劳逸对人体四肢百骸，经脉五官都有益处。气功可以防病治病已众所周知，气功还可以补益脑髓，生精益气。《灵枢·大惑论》“五脏六腑之精气，皆上注于目而为之精。”而目系上属于脑，后出于项中，脑为髓海，“髓海有余，则轻劲多力，自过其度，髓海不足，则脑转耳鸣，胫酸眩冒，目无所见，懈怠安卧。”因此，选择适当的气功对防病养目可有益处，眼科常用静坐功兼在眼周围局部按摩，可取睛明、攒竹、目窗、风池等穴，有利气血流通、筋脉舒利，消除疲劳。

3. 饮食有节：不要过纵口福，应戒烟慎酒，烟酒为辛热刺激之物，可助火上炎，贻害双目，临床有因烟酒成瘾无度致盲者，不可不防。饮食调理要适应身体阴阳虚实盛衰，若外眼热病或素体阳盛，应忌食辛辣姜蒜刺激性食物，更不可妄食参茸大补之品，否则可使新病加重，旧病复发或诱发他症。眼病应重视脾胃调理，小儿脏腑幼嫩，消化力弱；老人真气渐竭，五脏衰退，故老幼者，除遣方用药注意健脾消食外，平时饮食顾脾护胃也很重要，提倡饮食多样，荤素适当，食不过饱，饮不过量，食富营养，三餐规律。多吃蔬菜杂粮，少吃煎炸炙煿等燥热之品和年糕、元宵、肥肉等黏腻助湿之品。《内经》曰：“粥浆入胃，则虚者治”。粥为煮米糜烂而成，易消化，可养胃，借助适宜肠胃吸收的稀粥适加食疗药品，可健脾气、益精气，有利眼病恢复。如山药粥、芡实粉粥、莲子粥、扁豆粥、鸡肝粥、菟丝子粥、薏苡仁羹等，均可根据个人情况选择食用，当然，五脏之虚都有食补之法，但其中的关键，是补脾胃这一后天之本。

（韦企平　整理）

关于五轮八廓学说

五轮八廓学说的起源、发展、临床价值一直存有不同观点，到明、清两代，更是处于百家争鸣的状态。八廓内容医家各执己见，分属配位、病因主病矛盾很多，理论和实际应用差距更大，其真正临床应用价值不大。五轮学说自《秘传眼科龙木论》中提出"五轮歌"后，《太平圣惠方》详载其用，各代医家大多遵而述之或有所补充、发挥，也有反对者。简述五轮，它主要包含定位各部和解释病机等方面的意义。所谓定位是将眼从外至内分为五轮：肉轮、血轮、气轮、风轮、水轮，轮是说明能灵活转运。所称病机，是将五脏配五轮，轮是标，脏是本，从五轮推断出脏腑的病变及脏气的盛衰，再确定治则方药。纵观古今文献及众多医家的临床实践，五轮学说作为中医眼科独有的理论和辨证方法，有一定的参考价值。特别是对外障眼病，明显直观的体征加上自觉症状，结合轮脏相关的辨证立法，治疗多可奏效。但内障眼病，外观可无任何翳障气色，仅靠五轮所述水轮属肾，水轮疾患每与肾、膀胱相关这一推论是无法全面认识眼底病变特征和病因病位的，治疗自然难以取得良效。故明、清医家有"内障难治，外不见症，无下手处"的感叹。所以，中医治疗眼病，在全身症状比较明显时，应以全身症状为辨证依据，眼部症状作为全身症状的一个组成部分；在眼部体征明显时，如一些外眼病，可将直观所见的外眼体征和体征部位结合轮脏关系，参照四诊八纲，脏腑辨证理论，进行理法方药。如胞睑下垂，从脾论治，依据病程日久，全身证候，或益气健脾升阳举陷，或燥湿健脾升清降浊，或疏肝理气健脾助阳。若全身情况一般，十问中无明确主诉，有视觉障碍，借助仪器检查可见眼底病变，即试行眼底辨证；对既有全身症状，又有眼局部症状和体征的，应权衡症状孰轻孰重，根据急则治其标，缓则治其本的原则，以解决主要矛盾或矛盾的主要方面为先。总之，辨证施治的精髓在于具体事物具体分析，要四诊合参，眼病的辨证和其他各科有其共性，也有其特性，总的指导思想、原则是一致的，离不开四诊八纲，脏腑经络，这是共性。五轮学说作为前人对临床经验的一种归纳总结方法，实践中行之有效的可继承发展，这又是眼科特有的，但不能拘泥轮脏相关理论不变，更要避免牵强附会，生搬硬套。

（韦企平　整理）

眼病能进补参、茸吗?

人参的补益作用是多方面的，我国第一部药物学著作《神农本草经》记载人参能“补五脏，安精神，定魂魄，止惊悸，除邪气，明目，开心益智。”但人参的主要作用是大补元气。药店里的人参制品名目繁多，形态各异，不外野生和栽培两大类，野生者称野山参，药效力大，价格昂贵，人工培育的称园参，另有介于两者间的移山参，是把幼小野山参移植于田间人工培育生成。人参根据加工炮制方法不同，又分红参和白参两类。不管野参、园参、吉林参或朝鲜高丽参，只要经两次蒸制加工而成的人参都称为红参。红参以外的其他各种加工人参统称白参，如生晒参、糖参、白干参等。另有产于美国、加拿大等地的西洋参，又名花旗参。现在我国也已试种成功。

以上三种人参都有补虚扶弱的作用，但其功效各有偏重，红参药性偏温，多用于气虚兼有肢冷、畏寒者；白参性味甘平，微苦稍寒，可用于气虚兼有热象和阴津不足者，如口渴少津、年老便秘等；西洋参性凉味甘微苦，具有补肺阴、降虚火、生津液的功效。

鹿是长寿的象征，鹿茸是鹿的初生幼角。通常称鹿茸是“血肉有情之品”，具有生精补血，助阳强筋的作用，可治一切虚损、耳聋、目暗、眩晕等症。商品鹿茸多为鹿茸片，按照切片部位不同，又分为血片、粉片、沙片、骨片。近顶处切下的叫血片，功效最好，价格也贵。骨片最近骨端，质量及药性也最差。

眼病患者对参茸制品并非不能服用，但要根据病情和身体情况决定是否该用，或应用哪种适宜的参茸类补药，就是说要因人、因证进补。切不可自认为人参、鹿茸是补品，无毒或毒性极小，不加选择，不依病况，任意妄施滥投，结果出现“上火”、“出鼻血”现象，或兴奋、失眠、高血压、欣快感等过度进补效应。有的还可使原有眼病恶化，如在临床上曾遇1例眼底出血和1例色素膜炎患者，滥补人参使病情加重，不可不引为戒。眼病患者有以下几种情况应慎用或不用参茸类补品：（1）青少年患者，尤其婴幼儿不可用这类补品。（2）身强体壮者。（3）眼部手术后炎症反应重，局部充血明显的。（4）无论哪种青光眼，眼压控制不良者。（5）有感冒发热，食欲不佳，头昏、烦燥、大便干、小便黄等身体实火旺盛者。（6）高血压、肝病患者慎用鹿茸。（7）眼内出血早期慎用参、茸。对患者年老体弱或久病正虚的，适宜用参、茸补品，但要依据不同参类和鹿茸不同片剂，结合病人体质或辨证分型，或入药先煎，或单煎分服，或入酒浸泡，或加入鸡、鸭食补。同时，在服用此类补品期间，不宜喝茶、吃萝卜及服用含有莱菔子、谷芽、麦芽类中药，以免削弱或拮抗补药的功效。

（韦企平　整理）

为胡志明主席诊疗眼病

1963年5月，受卫生部指派，由卫生部黄树则副部长带领一个医疗组前往广东从化温泉疗养院执行一项特殊的医疗任务——为越南劳动党主席、越南民主共和国主席胡志明看病。医疗组的成员有北京同仁医院张晓楼院长、上海医科大学的周诚浒教授，广州中山医学院的毛文书教授及韦文贵、韦玉英父女俩等。

胡志明主席是中国人民的老朋友，曾于1927年、1942年两度在中国的广州、桂林等地参加革命活动，1930年他组建越南共产党，1945年8月19日革命胜利后，于9月2日发表了著名的巴亭（河内）《独立宣言》，宣布越南民主共和国独立。接着又领导越南人民进行了9年的抗法战争（1945～1954），60年代又领导越南人民进行抗美救国的斗争。他在越南人民心目中的地位，犹如中国人民敬仰毛泽东主席，被尊为“国父”，享有无比崇高的威望。

当时正是越南抗击从1961年5月起由美国指挥西贡南越傀儡军队所进行的“特种战争”的第三个年头。时年73岁高龄的胡志明健康状况甚差，尤其是眼睛视力锐减，到了难以继续工作的程度。因此越共中央政治局决定让他到中国疗养、治病。胡志明选择了广州。

中国医疗组的成员从广州出发，驱车近70公里，来到广州市北部的从化温家流溪河畔的国家疗养院。从化的荔枝中外驰名，这时正值岭南佳果荔枝花开的季节。在绿树成荫，瓜果飘香的疗养院内，秀丽的湖光山色被白的、黄的荔枝花衬托得充满了活力。再有阵阵鸟鸣及嗡嗡忙碌的蜂群们打破了深沉的幽静，更让人感到这里充满着盎然生机！医疗组的领导、专家们来到这里，自然觉得心旷神怡。不过他们也暗暗有些焦虑：他们的患者不是个普通病人，而是一位德高望重的革命家，一个一生充满着传奇色彩的长者。做医生的都知道，即使是一个伟大的人物，一个意志坚强的硬汉，也可能会因沉疴，因年迈而情绪失控。“他会不会沉默寡言？他会不会勃然大怒？”医疗组里年纪最轻的女医生韦玉英担心地想着。

不过，当她同医疗组的专家们给胡主席做了第一次会诊之后，她就觉得自己曾有过的担心不必要了。这位比父亲韦文贵还年长10多岁的老革命家待人是多么和蔼、慈祥啊！他不用翻译，讲一口略带南方口音的普通话，黑黄的面色，显得有些憔悴，花白的长须，穿一套白色的中山装。他一边招呼众人入座，一边回忆了一段年轻时候因为视力好，多次逃脱敌人跟踪的旧事。等大家觉得没有任何压力的时候，他才讲述了老是口干、出汗、看东西模糊等病症。经检查，胡志明主席舌苔发红，眼底严重出血，右眼视力只有 0.1，他患的是右眼视网膜中央静脉阻塞。中西医专家们根据胡主席的病情，互相切磋，共同探讨，分析病情，决定由中医开验方，进行辨证施治。于是，医疗组里唯一的一对中医——韦氏父女便挑起了主治胡主席眼疾的重担。韦文贵先生认为：胡志明主席年过七旬，仍日理万机，思虑过度，劳伤心脾，心阴不足，心火上炎，以致络伤血溢。治宜滋阴降火，平肝明目，辅以凉血止血，活血破瘀。为了锻炼女儿，61 岁的韦文贵医生建议让韦玉英开处方，而自己及医疗组成员退在第二线把关。医疗组经研究，同意韦玉英开方。组织上做出这一决定是经过慎重考虑的。因为时年 37 岁的韦玉英从 16 岁起就随父学医，继承祖业。解放后于 1957 年调入中国中医研究院广安门医院眼科工作。经过 20 年的临床磨炼，她已经在多种眼疾尤其是眼底病的治疗方面积累了丰富的经验。她常常以女性特有的细致与敏感，准确地把握住病症的本质所在，继以用西医器械验证，往往有异曲同工之妙。

她开的处方用坠血明目饮加自制的滋阴降火四物汤。其中用炒知柏、生地、元参滋阴降火，凉血止血；石决明、白蒺藜平肝清热明目；丹参、赤芍、川芎用以活血化瘀，导热下行。老年人正衰气虚，故加党参益气扶正。胡主席服药约 20 剂后，右眼视力提高，眼底出血部分吸收。胡志明主席对此疗效十分满意，这一天他设便宴款待医疗组的全体成员，还特地把韦玉英拉在自己身边坐下，一边替韦玉英夹菜一边动情地说：“目前你们的国家遇到了天灾，我的祖国还在打仗，今天没有好东西招待大家，粗茶淡饭，略表心意。等到我们胜利的那一天，再专程请大家到越南做客！”于是，在融洽的气氛里，大家毫无拘束地进餐。

席间，胡志明主席还指着西医专家和韦氏父女赞扬道："中国提倡中医与西医结合实在是取长补短的好方法，可以解决许多疑难病。可惜我国目前做不到。"说话间他的神思似乎又飞回到战火纷飞的解放祖国的战场……当天晚上胡主席同韦玉英等中国医生散步时，走到了一条岔道。他幽默地微笑着说："天下没有不散的宴席，还是一分为二吧！"他的眉眼间，流露出一股无可奈何的神情。当时韦玉英大夫觉得有些奇怪。第二天胡主席见病情减轻，就打算提前回国了。而胡主席的那种无奈的眼神直到很久很久之后韦玉英才明白底里——原来1930年时，当时不到40岁的胡志明在广州同中国的一位女革命家林依兰扮过一段假夫妻。这段假夫妻的生活，使他俩产生了真挚的爱情。但胡志明早年在第一位恋人被敌人惨杀后，曾经有过"祖国不统一，就决不结婚"的誓言。这已在越南家喻户晓的誓言，成了胡志明与林依兰结合的不可逾越的障碍。虽然1958年周总理通知越南驻华大使，表示同意胡、林结合。但在1959年初的越共中央政治局常委举行的会议上，越共政治局常委以一票之差否决了胡志明的结婚请求。两位苦熬苦等了30年的恋人，结合的希望已成泡影。伟人胡志明服从了组织的裁决，但他却不能从心底驱除爱人的倩影。他在从化疗养，而林依兰正躺在广州市的医院里住院。他俩虽然近在咫尺，却是关山阻隔，远似天涯。一则前方战事吃紧，二则中国政府和中国人民勒紧裤腰带，又为越南提供了一笔宝贵的物质援助，所以他不能再在疗养院里呆下去，必须尽早回到抗美救国的前线！然而他一旦要离开广州，远离病榻上的林依兰，他的内心怎么不起波澜？怎能没有些许的伤感啊！年轻的韦玉英自然不可能理解其中所蕴含的丰富的内涵。

胡志明要提前回国，于是给医疗组又提出了难题。韦玉英提出用石斛夜光丸为基本方，另加一种特制蜜丸为配药，来代替前面的验方，这些成药便于服用。这个意见也得到了医疗组的认可。后来胡志明坚持服用一段时间，再次验证时，他的右眼视力已经恢复到了 0.8，疗效十分显著。一个月的治疗期结束了，胡志明主席回国前与医疗组的成员合影留念。（见书前照片）

1970 年越南政府根据头一年故去的胡志明主席的遗愿，派了越南中央保健局的一位徐大夫到北京跟随韦玉英学医 3 个月。

1997 年 2 月初，应越南卫生部的邀请，曾为胡志明主席治疗作出过贡献的个人和单位：北京医院院长林均才、卫生部国际外交合作司司长何守仁、北京工人疗养院周副院长、桂林南溪山医院贾院长及韦玉英大夫等一行 6 人，来到了河内。他们受到越南卫生部的盛情接待，一位副部长专门全程陪同。当韦玉英大夫去瞻仰胡主席遗容的时候，她凝视着保存完好的胡主席遗体，泪水不禁夺眶而出，她仿佛又听到他 34 年前做过的承诺——“等到我们胜利的那一天，再专程请大家到越南做客！”

——摘自《第三次高潮——新中国中医药对外交流纪实》人民文学出版社，1997

年谱

韦玉英，1925 年 12 月 14 日出生于浙江省杭州市。其曾祖父韦德生、祖父韦尚林、大伯韦文达、二伯韦文轩、父亲韦文贵，均为江南名医。

1931 ～ 1936 年在杭州自强小学读书并毕业。

1937 年为躲避日寇侵华干扰，随父母举家迁回浙江东阳县樟村，并于 1937 年 7 月在东阳石山沟战地中学初中插班，直至 1941 年 11 月高中毕业。

1941 年 12 月～ 1944 年 7 月正式随父学医，期间白天为父亲助诊抄方，观摩病例，业余空闲跟当地知名秀才韦保茂叔公学习古文累计 3 年。

1944 年 8 月在东阳南乡韦氏眼科诊所开始独立应诊。

1945 年 7 月抗战胜利后，随父母从东阳返回杭州，在市区中山中路韦氏文明眼科医院和父亲共同挂牌行医。

1951 ～ 1952 年参加杭州市第二期中医进修班。

1952 年 10 月～ 1953 年 12 月被浙江卫生厅选派参加绍

兴地区血吸虫病防治工作。作为中医师，既做血防工作，又要给当地群众看病，出色完成了各项任务。

1954 年 2 月～ 1955 年 5 月，在省立杭州医院专修西医眼科。

1955 年 6 月在韦氏文明眼科医院行医，当年 11 月父亲韦文贵应邀到北京中医研究院任职。

1956 年 3 月受聘到卫生部中医研究院外科研究所眼科（即广安门医院眼科）工作。

1957 年受组织委派又专心从师上海眼科前辈，名老中医姚和清先生门下学习 1 年。

1958 ～ 1962 年，先后和北京同仁医院及协和医院眼科合作，并代表中医研究院眼科，和中国医学科学院协和医院眼科专家协同开展儿童视神经萎缩的临床研究。父亲韦文贵任中医组组长，著名眼底病专家徐宗贤教授任西医组组长。著名神经眼科专家劳远琇教授及韦玉英本人都直接参与工作。当时《人民日报》曾专门发表消息，标题是“中西医专家团结协作，共同搞好科研”。

1960 年 12 月加入中国共产党。

1963 年 5 月，受中央卫生部委派，代表我国中医眼科界随父参加专家医疗组，赴广东为越南共产党主席胡志明治疗眼病，圆满完成了医疗任务。

1963 年初，在各级领导支持下，在广安门医院正式建立儿童视神经萎缩科研门诊，由她主持日常诊疗工作并任课题组长。

1965 ～ 1973 年，文化大革命中被迫中断临床科研。先后数次接受组织委派，到湖北、甘肃、河北等省执行医疗、教学任务。

1974～1979年，在全国医务界掀起西医学习中医的高潮中，先后带教指导80余名各医院眼科短期或长期进修医师，其中不少为在京各大医院眼科资深主任或教授。在此期间，分别被聘请为中国医学科学院、解放军总参系统及各兵种医院、全国铁路系统医院西医学中医或中西医结合研修班眼科任课老师。

1980年10月，她主要执笔编写的《韦文贵临床经验选》由人民卫生出版社出版。该书1991年第2次印刷1万余册又很快脱销。

1980年，协助父亲带教的我国中医眼科首批3名硕士研究生顺利通过论文答辩并毕业。

1980年，晋升为眼科副主任医师。

1983年3月被选为中华全国中医学会北京分会第六届理事。

1983年9月11日的《健康报》及12月1日的《盲人之友报》，分别载文并刊登照片介绍了韦大夫治疗眼病的精湛医术和医德。一位部队战士称她为“人民的医生”。

1985年晋升为眼科主任医师。

1985年10月聘任为全国中医眼科学会副主任委员。

1985年由她主持的“明目逍遥汤治疗血虚肝郁型儿童视神经萎缩的临床研究”，获卫生部科技成果甲等奖。

1986年荣获北京市卫生系统服务标兵光荣称号及中国中医研究院先进工作者荣誉奖。

1986年10月，主办全国第一期视神经萎缩学习班，并任主讲老师。首批毕业学员32名。

1988年荣获中华人民共和国人事部签发的中青年有突出贡献专家证书。

1988年聘任为中国民间中医医药研究开发协会常务理事及全国《中西医结合眼科杂志》编委。

1989年选举为北京中医学会第七届理事会理事及皮、外、五官、眼专业学会副主任委员。

1990年聘任为《中国中医眼科杂志》编辑部编委。

1990年她主持研制的明目逍遥冲剂获中国文化博览会金奖。并聘任为中国中医药文化博览会专家委员会眼科组委员。

1990年所带两名硕士研究生毕业。

1990年，在第26届国际眼科会议第二次中西医眼科会议上宣读了论文“外伤性视神经萎缩中医治疗的临床研究”。

1991年，经国家中医药管理局审核批准，被聘请为我国首批名老中医药专家学术经验继承工作指导老师，并在人民大会堂进行了拜师仪式。

1992年，国务院颁发证书，特决定从92年10月起发给韦玉英同志政府特殊津贴，以表彰她为发展我国医疗卫生事业做出的突出贡献。

1993年赴泰国为该国知名人士诊疗眼疾，并获良效。

1993年4月，由学生代表她参加的第二届国际眼外伤学术会议上宣读论文“中西医结合治疗儿童外伤性视神经萎缩”。

1994年由国务院人事部、卫生部、国家中医药管理局共同签发荣誉证书，表彰她为培养中医药人才做出了贡献。当年她所指导的1名学术继承人顺利通过专家组考核及论文答辩，正式结业。

1994年应邀赴美国为原驻中华人民共和国大使夫人诊疗眼疾，圆满完成任务。

1996年被特聘为中华老人文化交流促进会传统医学文化委员会顾问。

1996年4月，聘请为中国民间中医药研究开发协会第三届理事会理事、常务理事。

1996年12月，主持的课题“中医治疗外伤性视神经萎缩的临床及实验研究”，通过国家中医药管理局鉴定，并评为局级中医药科技进步二等奖。

1997年2月，应越南卫生部邀请，和原北京医院林钧才院长等访问越南。

1997年8月，中国战略与管理研究会聘请为炎黄国医馆顾问。该国医馆出诊专家均为在京的全国著名专家。

1997年11月，台湾金菠萝文化出版公司出版的《八方神医会北京》一书中，有两章分别专门介绍了中国著名中医眼科专家唐由之、韦玉英的行医事迹。

1999年受聘为北京中医药学会第七届理事会理事及眼科专业委员会顾问。

2000年5月，特聘为北京中医药大学东方医院视神经疾病诊疗中心顾问兼资深专家。

附录

韦玉英治疗眼病方药浅析

诊余收集韦玉英老师5年中治疗各种眼病的中医处方600张，其中外障病处方121张，内障病479张，涉及各类方剂近百首，中药143味。结合随师临证所得和医案整理，试述韦氏治疗眼病遣方用药特点。

（一）外障风火为先

目为七窍之宗，目窍至高近巅顶，角膜、结膜又直接暴露于外，易受六淫外邪伤害，尤以风火为先为重。故外障目病，组方多以祛风药和清热药为主，再依据症情、病程，兼施凉血、散瘀、止痛、滋阴、益气之品。代表方有羌活胜风汤（《原机启微》）、退红良方、偏正头风方、菊栀散热饮（《韦文贵眼科临床经验选》）及部分自拟方剂，如四物解毒汤（生四物汤加银花、连翘、元参、防风），清热消脓方（银花、野菊花、黄芩、夏枯草、天花粉、防风，生石膏、生大黄、全瓜蒌、赤石脂）等。随证选药，风邪偏重多用防风、羌活、白芷、荆芥、苏叶、蔓荆子、蝉衣、薄荷等轻灵宣散之品；火热为主则用柴胡、栀子、菊花、夏枯草、草决明、谷精草、密蒙花、青葙子等寒凉清肝之品。并常在祛风清热基础上适加丹皮、赤芍、紫草类凉血活血药，凉血有助于热清火消，活血则利于邪散表解。对病情重、病程长的结膜炎、睑缘炎可以内外结合，汤药煎后先熏后服，或外洗内服并用。若确属火毒壅盛，体壮便实的外眼炎性疾患，则用釜底抽薪，上病下治，荡涤实邪使热毒从大便而走。

病案举例：刘某某，女，43岁，门诊号216920，1992年10月27日初诊。自诉左眼被玉米叶划伤后流泪疼痛，视物不清15天。左视力仅33cm指数，结膜混合充血重，角膜正中4mm×4mm大溃疡凹面，前房积脓2mm高。诊断：左前房积脓性角膜溃疡。经辨证后以祛风清热，泻火通腑立法，用生地、赤芍、蒙花、白芷、银花、菊花、紫花地丁、生大黄、元明粉各10克，炒枳壳6克，水煎剂内服，外点散瞳剂和10%目宁眼药水。服5剂后自觉症状缓解，角膜溃疡部分愈合，前房积脓消退。原方基础上加减后再服10剂。11月12日复诊，左视力增至0.6，角膜溃疡愈合，残留云翳，瞳孔仍药物性散大。

对角膜溃疡病程迁延，久不愈合或反复发病时，除强调结合现代医学技术尽量明确病因病源外，中药可加党参、黄芪、太子参益气扶正，或加生地、麦冬、北沙参滋阴生津。韦氏认为，邪去大半，在继续祛邪的基础上，补益药应适时早用，既防久病伤正，又可扶正祛除余毒，增强机体抗邪外出和促进病损组织修复。所谓“邪以正为本，欲攻其邪，必顾其正”。这对久治难愈的角膜溃疡是十分适宜的。当然，外邪未尽不可过补，病情非虚不可滥补。倘若外风日久，引发内风，加之素体阴亏者，可加石决明、钩藤、白芍、阿胶类平肝养阴药，以遏阻风动。若纯系内伤虚火所致外障，其表现为溃疡虽有，眼部刺激症状相对较轻，自当扶正为先，祛邪其次。对后期角膜以残留斑翳、云翳为主者，又以退翳明目为重，常用四物退翳汤（生四物汤加木贼草、谷精草、白蒺藜、蒙花、青葙子）。风热未尽之角膜翳则用消翳汤（《眼科纂要》）。所用退翳药又大致可分（1）清肝退翳药：菊花、蒙花、谷精草、木贼草、青葙子、夏枯草、决明子。（2）平肝退翳药：珍珠母、石决明、白蒺藜。（3）疏肝退翳药：柴胡、青皮、川楝子。（4）活血退翳药：赤芍、川芎、丹皮、丹参、红花。（5）滋阴退翳药：生地、麦冬、石斛、元参。（6）祛风退翳药：防风、荆芥、羌活、蔓荆子。

对白睛疾患如巩膜炎，中医称“火疳”。韦氏认为本病发生主要是肺、肝、心三经火邪，夹风、夹瘀、兼虚为患，早期宜祛风清热，平肝泻火为主，凉血散瘀为辅。心火重者用导赤散（生地、木通、淡竹叶、生甘草梢）加防风、荆芥、赤芍；肺火重者用桑白皮汤（《审视瑶函》）；肝火重者用红肿痛方（生地、赤芍、川芎、柴胡、黄芩、夏枯草、生大黄、木贼草、枳壳、薄荷）；病久灼伤阴津，阴虚火动，白睛赤痛或紫暗瘀肿久不清退，则宜养阴清肺，凉血活血，方用养阴清肺汤化裁（生地、麦冬、生甘草、元参、丹皮、赤芍、贝母、薄荷、红花、桑白皮、地骨皮）。

病案举例：程某，女性，34岁，1998年3月外院会诊病历。双眼结节性表层巩膜炎反复发病4年余，长期眼部或全身用激素及消炎痛类药。患者烦躁口干，胸闷纳呆，月经不调。双眼白睛均有2～3个紫红隆起结节，触痛明显。经辨证后给以疏肝解郁，清热养阴，活血化瘀治则，用柴胡、赤芍、当归、黄芩、丹皮各10克，生地、麦冬各15克，元参、丹参、桑白皮各12克。14剂后症状缓解。此后随症化裁原方，坚持治疗3个月，不仅充血紫肿消退，全身症状亦得到改善。

总之，韦氏治疗外障目疾着重风火二邪，又不惟独风火。风为百病之长，寒、湿、燥、热诸邪皆可依附于风害目，而外感实火生风动血，耗气伤津，亦可造成虚风内动，血热血瘀，气损阴亏。故外障治疗祛风清热为先导，随症灵活调整方药，适应主治，方为妥当。

（二）内障重补兼通

内障病杂，顽固难愈，初患虽有血热妄行、气滞血瘀或痰湿阻遏等实证表现，但病久总以虚证多见。归纳韦氏所治病例，以既往久治不愈或病程缠绵偏长的慢性退行性眼底病为主，其479张处方中，常以补益药加活血理气药为基本组方形式，适加平肝、凉血、利湿、清热、解表、软坚、开窍之品。分析方药，除眼底或玻璃体出血初期针对出血病机以止血为重外，组方用药中补则各有所偏，通则贯彻始终。可简言为健脾、补肾、调肝、活血八个字。概括所用方药，出现频度最高的四类，多有重补兼通之效。（1）逍遥散类调肝为主。除逍遥散、丹栀逍遥散外，韦氏常用明目逍遥汤（柴胡、茯苓、白芍、当归、白术、甘草、菊花、丹皮、栀子、薄荷、枸杞子、石菖蒲）和柴胡参术汤（八珍汤去茯苓，加柴胡、青皮）治疗肝郁血虚或肝郁气滞，气阴两虚的视神经疾病。笔者以该方异病同治，治疗小儿皮质盲13例全部有效，显效率92.3%［北京中医学院学报，1993（5）：40］。（2）六味地黄汤类补肾为主。基本方中三补三泻，以补为重，适用于肾虚为主的各种内眼病。阴虚火旺加知母、黄柏；平肝明目加枸杞子、菊花、珍珠母；温补肾阳加附子、肉桂；疏肝养血，缩瞳增视加柴胡、当归、五味子。韦氏常用自拟降压明目汤（杞菊地黄汤加蔓荆子、车前子、石决明）治疗开角型青光眼，既可增视，又有轻缓降压作用。如1993年春，韦氏在泰国曾以本方为基础治疗3例开角型青光眼均获较好疗效。（3）补中益气汤类健脾为主。多用益气聪明汤（党参、黄芪、蔓荆子、黄柏、白芍、炙甘草、升麻、葛根）治疗脾虚气陷，清窍失养的视神经萎缩，视网膜脱离术后或全视网膜光凝术后眼底退行性变；用自拟夜视复明汤（黄芪、党参、升麻、柴胡、葛根、鸡血藤、白芍、菟丝子、覆盆子、紫河车、石决明、夜明砂）治疗脾胃虚弱兼肾阳不足的视网膜色素变性。其他如调中益气汤（《脾胃论》）、人参补胃汤（《原机启微》）、神效黄芪汤（《审视瑶函》）等也是喜用之方。（4）四物汤加味类活血养血为主。当归养荣汤（四物汤加防风、羌活、白芷）专治久视伤血，用眼过度，血不养睛的目珠隐痛；产后或外伤后亡血过多，双眼涩痛则用四物汤加制香附、夏枯草、炙甘草；四物五子汤（四物汤加枸杞子、菟丝子、覆盆子、车前子、地肤子）可适宜于肝血不足，肾精亏损的多种眼底病，其中四物生用、熟用或加酒制，药量轻重不等，均影响其主治功效，五子则更不必拘泥原方，取其巧用，子类药多少随症而定。又如自拟方药活血通络方（熟四物加鸡血藤、丝瓜络、路路通、女贞子、太子参、红花、炒枳壳）及外伤复明汤（当归、桃仁、红花、丹参、川芎等）更体现一通一补，以通助补的用药特色，前方用于缺血性视神经病变，眼底血管阻塞性病变后期及青光眼性视神经萎缩，后方更适宜尚有一定基础视力的外伤性视神经挫伤。

所举方药，说明韦氏补虚首重脾肾两途，先天后天之本，脾健肾强，气血自旺。而肝以通为补，血以活为用，气畅血行，补有所图。韦氏用药，多取平补缓补。她认为，内障补虚不可徒然重补，应缓补慢调，以求远效，必要时可逐渐增量。补药剂量少则 3 ～ 6 克，多则 10 ～ 15 克。惟熟地、黄芪、太子参可用至 20 ～ 30 克，但要注意配伍鸡内金、炒谷麦芽、陈皮、焦三仙等消食化滞理气之品。无论健脾补肾，注意养护胃气是补中求通的用方原则，否则胃气一败，百食不纳，百药难施，眼病难除。韦氏补肾，常取多子并用，选用性味甘平，主人肝肾之经的枸杞子、女贞子、菟丝子、桑椹子、楮实子、覆盆子等。配伍时则兼顾阴阳合用，刚柔相济，如枸杞子配菟丝子，女贞子配覆盆子；精亏瞳散，肾虚不固则加金樱子、五味子收涩缩瞳，肝热便燥加决明子清肝通便。

内障久病多虚多郁，久病入络还可致瘀，疾病顽固难去。韦氏习惯于补剂中适加丹参、丝瓜络、牛膝类活血通络药，以求发挥补药更大作用。目系疾患治疗中更主张条达肝气，故通利玄府之药不应忽视，力求以通助补，以通祛邪之效。如柴胡为肝经要药，畅达肝气必用之，若加香附、郁金可疏肝解郁，加川芎、当归疏肝活血，加熟地、白芍疏肝养血，加白术、茯苓疏肝健脾，加枳壳、陈皮疏肝理气，加丹皮、栀子疏肝清热，加夏枯草、连翘疏肝散结，加决明子，女贞子疏肝明目。应用之广，据症化裁，始终不离疏肝二字。

（韦企平　整理）

韦玉英专病论治特色

（一）视神经萎缩

1. 儿童视神经萎缩重在治肝

儿童视神经萎缩是眼科疑难病之一，属中医“小儿青盲”范畴。韦玉英老师自1956年开始，随其父韦文贵，与协和医院、同仁医院有关专家共同研究本病，通过门诊、住院对12岁以下患儿进行了长期系统的临床治疗观察。在不断总结中发现，各类脑炎、肺炎、中毒性痢疾、流感重症等急性温热病后发生本病较多。对本病错综复杂的临床现象进行了去粗存精，去伪存真，由表及里的分析、归纳，抓住病因病机中的主要矛盾和矛盾的主要方面，并密切结合患儿具体证情，大胆化裁前贤方药，灵活取舍，取得了十分满意的疗效，基本掌握了本病传变过程的治疗规律。并把本病归纳为四种证型，6个主方。

本病以肝经风热型疗效最好，本型多为急性温热病后期风热未解，病程短，病情急，兼证多。主证见双目青盲，瞳孔散大，目多偏视，烦躁不安，兼有项强口噤，双耳失聪，肢体强直或屈伸不利，咬牙蹋足，抽搐惊厥，脉弦数或数实有力，3岁以下患儿指纹青紫透现风关或气关，舌绛或红，苔微黄薄腻。这是温热病后，风热未熄，扰动肝风所致。《素问·至真要大论》言："诸风掉眩，皆属于肝。""诸暴强直，皆属于风。"肝风属于内风，外邪引动内风，形成原因很多，历代医家多侧重肝脏本身的病变和五脏生克乘侮关系的失调，致使经络受阻，气血不通，筋脉失养的病机理论。老师认为，本型治疗关键是抓住引发风动的病因病机和肝风这一对主要矛盾。肝气郁滞，肝失疏泄，郁久化热可致阳升风动；肝肾阴虚，虚阳上扰可致虚风内动。而本型余热扰动肝风或热极生风为矛盾的主要方面。根据热解风自灭的中医理论，治疗应清余热，平肝风。肝风平，热邪尽，则脏腑阴阳平衡，玄府通利，目得濡养而复光明。这样既治疗眼病，又顾及全身，标本兼施，一举两得。老师用自制的钩藤息风饮加减，治以平肝息风，清热解毒，芳香开窍。并可酌情选服紫金锭、安宫牛黄丸或散、局方至宝丹等。如有低烧，寒热往来，伴项强口噤抽搐者，属邪在少阳，热极生风，治宜清透少阳，和解为主，方用小柴胡汤加全蝎、僵蚕、钩藤等息风定惊之品。本型患儿还可在主方中加入1～2味养血活血药，取其"治风先治血，血行风自灭"之意。临证若见痰多，选加天竺黄、制胆星、制半夏、化橘红；3岁以下顽痰不化者，加全瓜蒌通便排痰；夜卧不宁加茯神、灯心草、炙远志、柏子仁等；便秘加炒火麻仁、决明子；肢体屈伸不利或痿软，选加伸筋草、桑寄生、牛膝、木瓜。有的患儿平卧则安，抱起哭喊，这是气血凝滞于筋骨，不通则痛，故肢体触痛明显，可加丹参养血活血通络以解其痛，重用白芍养血柔肝止痛。待上述症状缓解或消失，病程稍久，症见烦躁不安，肢体不灵，手足颤抖，神烦瞳散，脉弦细或细数，舌质红苔薄白时，病情已转为血虚肝郁型。此型临床最为常见，多为治疗失当或不及时，使热留经络，玄府郁闭，脏腑精华不能上升荣目所致。目为肝窍，玄府是联系肝与二目的门户，《证治准绳·杂病篇》言：“玄府者，乃气出入升降之道路门户也，人之眼、耳、鼻、舌、身、意，神识能为用者，皆由升降出入之通利也，有所闭塞者，不能为用也……”，又提出：“目主气血，盛则玄府得利出入升降而明，虚则玄府无以出入升降而昏。”均说明了玄府通闭和目主明暗直接有关，通利玄府是治疗本型的关键。受前人用丹栀逍遥散治疗怒气伤肝，血少目暗症的启发和其父擅长用逍遥散验方治疗各种视神经病变的影响，老师仍以丹栀逍遥散为基本方，去生姜之辛散，加菊花、石菖蒲等，组成明目逍遥汤，全方宗旨是解肝郁、通玄府、清余热、补气血。因本型多有虚实互见之证，故方中可加枸杞子、女贞子养肝补肾明目。若仍见抽搐足软等症，可参照肝经风热型加减用药。瞳神散大者可以白芍重用，再加五味子、山萸肉收敛缩瞳；表邪已解，低烧消退，可去薄荷；药后便溏，去栀子，加党参或炒白术健脾补中。韦氏以本方为主治疗血虚肝郁型小儿青盲疗效显著，她认为，只要辨证有肝郁气滞，气血不足，或热病后余邪尚存，络脉受损，玄府郁闭的各种眼病，均可用本方异病同治取效。为方便患儿用药，韦氏还积极创造条件，将本方汤剂改进为散剂冲服，深受广大患儿及家长的欢迎，至今一直供不应求。

病程日久，若出现脾虚气弱，中气不足之证，多表现有眼睫无力，睛珠隐痛，头痛绵绵，面色萎黄，食少懒言，便溏量多，舌淡体胖，脉沉细，可用补中益气汤为主益气升阳，调理脾胃；伴双耳失聪，则以益气聪明汤为主。当病久视力不增，双眼干涩，虚烦少寐，腰酸足软，舌红少津，脉细数，证属肝肾阴虚者，可用明目地黄汤或四物五子汤补养肝肾，并适当加用活血通络之品。若见小便频数，加补骨脂、覆盆子或水陆二仙丹益肾缩尿；热病伤阴或久病津亏，“无水行舟”所致大便困难，可加肉苁蓉、火麻仁、决明子润肠通便。

总之，韦氏治疗小儿青盲，以治肝为重，依据病情缓急轻重，病程远近，体质强弱，早期风热为主，正盛邪旺，治以平肝息风，清热解毒；中期肝郁血虚，虚实并存，治以通补兼施，疏肝养血；晚期脾虚肝弱，正虚为主，治以健脾养肝，健脾勿忘理气，养肝首当补肾，母实子壮，精血泉源不竭，则目有所养。玄府通利可使升降入出之气畅通不滞，邪有出路；荣养脏腑之精血输布有序，补有所入。故本病治疗开通玄府应贯彻各期始终。小儿稚阳未充，卫外之力弱而易于感邪；稚阴未长，五脏之藏精少而易于内伤，发病容易，传变迅速，易虚易实，易寒易热。了解这些小儿生理病理特点，不但可提醒医家对小儿青盲的诊治应随时密切观察病情变化，组方用药应慎用苦寒、燥热、辛散等药，更可启迪后学，应重视患儿病后护理调养，谨防冷热饥饱失度，以助病体康复。医生从预防角度出发，还应主动加强卫生宣传，避免病从口入和虫蚊叮咬，按时接种疫苗，杜绝种种急性热病和传染病的发生，这才是“防患于未然”，减少本病发生的根本措施。

韦氏专攻本病30余年，理论联系实际，临床结合科研，所论本病诊治经验对于指导今后进一步深入开展临床和基础研究，使更多盲童重见光明，具有宝贵的学术价值。

2. 外伤性视神经萎缩化瘀为先

外伤性视神经萎缩是颅脑或眼部创伤后引起的下行性视

神经萎缩，相当于中医的撞击暴盲、撞击青盲、亡血目病等症。早在《太平圣惠方》中就有用琥珀散治疗眼被物撞打后白睛瘀血不散的记载，元代倪维德所著《原机启微》的“为物所伤”篇中提出：“目为血所养，今伤则血病……”，主张用四物汤加祛风药组成的除风益损汤治疗。

韦氏结合临床实际，抒发己见，认为本病早期病机的重点在于一个“瘀”字。患者受突然强烈的外伤刺激，易使精神惊恐，气机逆乱，升降失常，气滞脉络，血行失度，瘀血内阻；亦可脉络受挤压扭伤后破损，血溢脉外，离经成瘀。瘀血留积体内，妨碍血液化生及运行，其害有三：新血不生，再次出血，压迫目系。该期病急势重，往往短期内视力丧失殆尽。韦氏主张应以中西医结合救急为妥，更应把握治疗时机，当断则断，必要时应手术治疗。中医治则应收涩止血，活血化瘀消肿。尚有个别颅眶伤情严重者，因视神经重度挫伤或被骨折片直接损伤，伤后立即失明不见三光，预后不良。伤后两周内早期病例多因颅脑挫伤等全身情况重笃，以抢救生命为主，忽视眼部情况。或者伤者大多先就诊于西医医院。中医门诊常难以遇到，故治疗经验尚少。

外伤两周后多属中期（2～8周）或晚期（8周以上），这类患者意外受伤，视力骤减，往往求医心切，治疗经过也很复杂。韦氏常常要详审病史，旁及各项检查后，再辨证论治，通过感性和理性认识的不断深入，她从中逐步观察到，中期病例大多以瘀为主，瘀中夹虚，伤后局部离经之血未能及时排出体外或化瘀消散不利，瘀血存留，加之多数患者伤后口、鼻诸窍出血，部分病人又接受开颅开眶手术，造成再度出血。反复失血，血少气亦亏，还可导致阴亏。病人多有局部胞睑肿胀或白睛瘀血，头痛或伤眼刺痛不移，睛珠转动不灵，神疲乏力，口咽干燥，舌质偏淡或见瘀斑，脉象细涩或细数无力，由于瘀血后血流迟缓，血运障碍，或血肿等有形病理产物压迫视网膜、视神经，加之气血偏虚，均可导致目窍失养，目系失用，目昏不明，眼底则以视乳头色浅或苍白，血管变细为主要表现。该期瘀血未消，正气渐亏，气虚则瘀更难除，故治疗除继续活血化瘀外，应施以补气助活法，补气不但可增强机体抵抗力，有利于损伤的视神经修复，更可作为活血化瘀之动力，使气旺血生，气助血行。可用补阳还五汤为主加减，或以血府逐瘀汤加用黄芪、党参、茯苓等益气健脾之品。如1989年春治疗患儿姜某，男，8岁，右眼石块伤后视力下降13天就诊，视力0.4不能矫正，眼底视乳头色泽尚红，舌脉如常，证属目系受损，气滞血瘀，目窍闭塞而视瞻昏渺，施以活血化瘀，行气通络之法，适加益气养阴之品，方用二地、枸杞子各10克，当归、赤芍、桃仁、红花、路路通、太子参、伸筋草、僵蚕各6克，柴胡、牛膝各3克，服药20天后，右视力恢复至1.0。又如1991年初治疗患儿张某某，男，11岁，右眼外伤后1个月余，视力0.4，验光无助提高，视乳头淡白，黄斑颞侧有脉络膜破裂后残留的弧型灰白萎缩条，患儿伤后纳少，面黄少言，脉细舌淡，韦氏以补益气血为主，兼用化瘀滋阴之法，选用四物汤加生黄芪、太子参、五味子、鸡血藤、菟丝子、茯苓、石菖蒲等，坚持服药1个月后视力逐日上升，病后40天就诊，右视力已达1.2。

韦氏提出，伤后病程迁延日久已属晚期，虽有久病入络，因虚致瘀，造成虚实互见之证，但总以补虚为要，根据辨证，或八珍汤平补气血，或四物五子汤、驻景丸等补益肝肾，为防补药滋腻和呆补不行，活血化瘀理气之品仍不可少。并从实践中积累大量病例，积极探索其治疗规律，反思其中经验教训，初步总结出本病临床上以气滞血瘀和气虚血瘀者多见，自创通用验方外伤复明汤，以此方为基础，治疗全过程要抓住一个“瘀”字，以瘀化通，邪实可去，以通助补，补可防滞，化瘀药常选用桃仁、红花、丝瓜络、水蛭、虻虫、三棱、莪术等，破血逐瘀，搜剔络道之邪的峻烈之品则不轻易用，以防过伤正气。

此外，病程超过半年，视力恢复甚慢或停止不前者，韦氏仍按补虚化瘀原则，但以丸剂为主，或汤丸交替服用，常用明目地黄丸加补中益气丸益气升阳，补肾明目，用活血通脉片或丹七片活血化瘀通脉，一补一活，各收其功，以达到提高视力，巩固疗效的目的。

3. 视神经萎缩治疗九法

（1）疏肝解郁法

郁怒伤肝，可使气机失调，阻遏脉道，玄府不通，神光不得发越而视物昏渺或盲无所见。症见忧郁烦躁，头晕目胀，口苦胁痛，妇女月经不调，舌红苔微黄，脉弦。证属肝郁气滞，“郁者达之”，故选丹栀逍遥散治之。若兼见气阴两虚者，可用本方加党参、枸杞子，或用柴胡参术汤（八珍汤去茯苓，加柴胡、青皮）。

（2）行气活血法

血行脉中，环行不息，宜通流不应瘀滞。一旦外伤、邪气或七情所致气机逆乱，则血行失度，瘀血阻络，脉道不畅，目系缺血失养，目暗不明。症见视物模糊，头目刺痛不移，胸痞闷，舌质暗红或见瘀斑，脉细涩。证属气血瘀滞，方选桃红四物汤加制香附、陈皮等理气化滞之品；如纯属外伤造成者，可用自拟外伤复明汤（桃仁、红花、川芎、生地、丹参、石菖蒲等）。

（3）清热平肝法

各类脑炎、肺炎、中毒性痢疾、重症流感等急性热病后期，风热未解，热邪偏盛，扰动肝风或热极生风，风热循经攻目，灼伤目系，通光失灵。症见双目青盲，瞳孔散大，目多偏视，烦躁不安；兼见项强口噤，双耳失聪，肢体强直或屈伸不利，舌绛或红，苔微黄薄腻，脉弦数或数实有力，3 岁以下患儿指纹青紫透现风关或气关。证属肝经风热。本型多见于小儿，特点是病程短，病情急，兼症多。治宜清热解毒，平肝息风，芳香开窍。投以自创钩藤息风饮（银花、连翘、钩藤、白僵蚕、全蝎、薄荷、蝉蜕、生地、石菖蒲）。

（4）补气活血法

“眼通五脏，气贯五轮”。若劳役过度，久病耗损或撞击伤目，瘀血未消，正气渐衰，气虚无力行血，瘀血难除，目失血荣。症见视物昏花，头晕耳鸣，少气懒言，舌质红或有瘀点，脉细涩。证属气虚血瘀，施以补气活血法。补气既可增强机体抵抗力，又可作为活血化瘀之动力，使气旺血生，气助血行，祛瘀不伤正。可用补阳还五汤为主，或选血府逐瘀汤加党参、黄芪等益气之品。

（5）疏肝养血法

多用于小儿青盲，证属血虚肝郁者。每因温热病后治疗失当或不及时，热留经络，玄府闭塞，目窍失养；加之余热留久，难免损气耗血伤阴。症见双眼青盲，目紧上视，瞳神散大，神烦不安，舌质偏红，苔稍黄或薄白。用自创验方明目逍遥汤（柴胡、茯苓、白芍、当归、白术、甘草、甘菊花、丹皮、焦栀子、薄荷、枸杞子、石菖蒲）。

（6）养血和营法

五脏六腑之精液气血依赖经络为之运输贯通养目，心、肝两经之脉又直接连属目系，一旦心神过劳，暗耗阴血；脾胃虚弱，生化不足；或外伤、吐血、衄血、产后失血等亡血过多，造成阴血亏损，肝无所藏，心无所主，目无所养，目系萎缩。症见眩晕眼花，睛珠隐痛，失眠少寐，面白舌淡，脉细无力。证属营血不足。若兼见心悸、健忘等心血虚偏重，可用归脾汤或当归养荣汤（白芍、熟地、当归、川芎、羌活、防风、白芷）化裁；若见两目干涩，手足麻木或筋脉拘急等肝血虚为主，可用四物补肝汤（熟地、香附、川芎、白芍、当归、夏枯草、甘草）加伸筋草、鸡血藤舒筋通络养血之品。出现气短懒言、乏力自汗等气血两亏证时，应气血双补，选八珍汤或人参养荣汤加减。

（7）健脾益气法

禀赋素虚，饮食失调或劳倦失度等，使脾胃之气渐亏，气血乏源，运化失健，清阳之气和精血不能上注于目。出现眼睫无力，头眼昏花，面色萎黄，懒言少动，食少便溏，舌淡胖有齿痕，脉细。证属脾虚气弱，宜用补中益气汤、调中益气汤或益气聪明汤加减。

（8）滋补肝肾法

常用于本病后期，久病失治或过服温燥劫阴之药，或房劳不节及年老精亏等，耗伤肝肾之阴，精亏血少，目窍失充，神光衰退，甚至泯灭。症见双眼干涩，头晕耳鸣，健忘失眠，五心烦热，腰膝酸软，舌红少苔，脉细数。证属肝肾阴虚，可投六味地黄汤为基础随证变通，或用四物五子汤、驻景丸加减方。若相火亢盛，阴虚火旺，虚火灼烁目系者，可用知柏地黄汤滋阴降火。

（9）温肾健脾法

素体阳虚或年高肾亏，加之久病中土失健或纵欲无度，易使脾肾阳虚，精血不足，玄府渐闭，神光遂衰。常有脾虚气弱症状及形寒肢冷，面色苍白，便溏或五更泄，舌淡苔白，脉沉细无力，尺脉微弱。可投以附桂八味丸或右归丸加减。

老师认为，本病病理变化无非郁、瘀、热、虚四个字，病位虽可涉及五脏六腑、气血、经络，但治疗重在调肝、健脾、补肾和通补气血。本病病程迁延，眼底多见神乳头色淡或苍白，视网膜血管普遍变细等退行性变化；加之久病全身虚象多见，虚则补之，故治疗视神经萎缩采用以补为主，补重肝、脾、肾三脏和气血两途，实为不应忽视之基本原则。老师强调，为防蛮补，呆补，方药中调理气机，畅通玄府之药应贯彻始终。玄府作为联系肝与二目的门户，又是气出入升降之道路，一旦郁闭，脏腑精华不能上注养目。故无论病初邪实或病久正虚，玄府畅达可使升降出入之气行而不滞，邪有出路。尤其小儿青盲，突出治肝，早期平肝，中期疏肝，晚期补肝。因肝主疏泄，性喜条达，各期治疗务使肝气畅，玄府通，才能药达病所目养有源，提高疗效。

小儿青盲血虚肝郁型，除用明目逍遥汤疏肝养血外，在表邪已解，低烧消退后，可去薄荷；大便溏稀者可去山栀，加党参或生黄芪；瞳神散大加五味子、山萸肉，或另服磁朱丸；肢体萎软加杜仲、牛膝、桑寄生；肢体屈伸不利加伸筋草、丹参；下肢萎软久不恢复加服健步虎潜丸。

如脑瘤手术后或缺血所致者，可加鸡血藤、丹参、茺蔚子、当归等养血活血药物及丝瓜络、路路通等活血通络药；青光眼性视神经萎缩应适当加用钩藤、珍珠母类平肝息风药，若眼压偏高，可选用车前子、茯苓、薏苡仁类利水渗湿药；外伤所致者早期重剂活血化瘀兼扶正，晚期补气活血兼养血，部分病例血液流变学检查，血液黏稠度偏高，瘀滞较重的，根据中医“津血同源”，津和血都属于阴，养阴生津，津足血润等理论，适当加用熟地、麦冬、枸杞子、女贞子等有利化瘀助通，又可益精明目。小儿患者脏腑娇嫩，肝常有余，脾常不足，胃气易伤，方中慎用大苦大寒，燥热、辛散之品，老师对长期服药的患儿，常配伍 1 ～ 2 味健脾消食导滞药，如炒谷麦芽、鸡内金、焦神曲等。

凡有条件配合针灸的来诊患者，老师常主张针药并用或先针后药。她多年实践形成的针刺特色为：①喜用眼四周经外奇穴和足太阳膀胱经的睛明一穴。②以深刺取效，达一定深度后可轻度捻转或轻弹针柄加强刺激，避免提插以防出血。③常用透穴，如四白透下睛明，攒竹透上睛明，太阳透瞳子髎。④借用药物穴位注射，多用维生素 B_1、B_{12}、硝酸士的宁、丹参注射液、葛根素等。

（10）病例介绍

牛某某，男，2 岁半，1974 年 2 月 19 日初诊。代诉：患儿 38 天前高烧、抽风，继则昏迷。经医院抢救好转后，发现双眼失明。检查：双眼视力光感，瞳孔对光反应迟缓，双视乳头色淡白，目偏视，摇头咬牙，烦躁，握力差，不能站立。辨证属高热伤阴，阴伤则血伤，肝无所藏，目无所养，余邪未尽，玄府郁闭而不能视物。用明目逍遥汤加钩藤、白僵蚕各 6 克，全蝎 3 克，以疏肝清热，养血明目，息风开窍。7 剂后复诊，患儿已能辨认父母，烦躁减轻，纳差，有时抽搐，舌质稍红，指纹紫略现风关，仍守原方 14 剂。三诊时患儿能自取 33cm 远桌上钢笔，走路欠稳，原方加牛膝 6 克，桑寄生 6 克，再服 14 剂。1974 年 4 月 28 日，双视力单独分试已能主动捡桌子上33cm远仅1mm直径彩珠。1983年11月14日随访复查，患儿智力一般，四肢活动灵活，语言欠清，视力双眼0.9，矫正双眼1.2。眼底视乳头色泽近苍白，筛板可见，动脉细，双黄斑中心凹反光可见。

（二）眼底血证宜分型论治

眼底血证根据病变程度可包括在中医的“暴盲”“云雾移睛”“视瞻昏渺”等病症范畴，现代眼底病诊断已明确，视网膜静脉阻塞、视网膜静脉周围炎、视盘血管炎、高度近视、老年性黄斑盘状变性、眼外伤及高血压动脉硬化、糖尿病视网膜病变、血液病等多种局部或全身病变，均可造成眼底血证。中医认为，凡血不循经而溢于脉外谓之出血，出血不能消散而瘀滞于某一处或血流不畅，运行受阻则称瘀血，出血瘀血，互为因果，同属血证，不可断然分开。但论及眼底，总以出血为先，瘀血在后，病理变化主要和肝、脾、心、肾四脏关系最为密切，因血液生成靠脾肾，正常运行又与心气的推动、脾气的统摄、肝气的贮藏和调节息息相关。一旦脏腑功能失调，阴阳气血偏盛偏衰，即可诱发眼底出血。概括出血形成病机不外四方面：（1）迫血妄行；（2）气不摄血；（3）瘀血内阻；（4）外伤损络。归纳出血原因为：因气（气滞、气虚），因火（虚火、实火），因外伤，亦可在一定条件下，几种病因互相影响起作用。另有因痰湿、寒邪等所致，但临床相对少见。治疗应审证求因，辨证分型，韦氏多按六型施治：

1. 肝郁气滞，瘀血内阻：常为情志所伤，气机不利，木郁失宣，气滞血瘀，血溢脉外。治宜疏肝解郁，理气化瘀，可用丹栀逍遥散加减。

2. 肝郁化火，肝火上炎：多因郁怒过极，火热内生，气火上逆，血随气涌，迫血妄行，治宜清肝泻火，凉血止血为主，活血化瘀为辅，方选瘀血灌睛方（《经验选》）。

3. 肾阴不足，虚火上炎：可由年老体衰，劳倦过度，长期心情紧张或恐惧不安等造成肾精亏损，阴不制阳，肝阳上亢，阴虚火旺，迫血妄行。治宜滋阴平肝潜阳，凉血化瘀明目。应投天麻钩藤饮或杞菊地黄汤化裁加减。

4. 心阴亏损，虚火妄动：多为劳心过度，阴虚火动，热迫血溢所致，治宜凉血养血，滋阴降火。方用滋阴降火四物汤（《经验选》），若火热复伤阴津，反复出血，可用眼底出血三方（《经验选》），滋阴益气，活血化瘀，清心明目。

5. 脾虚不摄，血溢脉外：常因思虑、劳倦、伤食太过，中土受损，脾气虚弱，血失统摄，血不循经所致，治宜健脾益气，养血止血，可投归脾汤加味，若属气血双亏，可用八珍汤加味，气血双补，祛瘀生新。

6. 外伤损络，血流脉外：可投除风益损汤化裁，养血祛风，凉血止血化瘀。

眼底出血在全身症状不明显时也可依据病程长短、发病缓急、出血程度，分期论治。因出血原因复杂，又多涉及全身疾病，故眼底血证局部辨病明确后，应详询细察，注意全身情况，结合体质、年龄等指导用药，切忌一孔之见，见血止血，忽视全身。如糖尿病性眼底出血，益气养阴药常不应忽视；有高血压病者，平肝潜阳药不可不加。唐容川在《血证论》“吐血”一节中提出的通治血证之大纲：先止血，次消瘀，继宁血，终补血等四个步骤，可供临床参考。具体用药韦氏主张早期以清热凉血止血为主，适加活血理气消瘀之品，以防有留瘀之弊，应避免过早投用活血峻品，否则旧血不消，新血复出，反会欲速不达。若初期出血量大势猛，应急治其标，塞其流，遏其势，可加强炭类药的应用，取其出血“见黑则止”。并应尽量减少体力活动，静养双目，静则生阴，动则扰阳，阳动则血行不安，止血不易。韦氏特别指出，炭类药不宜过多，更不宜久服，因炭类药性燥，大量久服易生燥伤阴化火，反会灼伤脉络，引起反复出血。病至中期，眼底积血未消，瘀血未去，新血不生，血脉不通可致再度出血，故治疗总以活血化瘀为主。后期出血已止，若瘀血积久不化，多属日久气亏血虚，气为血帅，血为气母，母病及子可致气虚，气虚帅血无力，又致瘀血不易消散。治疗应扶正祛邪，益气活血，通补并用，做到化瘀不伤正，扶正助瘀消。韦氏认为瘀血久留尚可干着难消，阴血亏损又使脉道失血不润，故适当加用地黄、阿胶、麦冬等滋阴濡润之品有利瘀化。

韦氏在血证选药方面亦有自己独到见解。槐花清热凉血止血，又可降低血压及改善毛细血管脆性，常用于老年性高血压动脉硬化患者；白及补肺收敛止血，适合青年人视网膜静脉周围炎及外伤眼底出血，研末冲服收效快；茺蔚子活血化瘀兼能凉肝明目，肝郁化火或肝阳上亢的血热妄行常可加用；三七活血散瘀，止血不留瘀，近年研究，还有扶正强身作用，故无论各型各期均可研末冲服；火麻仁润肠通便，泻下之功逊于硝黄，但润肠之效又非硝黄所能及，对于血瘀伴肠燥津枯患者较为适宜，惟脾虚便溏者当慎用；牛膝治血又善引血下行，兼能补肝肾，各期出血均可选用；大黄既是气药，又入血分，唐容川称其：“止血而不瘀，尤为妙药”，取其降气即以降血，通腑导热下行，早期出血后实热之证可用之。但年老体衰、妇女经期、妊娠，及脾虚阴亏之体忌用。

总之，无论分型定主方，还是分期立法方药，临床不可囿于一法一方，应法随证变，方随法调，有方有药。此正是中医辨证论治的精华所在。1963年5月初，韦氏随父代表中医眼科界，参加越南国家主席的眼病会诊，患者右眼视网膜中央静脉阻塞，眼底出血广泛，视力近失明。分析病情，患者已达古稀之年，处理国事日理万机，思虑过度，心神过劳，劳伤心脾，心阴不足，心火上炎，灼伤脉络，血溢脉外而致暴盲。治宜滋阴降火，平肝明目，辅以活血破瘀，凉血止血之法。方用坠血明目饮合滋阴降火四物汤化裁加减。方中炒知柏各9克，生地、元参各15克，滋阴降火，凉血止血；石决明20克先煎，白蒺藜10克平肝清热明目；槐花、藕节炭凉血止血，丹参、赤芍、川芎、归尾活血化瘀；年老正气虚衰，故加党参益气扶正。服药20剂后视力进步，出血部分吸收，随后父女相互切磋，共同商定改用清心凉血，滋补肝肾之法，以石斛夜光丸为基本方，加阿胶、丝瓜络、三七粉适量，炼蜜为丸，每丸6克，日服3次，每服1丸，最后视力恢复至0.8，眼底出血全部吸收。

（三）角膜溃疡应明辨虚实

韦玉英老师认为角膜溃疡主要是由于风热无制所引起，而阴虚火旺，虚火上炎亦可发生本病。白睛属肺，黑睛属肝，如肝肺有热，风邪外侵，风热毒邪相搏，上乘于目，则为“花翳白陷”；热毒深入，风热壅盛，肝胃实火上攻，而成“凝脂翳”；若肝胆实热，郁而化火，上灼风轮，神水混浊，则为“黄膜上冲”。凡人愤闷不平，或受六淫之邪，气不宣畅，均能传变及肝，使黑睛凝脂白陷。对于异物入睛，韦氏强调切不可揉擦，否则一有破损，邪毒内攻，若变“凝脂”和“黄膜上冲”，则较难治。

证属风热壅盛，法当祛风清热为主，滋阴活血，退翳明目为辅。常用经验方红肿翳障方（生地15克，石决明25克，赤石脂、炒白术、赤芍、夏枯草、黄芩、密蒙花各9克，白芷、川芎各6克，细辛、甘草各3克）或羌活胜风汤加减；眵多泪少，眉棱骨痛为肝胆火炽，风邪热毒上窜，应以泻火解毒，清肝活血为主，常用红肿痛经验方（柴胡、黄芩、枳壳各6克，生地20克，赤芍、夏枯草各10克，川芎5克，薄荷4.5克，生大黄9克）或龙胆泻肝汤加减；热从火化，畏光，涩痛加重，大便燥结，急宜通腑，使热毒下行，方用泻火解毒方（生大黄12克，玄明粉9克，炒枳壳4.5克）。热毒已解，口干舌红，脉细而数，证属阴虚火旺，法当滋阴降火，平补肝肾，常用知柏地黄汤（丸）。后期，风息热退，或风热基本已退，黑睛留有翳障，改用退翳明目，或兼活血，选用新老翳障经验方（密蒙花、当归、刺蒺藜、地骨皮、瓜蒌仁各9克，蝉衣、薄荷、川芎各3克，木贼草、川楝子各6克，石决明25克，生地15克，白菊花、羌活各4.5克），四物退翳汤或明目蒺藜丸。

总之，韦老师认为，本病多数属实证，对于病急势猛，必须上病下治，用釜底抽薪法，泻其热毒，以利病机转化。眼病以热盛为多。加之常用风药辛燥，二者均易导致伤阴，故须适当选加生地、玄参以滋阴。久病正虚，或久服苦寒而伤中气，或年老体弱，热毒方盛，正气已衰，溃疡久不愈合者，加用党参、白术、黄芪等扶正祛邪之品。

（韦企平　整理）

韦玉英主任医师经验方（内服药）9首

1. 降压明目汤

组成：生地　熟地　怀山药　丹皮　茯苓　泽泻　山萸肉　蔓荆子各10克　车前子15克（包煎）石决明15克（先煎）。

功用：健脾利湿，补肾明目。

主治：各种类型青光眼，手术后或病程日久，已有青光眼性视神经萎缩，证属脾虚有湿，兼有肾阴不足者。眼压仍偏高者，可配合西药控制眼压的基础上，服用本方。

方义：六味地黄汤中三补三泻等量并重，共为主药，取其健脾利湿，泻肾降浊，补肾明目之义。蔓荆子辛凉，体轻而浮，疏风散热，清利头目，尤其适宜头部两侧近太阳穴区的头痛及热邪引起的目红肿痛，在此辅助主药治疗本病可缓解症状；车前子消水肿，益肝肾，既可用于肝肾阴虚所致两目昏暗，视力减退，又能利湿消肿，有利眼压缓降；石决明平肝潜阳，清热明目，对肾阴不足，风阳上扰清窍之头痛目胀，常配伍应用。本方对眼压控制理想，对双眼常胀闷不适，头痛头晕者可隔日1剂常服，或制成丸药服用。

2. 眼球震颤方

组成：天麻　全蝎各3克　僵蚕　木瓜　伸筋草各6克　钩藤6克后下（小儿剂量均减）。

功用：平肝息风定惊。

主治：各种病因所致眼球震颤，中医称辘轳转关或目睛瞤动。以肝风内动者疗效好，因血虚生风或脾虚生风者应以本方为基础，适当加用益气、养血药。

方义：天麻甘、平，入肝经，可平肝息风，祛痰止痉；全蝎为虫类药中息风止痉力强者，能引导各种风药直达病所，共为主药。钩藤息风镇痉，舒筋通络；僵蚕祛风解痉，消痰散结；伸筋草、木瓜舒筋活络且能化湿，同为筋脉拘挛要药，四药共助主药。全方药效集中，又不过峻猛，为多种病因所致肝风内动，眼球颤动不止的基础方。因血虚生风者宜加当归、阿胶养血活血祛风，先天禀赋不足或久病肝肾阴亏者应加生地、熟地、山萸肉、女贞子等，风痰上扰者可和温胆汤合方化裁，热留经络所致眼颤不止者适加丹皮、栀子、夏枯草等清热凉血之品。

3. 清热消脓方

组成：银花　野菊花　防风各 20 克　生石膏 20 克（碎后先煎）　生大黄 15 克（后下）　全瓜蒌　天花粉　夏枯草　赤石脂各 15 克　黄芩 10 克。

功用：泻火解毒，清热消脓。

主治：大便燥结，小便短赤，苔黄脉实，属邪盛正实的角膜溃疡合并前房积脓者。

方义：大黄性寒味苦，生用泻下力猛，可攻下泻火，推陈致新。加银花、野菊花、夏枯草、黄芩清热解毒；全瓜蒌荡热涤痰，润燥开结，六药以生大黄推荡壅滞为先，共为主药合用使头目实热之邪下泄而热清脓消。防风疏散外邪；天花粉清热除烦，生津存阴；生石膏清火止渴除烦，兼有收敛疮疡作用；赤石脂酸涩有利溃疡愈合；同为辅助主药之品。本方是韦玉英主任医师在继承韦老大夫经验方“眼球灌脓方”的基础上，化裁加减而组成，仍取釜底抽薪之法。虽药力较前方稍缓，但应中病即止，不宜久服，老幼体弱、妊娠、产妇则当禁用。

4. 化裁四物五子汤

组成：生地 12 克　川芎 6 克　当归　白芍　菟丝子　枸杞子　覆盆子　女贞子　茺蔚子　陈皮各 10 克。

功用：养血活血，补益肝肾。

主治：肝血不足，肾精亏损之各类眼底病，如视神经萎缩、视网膜色素变性、各种黄斑变性。

方义：生地、川芎、当归、白芍养血活血，枸杞子、女贞子滋补肝肾明目，均为主药。菟丝子、覆盆子补阳益阴，固精明目，以达阳中求阴，刚柔相济，辅助主药发挥药效；茺蔚子活血化瘀，又能凉肝明目；陈皮理气调中，共为佐药；既可以通助补，又防补药滋腻。本方应用日久，若腹胀纳呆，可加枳壳、鸡内金等以行气宽中除胀，消食以助脾运。

5. 钩藤息风饮

组成：钩藤 10 克（后下）银花　连翘　生地各 6 克　白僵蚕　全蝎　蝉蜕各 3 克　薄荷 3 克（后下）石菖蒲 9 克。

功用：清热解毒，息风定惊，开窍明目。

主治：各种急性热病后风热未解，双眼青盲或视瞻昏渺，瞳神散大，兼有身热神烦，肢体强直，屈伸不利，手颤项强等症。如急性视神经炎、视神经萎缩等，尤其适宜于小儿视神经萎缩和小儿皮质盲有以上诸症者。

方义：银花、连翘清热解毒，取其“热极生风，热解风自灭”之意；钩藤为手、足厥阴药，《药性论》谓：“主小儿惊啼”。可平肝息风，通络镇痉，兼清肝热，和银花、连翘共为主药。薄荷、蝉蜕凉肝息风，又能疏解肝郁，定惊止痉；白僵蚕、全蝎息风止痉力强，又可化痰散结，尤适用于风痰上扰清窍的口眼歪斜，抽搐痉挛，语言不利等症；四药同为辅助药。风火相煽，易耗阴灼液伤津，故加生地养阴增液，石菖蒲辛温入心、肝、脑经，可豁痰宣壅，开窍通闭，用于痰浊上蒙清窍诸症，以助药力。全方标本兼顾，风静火熄，诸症易除。若病重阴伤明显，生地可倍量，并加麦冬、石斛等养阴生津之品。

6. 活血通络方

组成：熟地 15 克　当归　赤芍　白芍　川芎　鸡血藤　丝瓜络　路路通　女贞子各 10 克　太子参 15 克　红花　炒枳壳各 6 克。

功用：养血活血，益气通络。

主治：缺血性视神经病变，辨证属气滞血瘀，气血偏亏者。有类似证型的高血压动脉硬化、老年性动脉硬化或动脉粥样硬化、高度近视眼底退行性改变等，凡血管变细，视乳头小，血管稀少，视网膜色泽变浅者均可适用。

方义：气亏血少，血脉空虚，行无动力，故用熟地、当归、太子参养血益气，使脉充血行，共为主药。赤芍行血散瘀，白芍养血益阴，一散一补，互助其效；川芎为血中气药，可活血行气，其辛香善行之力可直达头目巅顶；鸡血藤养血活血，红花活血化瘀，通络开闭，5 药共为辅药。佐以炒枳壳调理气机，疏解气滞；丝瓜络味甘、性平，路路通味苦、性平，二药常合用可增强其通经活络作用，虽无全蝎、蜈蚣等虫类药走串通络力强，但药性平缓，毒性小，可持久应用。女贞子性味平和，可“强阴，健腰膝，变白发，明目”。加入本方有滋阴养液，生津润络之效，久服可见疗效。全方以活为要，以补助通，药性和缓，可长服久用。若遇久病或年老阴亏津耗明显之患者，可适加西洋参、黄精、麦冬、石斛类滋阴增液，生津润络之品，并佐以陈皮、香附疏理气机，发挥药效。

7. 夜视复明汤

组成：黄芪　党参各15克　升麻　柴胡各6克　葛根　鸡血藤　白芍　菟丝子　覆盆子　紫河车各10克　石决明10克（先下）　夜明砂10克（包煎）。

功用：益气升阳，健脾补肾，通络明目。

主治：视网膜色素变性，以脾胃虚弱，清阳不升，兼有肾阳不足的更适宜。

方义：黄芪、党参补中益气，健脾养血；菟丝子、覆盆子温补肾阳，固精明目，共起脾肾双补之效；同为主药。升麻、柴胡升阳举陷，疏肝理气；葛根升发清阳，鼓舞脾胃清阳之气上行而奏效；紫河车为血肉有情之品，补精髓、滋肝肾、益气血；夜明砂味甘性温升阳主夜明，均为辅药。佐以鸡血藤养血活血，通补结合；白芍、石决明养血柔肝，平抑肝阳，其敛阴潜阳功能可防益气补阳药升发太过。全方以升补为重，除主治视网膜色素变性外，凡以脾肾阳虚为主的视网膜脱离手术后恢复期、老年性黄斑变性及高度近视眼，均可适用。对脾虚有湿者，可加炒白术、茯苓、车前子等健脾燥湿，淡渗利水之品。

8. 养血息风定惊汤

组成：熟地15克　当归10克　川芎6克　白芍10克　白僵蚕10克　钩藤10克（后下）　伸筋草10克　全蝎3克。

功用：养血息风，定惊止痉。

主治：眼睑痉挛，眼轮匝肌频跳不能自制。中医称胞轮振跳或胞睑振跳。以上睑为主，甚则牵动眉际。尤以血虚或气血亏虚，筋脉失养者适宜本方。

方义：四物汤养血活血，白僵蚕、全蝎息风通络止痉，伸筋草舒筋活血以助药力。

阴虚阳亢所致的，本方加生石决明、生赭石各15克，脾气虚弱助湿生痰者，加炒白术、茯苓、党参、苍术等益气健脾，除湿解痉。

9. 加味益气聪明汤

组成：党参　黄芪各15克。蔓荆子　葛根　丹参　石菖蒲　炒谷麦芽各10克　黄柏　白芍　升麻各6克　炙甘草3克。

功用：健脾益气升阳，活血开窍明目。

主治：脾虚气弱，清阳下陷，清窍失养所致视物昏花或视力障碍的眼底疾病。如钝伤性低眼压、视网膜脱离术前或术后恢复期、玻璃体切割术后、视网膜色素变性及视神经萎缩等。

方义：党参、黄芪益气健脾，葛根、蔓荆子、升麻升阳举陷，清利目窍，均为主药。白芍养血柔肝，丹参活血通脉，石菖蒲开窍明目，合用辅助主药发挥药效。黄柏滋阴清热，以防生发太过，炒谷麦芽消食开胃，使补而不滞，炙甘草调和诸药。